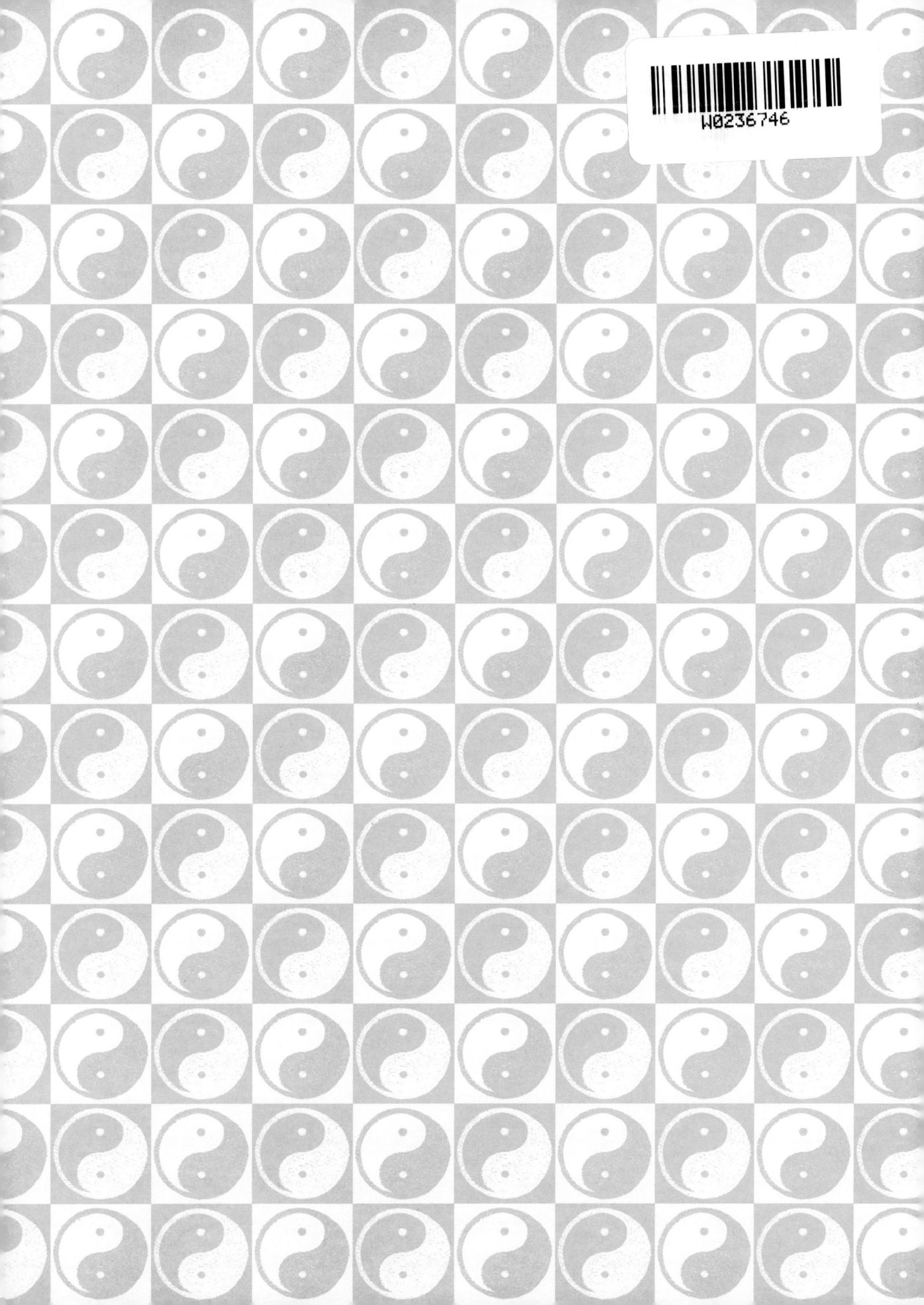

Erotische Partnermassage

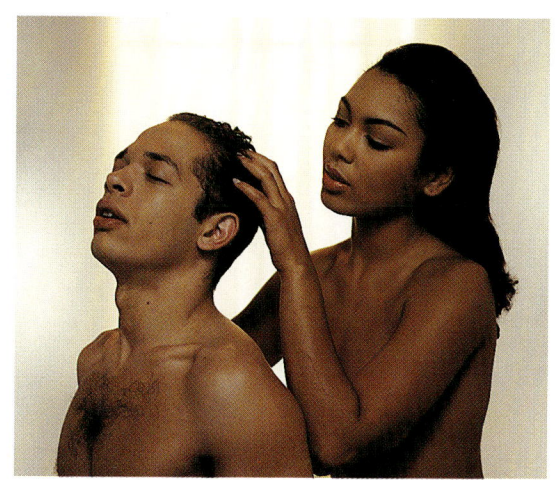

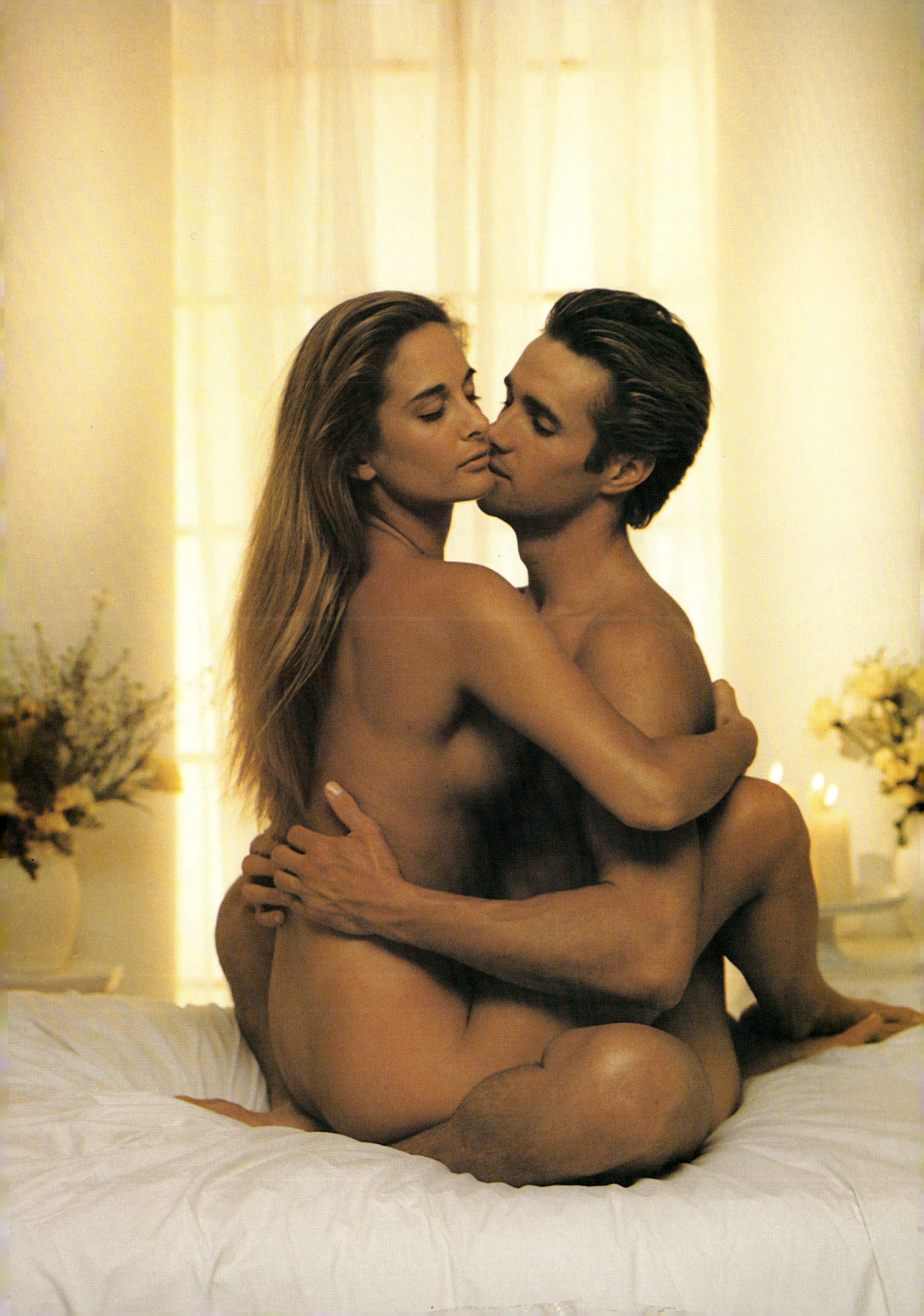

Zärtliche Entspannung

Erotische Partnermassage

von Nitya Lacroix
fotografiert von Alan Randall

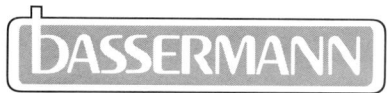

Zum Thema Erotik ist bei Bassermann bereits erschienen:
„Liebe, Lust und Zärtlichkeit" (ISBN 3-8094-0140-4)

ISBN 3 8094 0177 3

© der deutschen Ausgabe 1994/1996 by Bassermann'sche Verlagsbuchhandlung,
65527 Niedernhausen/Ts.
© der englischen Originalausgabe:
Text and Design Copyright © 1994 Carlton Books Limited
Originaltitel: The Art of Erotic Massage
Die Verwertung der Texte und Bilder, auch auszugsweise, ist ohne
Zustimmung des Verlags urheberrechtswidrig und strafbar. Dies gilt auch für
Vervielfältigungen, Übersetzungen, Mikroverfilmung und für die Verarbeitung
mit elektronischen Systemen.

Titelbild und Fotos: Alan Randell
Umschlaggestaltung: Andreas Jacobsen
Übersetzung: Helmut Roß
Aromatherapierezepte: Sakina Bowhay
Projekt Art Direktor: Bobbie Colgate-Stone
Design: Alison Kyles
Redaktion: René Zey
Herstellung: Königsdorfer Verlagsbüro, Frechen

Die Ratschläge in diesem Buch sind von Autoren und Verlag sorgfältig
erwogen und geprüft, dennoch kann eine Garantie nicht übernommen werden.
Eine Haftung der Autoren bzw. des Verlags für Personen-, Sach- und
Vermögensschäden ist ausgeschlossen.

Gesamtkonzeption: Bassermann'sche Verlagsbuchhandlung,
D-65527 Niedernhausen/Ts.

817 2635 4453 62

INHALT

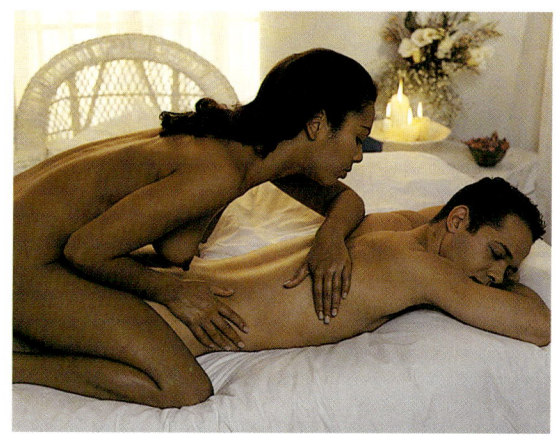

Sprache der Berührung

Der menschliche Körper besitzt das erstaunliche Vermögen,

durch seine fünf Sinne – Sehen, Hören, Riechen, Schmecken

und vor allem Fühlen – Freude empfinden zu können.

Das Erregen dieser Sinne bis zum Gipfel der Lust ist eine

spielerische Kunst, die zwischen zwei sich liebenden Menschen

eine intensive Intimität erschließt. Die Massage ermöglicht es

beiden Partnern, dabei behilflich zu sein, sich zu entspannen

und das Reich der Sinnlichkeit und Erotik zu erkunden.

BERÜHRUNG, SO HEISST ES, ist Nahrung für die Seele, und die taktile Erfahrung ist wesentlich für die Entwicklung zu einem glücklichen Menschen. Psychologen vertreten die Ansicht, daß in der Kindheit aufgetretene Berührungsdefizite eine der wesentlichen Wurzeln für Neurosen und für unsoziales Verhalten darstellen. Der Grund: Für die Verarbeitung von Berührungs- und Tastreizen ist im Gehirn eine recht ansehnliche Region reserviert. Der Tastsinn ist der primäre Sinn, den wir entwickeln. Das Neugeborene macht durch Berührung erste Erfahrungen mit der Welt, wenn es mit der Wärme und Behaglichkeit der mütterlichen Haut in Berührung kommt. Durch das Berührtwerden bauen wir unser Selbstwertgefühl und die Achtung unseres eigenen Körpers auf. Diese Einstellungen spielen später auch für die Herstellung einer glücklichen, erfüllten Sexualität eine wichtige Rolle.

Liebevolles Berühren beim Massieren bereichert den sinnlichen und emotionalen Aspekt einer Beziehung.

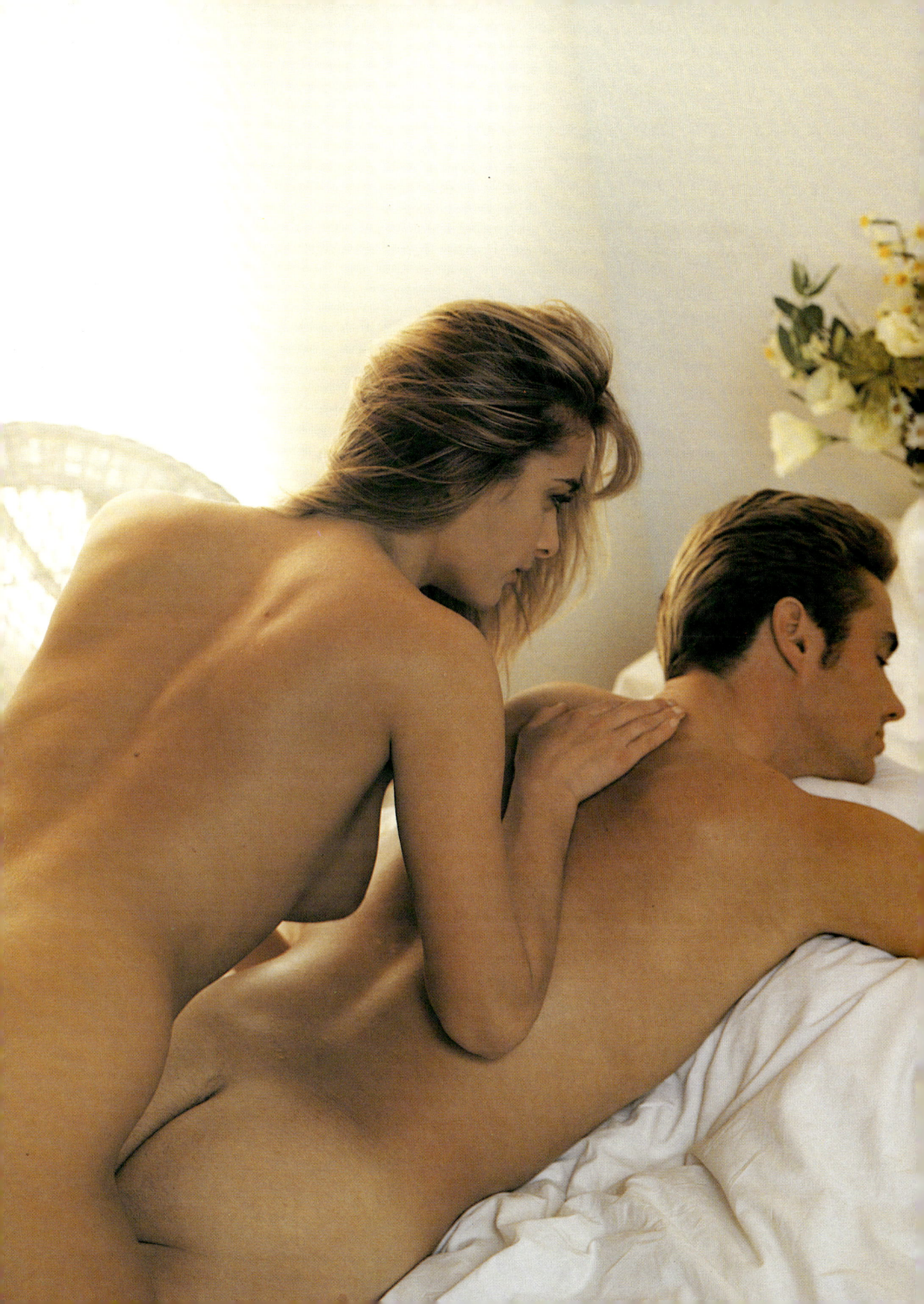

Der Wunsch, berührt zu werden, bleibt uns auch als Erwachsene erhalten. Promiskuität ist oft nur die Suche nach liebevoller Berührung und Zuwendung, wenngleich die Suche nach Befriedigung durch bedeutungslose Sexualkontakte zu Enttäuschungen und Frustrationen führen kann. Es ist zu bedauern, daß die Mysterien der liebevollen Partnermassage oft kaum ergründet und die subtileren Sinne weitgehend ignoriert werden. In vielen Kulturen dominieren statt dessen aggressive Seh- und Höreindrücke, so daß die feinfühlige sinnliche Aufmerksamkeit und Aufnahmefähigkeit wie betäubt ist. Berührung, Körper und Lust wurden immer wieder der moralischen Verdammnis unterworfen oder zur kommerziellen Nutzung an die Sexindustrie verwiesen. Das Erforschen der Sinne und der Sprache der Berührung, die den gesamten Körper in Wallung zu bringen vermag, kann sogar in einer sexuellen Beziehung untergehen, wenn der Sex zu einer rein genitalen Erfahrung wird, mit dem alleinigen Ziel von Orgasmus und Ejakulation.

Frauen stehen meist stärker als Männer mit ihrer Sinnlichkeit in Einklang und lieben es, durch Berührung gezeigt zu bekommen, daß sie nicht allein aus sexuellen Gründen begehrenswert sind. Männer sind in einer körperlichen Beziehung zwar eher sexuell zentriert, doch lassen sie sich rasch belehren, sobald sie den ganzen Körper als Hort sinnlicher Genüsse für sich entdeckt haben. Indem Mann und Frau die Kunst der Massage erlernen, haben beide die Möglichkeit, gebend und nehmend mit dem ganzen Körper dabeizusein.

Alle unsere Sinne, besonders die Hautreaktionen, bilden eine Brücke zwischen der äußeren Realität und unserer inneren Erfahrungswelt. Berührung, Haut und Gefühle sind eine untrennbare Einheit. Wenn wir eine liebevolle Berührung erfahren und unsere Haut liebkost wird, erfährt das Innere unseres Ichs eine Stärkung. Die Haut, unser flächenmäßig größtes Organ, beherbergt Millionen von Sinneszellen und Rezeptoren, die mit Hilfe eines komplexen Nervennetzwerks Botschaften an das Gehirn weiterleiten. Lassen Sie die Botschaft der Liebe, Wertschätzung und Freude von den Fingerspitzen auf die Haut ihres Partners ausströmen, um Sinnlichkeit und schieres Vergnügen zum Leben zu erwecken.

MASSAGETECHNIK

Die folgenden Handgriffe bilden die Grundtechniken der Gewebemassage, die Ihnen und Ihrem Partner durch das Zwiegespräch der Berührungen zu einer Bereicherung Ihrer Beziehung verhilft. Falls die Grundstimmung der Massage extrem sinnlich geprägt ist, werden Sie eher sanfte und fließende Bewegungen wählen, um mit der flachen Hand den gesamten Körper zu verwöhnen. Doch auch während einer sehr zärtlichen Massage wird es Ihr Partner vielleicht schätzen, wenn belebende Griffe wie etwa Knetbewegungen hinzukommen. Wichtig ist eine harmonische Mischung entspannender, belebender Streichbewegungen. Gehen Sie mit beiden Bewegungsarten spielerisch um, und lassen Sie eine Bewegung mit einer anderen verschmelzen, so als wollten Sie auf dem Körper des Partners eine harmonische Sinfonie komponieren. Die Streichbewegungen sollten stets fließend und nicht abgehackt sein und immer um den Körper oder aus diesem heraus geführt werden, anstatt abrupt abgebrochen zu werden.

Hier einige bekannte und weniger bekannte Handgriffe für die Partnermassage:

ENTSPANNENDE HANDGRIFFE

Beginnen Sie die Massage einer Körperregion immer mit den sanfteren, sinnlicheren Bewegungen, um den Partner körperlich wie geistig zu entspannen und die Gewebe zu erwärmen und zu dehnen. Nachstehend finden Sie eine Auswahl von Handgriffen zur Entspannung des Partners.

1. Fächergriff

Fächergriffe lassen sich am ganzen Körper anwenden; ihr Umfang hängt vom angestrebten Effekt ab. Schmalere, mit etwas Druck zur Körpermitte hin ausgeführte Fächergriffe fördern die Blutzirkulation Richtung Herz, dehnen das Gewebe und lösen Muskelverspannungen. Breitere Fächergriffe haben einen eher entspannenden, euphorisierenden Effekt. Bei diesen fließenden Fächergriffen gleitet die flache Hand mit stetem Druck über die Haut. Wenn Sie die Griffe auf die Konturen einer ganzen Körperregion ausweiten, müssen die Hände geschmeidig genug sein, um sich den Rundungen des Körpers anpassen zu können.

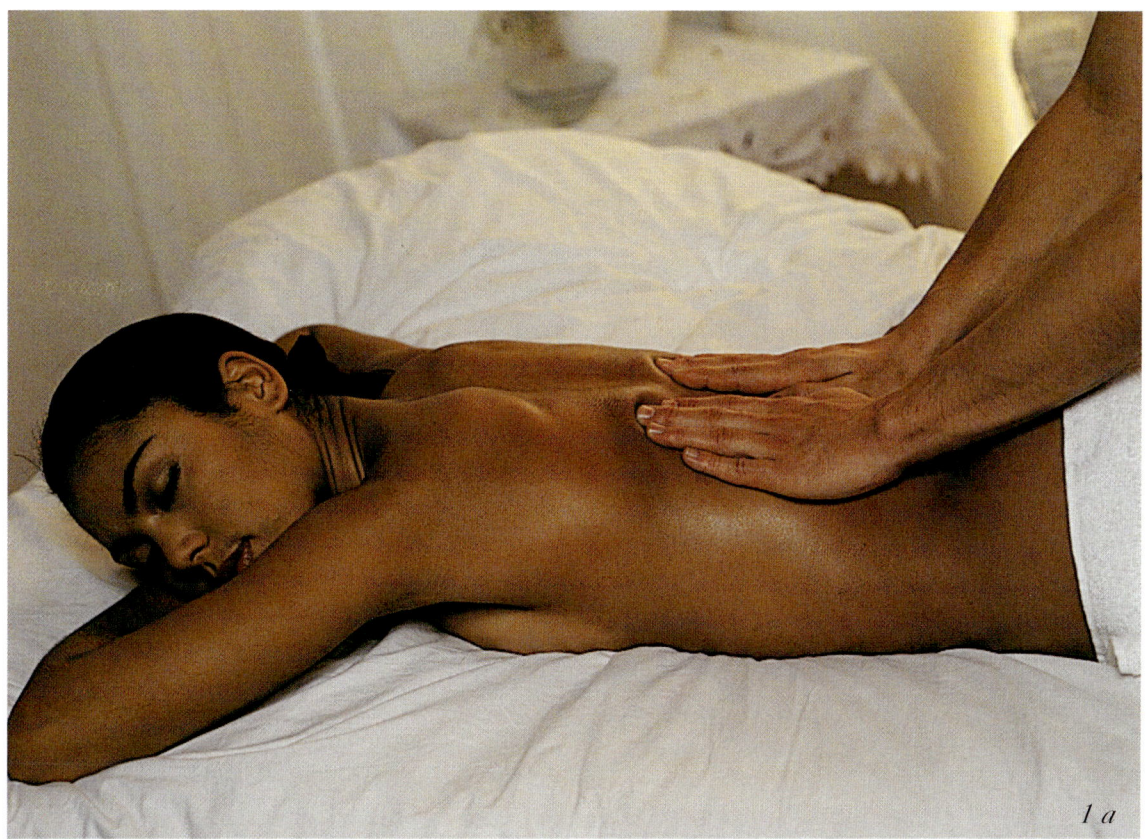

1 a

1 a. Beide Hände dicht nebeneinander mit kopfwärts weisenden Fingern flach entlang der Wirbelsäule plazieren. Dann kräftig und stetig etwa 15 Zentimeter aufwärts streichen und den Druck gleichmäßig mit den Händen verteilen.

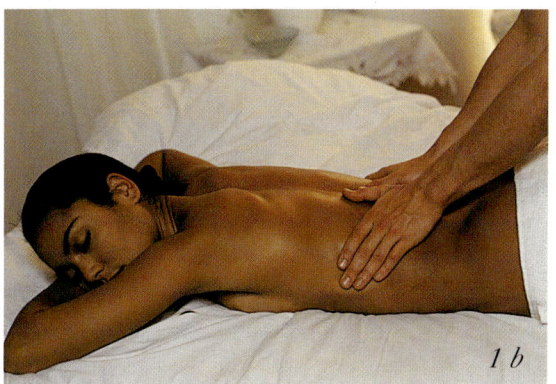

1 b

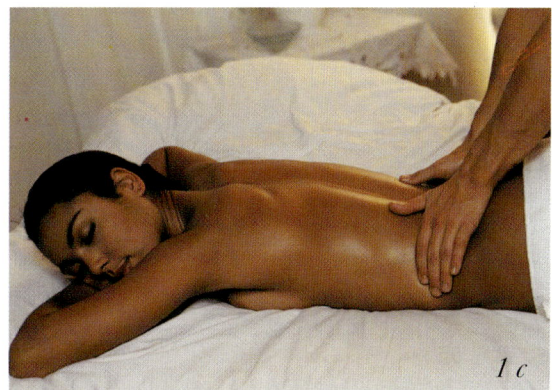

1 c

1 b. Beide Hände fächerförmig nach außen spreizen, so daß die Finger beim Abwärtsgleiten die Flanken umfassen.

1 c. Beide Hände abwinkeln und zusammen unter geringerem Druck in die Ausgangsstellung zu-

rückgleiten lassen. Die Hände ein Stück aufwärts streichen lassen und ohne abzusetzen die nächste Fächerbewegung einleiten. Nach Erreichen der Schultergipfel oder Gliedmaßen die Hände in einer runden Bewegung über die ganze Körperregion gleiten lassen und an den Seiten zum Ausgangspunkt zurückstreichen. Diese Abfolge kann für eine beliebige Körperregion dreimal wiederholt werden, bevor die stärker belebenden Handgriffe eingesetzt werden.

2. Kreisende Griffe

Kreisende Griffe eignen sich hervorragend zur Dehnung des Gewebes. Sie lassen sich an Rücken, Rumpf und Flanken einsetzen. Hierbei vollzieht nur die linke Hand eine volle Kreisbewegung, während die rechte Hand einen Halbkreis beschreibt. Die Hände streichen in einer konstanten Fließbewegung über die Haut.

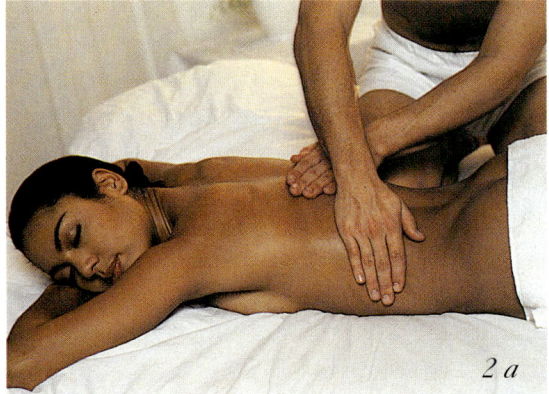

2 a

2 a. Beide Hände mit von sich wegzeigenden Fingern parallel zueinander flach auflegen und mit kreisenden Bewegungen beginnen.

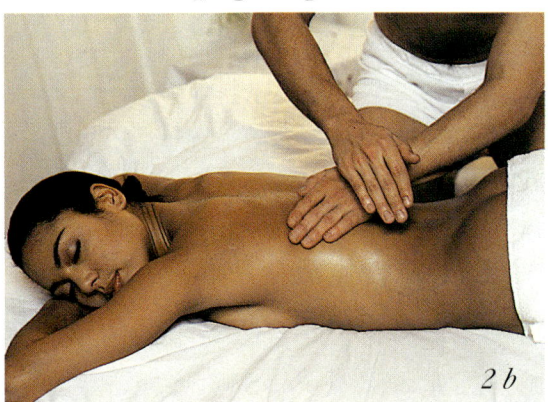

2 b

2 b. Während die linke Hand den ersten Kreisbogen beschreibt, wird die rechte Hand angehoben. Die rechte streicht über die linke Hand hinweg und wird sanft erneut angelegt. Während die linke Hand dann eine volle Kreisbewegung vollzieht, beschreibt die rechte Hand einen Halbkreis und zeichnet die Bewegung der linken Hand nach, bevor sie erneut angehoben wird.

3. Dehngriffe

Während die Hände über den Körper gleiten, können sie sich so weit voneinander entfernen, daß beispielsweise Rücken und Beine gleichzeitig berührt werden. Wenn sich die Hände wieder einander nähern, entsteht ein intensiver Effekt. Diese frei gestalteten Berührungen der Haut vermitteln dem Partner ein Gefühl des körperlichen Hier und Jetzt, wenn er sich für das Empfinden einer allumfassenden Berührung öffnet. Dehngriffe sind gut geeignet, ein Gefühl von Dauer, Expansion, Körperintegration und Abbau von Spannungen zu vermitteln. Beim Auseinandergleiten der Hände sollten Sie einen stärkeren, beim Zusammenführen einen schwächeren Druck ausüben, denn das Gewebe soll zum Körperrand hin gedehnt und nicht zur Körpermitte hin zurückgeschoben werden.

3 i. Die Hände dem Körperverlauf angepaßt in Rückenmitte plazieren; die eine Hand streicht Richtung Schulter, während die andere auf das diagonal entgegengesetzte Bein zustrebt. Zur Herstellung eines intensiven Hautkontakts verwenden

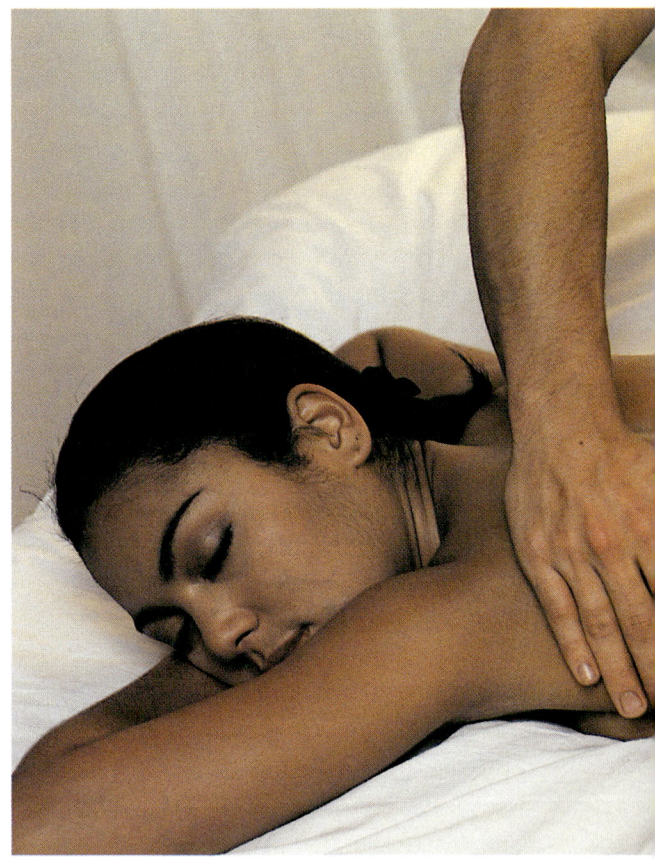

Sie je nach Bequemlichkeit die Handteller, Unterarme oder andere Körperteile.

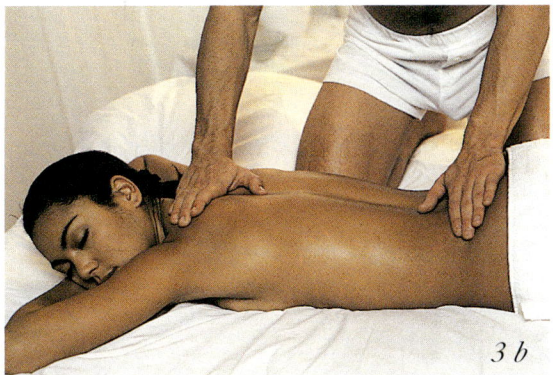

3 b. Verspannungen im Rückenbereich lassen sich mit Hilfe von Dehngriffen lindern. Beide Hände mit abgewandten Fingern flach mitten auf der Wirbelsäule plazieren (Rückgrat immer nur leichtem Druck aussetzen). Beide Hände in entgegengesetzten Richtungen über die Wirbelsäule ziehen – die eine Richtung Nacken und über den Kopf hinweg, die andere Richtung Steißbein. Beide Hände

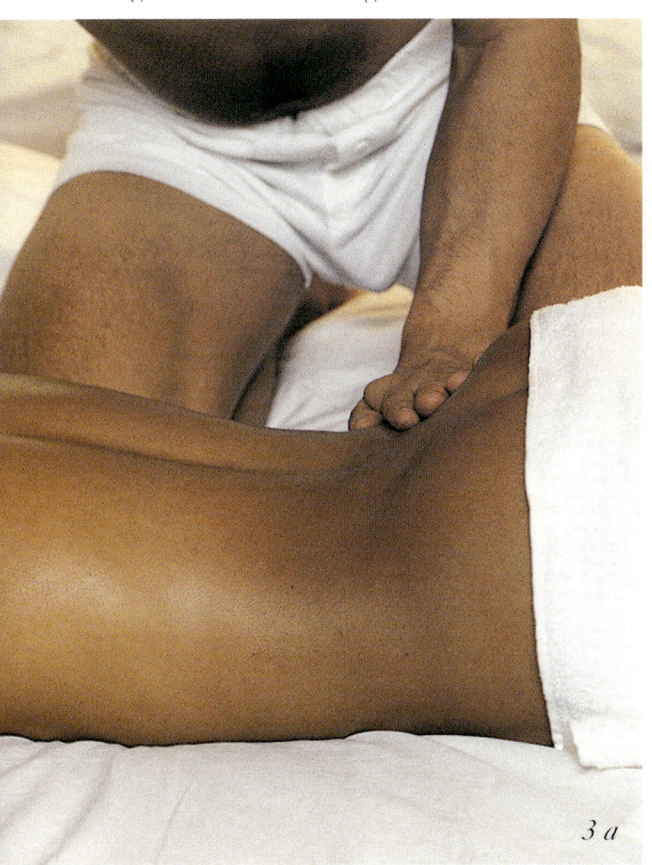

3 a

in Endstellung ruhen lassen und in die Ausgangsstellung zurückführen. Die Hände fest in diagonal entgegengesetzte Richtungen streichen lassen – die eine Richtung Schulter, die andere auf die gegenüberliegende Hüfte zu. Sanft zur Mitte der Wirbelsäule zurückgleiten und die Bewegung mit der anderen Schulter und Hüfte wiederholen.

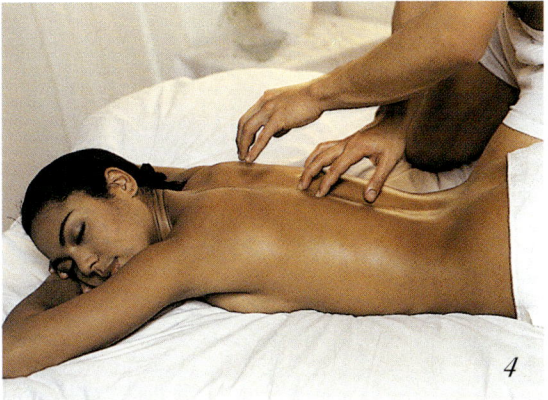

4

4. Harkengriff

Rechenartige Bewegungen bieten eine gute Ergänzung einer Abfolge von Streichmassagen, um die dicht unter der Hautoberfläche liegenden Nervenendigungen anzuregen und das Gefühl zu vermitteln, als strömten die Spannungen aus dem Körper heraus. Mit den Fingerspitzen der klauenförmig gehaltenen Hände in kurzen, überlappenden und stetigen Abwärtsbewegungen die Haut massieren, stets von innen nach außen.

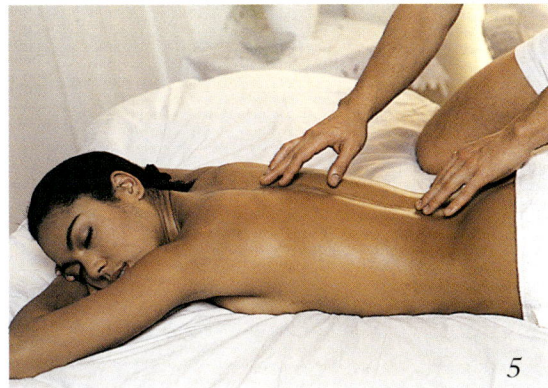

5

5. Streichelgriff

Die Hände geschmeidig machen und mit den Fingerspitzen wie beim Harkengriff den Körper hinabstreichen, allerdings so sanft wie möglich. Der Streichelgriff ist besonders sinnlich und läßt den Körper in süßem Schauer erzittern.

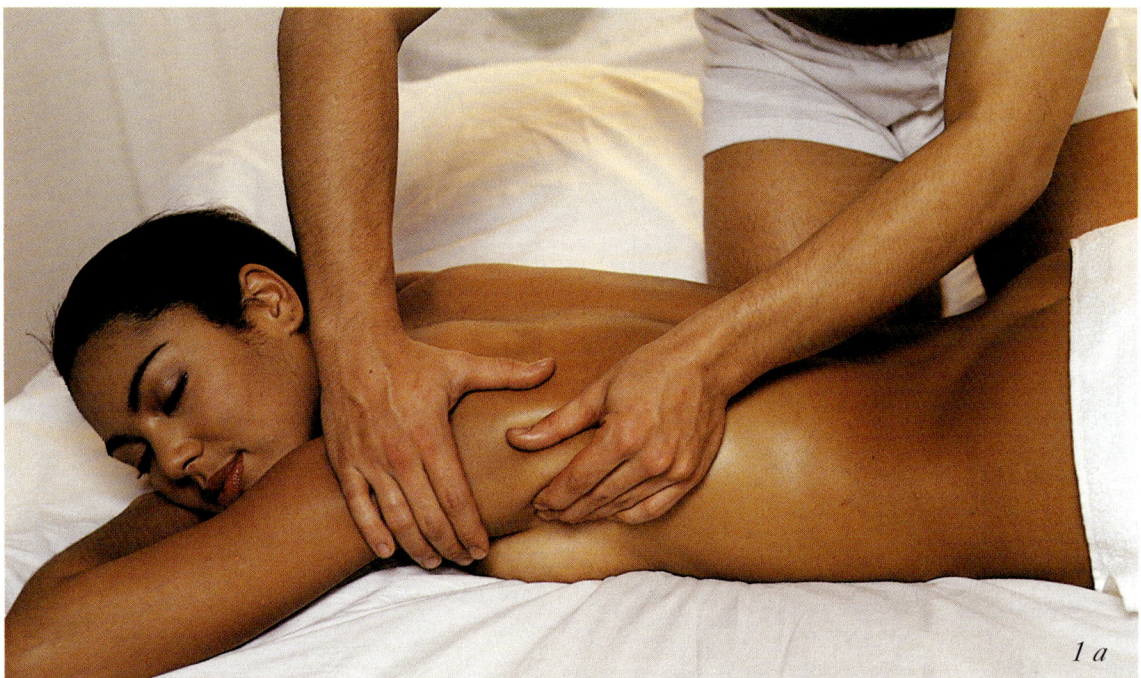

1 a

BELEBENDE HANDGRIFFE
1 a. Kneten

Knetgriffe sollten erst angewandt werden, nachdem die Muskeln durch sinnliche Streichbewegungen gelockert und aufgewärmt wurden. Kneten wird erst durch sanftes Streichen abgerundet und am besten mit entspannten Handgelenken in einer konstanten, rhythmischen Bewegung durchgeführt. Eine Knetmassage wirkt kräftigend und entspannend; Fettdepots und Toxine werden aufgebrochen und aus dem Gewebe entfernt. Dadurch wird ein Gefühl erzeugt, daß die Muskeln fest gehalten und bewegt werden. Die Knetmassage hat ihre Berechtigung innerhalb einer sinnlichen Massage, besonders wenn sie sich auf gut gepolsterte Regionen wie Schenkel und Gesäß erstreckt.

1 b. Mit der Rechten einen Muskelwulst aufnehmen, zusammenpressen und der Linken rollend zuführen. Mit der Linken den Wulst aufnehmen, alles wiederholen und erneut zuführen.

2. Druckgriffe

Bei diesen Griffen wird ein stetiger, auf einzelne Handregionen wie Fingerspitzen, Daumenkuppe und Handballen konzentrierter Druck ausgeübt, um tiefer sitzende Muskelverspannungen zu lösen. Druckgriffe erst anwenden, nachdem das Körpergewebe mit Hilfe anderer Bewegungen gründlich aufgewärmt und entkrampft wurde.

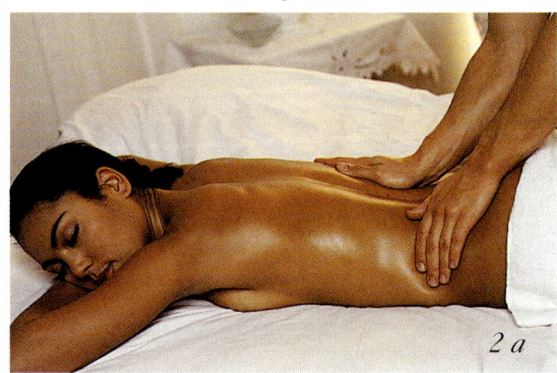

2 a

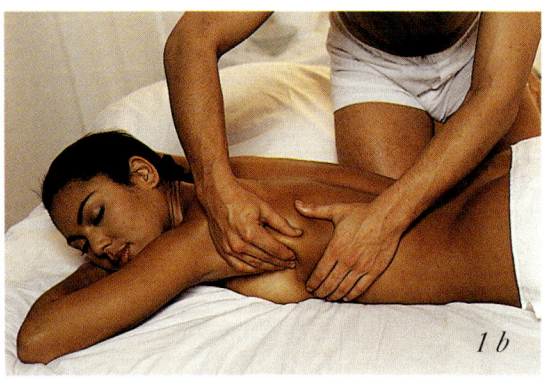

1 b

2 a. Alternierende Fächergriffe

Bei diesen Griffen gelangt zwar die gesamte Handfläche zum Einsatz, doch konzentriert sich der

Druck besonders auf Daumenballen und -ränder, wobei die übrigen Finger zugleich den Randbereich entsprechender Körperregionen überstreichen. Die Hände zunächst abwechselnd fächerförmig über die Körperregion streichen und dann gleitend und sanfter in die nächste Streichbewegung übergehen lassen. Die Massage eignet sich für Beine, Arme und Lendenbereich.

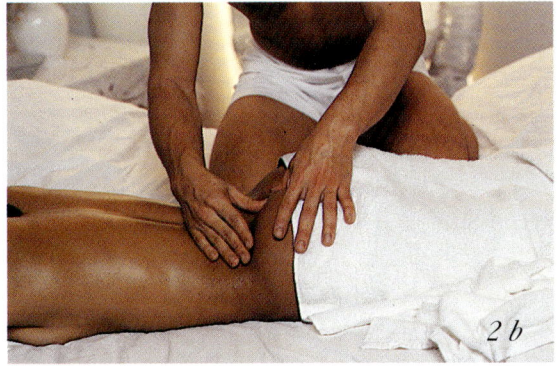

2 b. Daumendruckgriff
Mit kreisenden Daumen den Druck in die Daumenkuppen verlagern und mit beiden Daumen abwechselnd in kleinen Kreisbewegungen einen Muskelbereich überstreichen. Hierbei beide Hände auf dem Körper abstützen. Nach Erreichen der oberen Randzone beide Hände wieder nach unten gleiten lassen und die Sequenz wiederholen oder den Griff wechseln.

3. Vibrationsgriffe

Das Vibrierenlassen der Hände auf fleischigen Hautpartien stimuliert den Partner, fördert die Blutzirkulation, tonisiert die Muskeln und bringt den Körper förmlich zum Glühen. Bei entspannten Schultern und Handgelenken mit den Händen in rascher Folge auf die Haut klopfen, wie bei einem

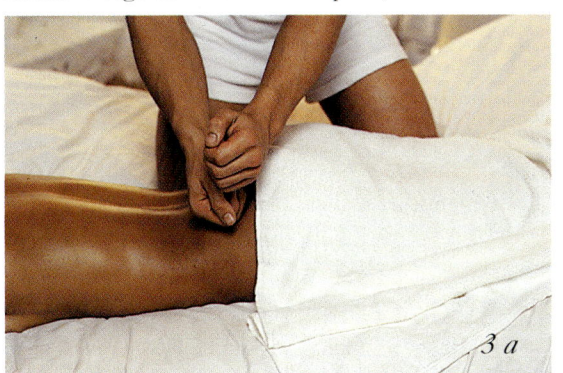

Perkussionsinstrument. Vibrationsgriffe runden die Massage einer Körperregion in belebender Weise ab und sollten durch Harken- und Streichelgriffe ergänzt werden.

3 a. Klopfen
Mit den Kanten der lockeren Faust in rascher Folge auf Schenkel, Gesäß oder Schultern klopfen.

3 b. Hacken
Finger ausstrecken, entspannen und dicht aneinanderlegen. Mit den Handkanten in rascher Folge die Haut des Partners zum Vibrieren bringen.

WANN BERATUNG ERFORDERLICH IST

Massage hat einen vielfältigen therapeutischen Nutzen, egal ob sie zum reinen Vergnügen, zur Entspannung oder Kräftigung eingesetzt wird. Unter bestimmten Bedingungen jedoch ist eine Massage nicht anzuraten.

Wer sich in ärztlicher Behandlung befindet, sollte immer zunächst fachlichen Rat einholen. Eine Massage verbietet sich bei Herz- und Gefäßerkrankungen wie Thrombose, Venenentzündung, Ödem und Herzleiden. Infizierte Hautregionen, septische Zonen – wie entzündliche Schwellungen, nicht diagnostizierte Knoten, frische Vernarbungen und Krampfadern – dürfen niemals direkt massiert werden.

Auf eine Massage sollte überdies bei Fieber, erhöhter Temperatur und starken Erkältungen verzichtet werden, da der Körper hier bereits stark gefordert ist, Toxine und andere körperfremde Substanzen zu eliminieren. In Fällen von Krebs, Aids, Epilepsie, psychischen Erkrankungen, allgemeinem Schwächegefühl, bei Schwangerschaft sowie in Zweifelsfällen ist unbedingt ein Arzt zu Rate zu ziehen.

Sollten Sie die Verwendung von Aromatherapie-Ölen beabsichtigen, so denken Sie unbedingt daran, daß Ölessenzen hochwirksam sind und genau nach Anweisung eines qualifizierten Therapeuten verdünnt werden müssen. Aromatherapie-Öle niemals mit den Schleimhäuten in Berührung kommen lassen. Bei Vorliegen eines der oben erwähnten Fälle oder bei Unsicherheit über die korrekte Verwendung und Eignung der Öle sollte auf jeden Fall der Rat eines erfahrenen Praktikers eingeholt werden.

Entspannung
& Belebung

Streß kann für die Aufzehrung Ihrer Vitalität und Gesundheit und den Abbau

Ihrer sexuellen Energie verantwortlich sein. Selbst glücklichste Partnerschaften

sind anfällig für seine schleichenden Wirkungen. Streß verursacht extreme

Anspannungen von Körper und Geist und kann in einer Zweierbeziehung

den offenen Austausch und ein erfülltes Sexualleben verhindern.

EINER DER BESTEN WEGE, um Streß abzubauen und glücklich und gesund zu bleiben, ist der Spaß am Sex – eine Erkenntnis, die nicht nur in den letzten Jahren von führenden westlichen Sexualtherapeuten bestätigt wurde, sondern bereits vor Jahrtausenden auch von chinesischen Ärzten und von Gelehrten gemacht wurde.

Ein erfülltes Liebesleben ergibt sich indes nicht von allein. Ist die anfängliche Leidenschaft erst einmal abgeklungen, bedarf es für den Erhalt einer erfüllenden sexuellen Beziehung der steten Aufmerksamkeit beider für die eigenen Bedürfnisse wie die des anderen. Sex ist im Optimalfall nicht nur eine Erfahrung des ganzen Körpers, sondern auch der ganzen Person. Neben Körper und Geist wird auch die emotionale Ebene beider Partner angesprochen. Streß wirkt sich auf all diese Bereiche aus und führt zu bewußten und unbewußten Spannungen.

Ein bestimmtes Maß der Anspannung ist ein natürlicher Teil des Lebens und ist unverzichtbar, um wach und motiviert bleiben und auf Reize reagieren zu können. Einige Emotionen wie Zorn, Furcht, Erregung und Beklommenheit aktivieren unsere Abwehr- oder Fluchtreaktionen, indem sie

Wenn beide Partner bereit sind, sich gegenseitig beim Entspannen zu helfen, ist dies für die intime Kommunikation von großem Nutzen.

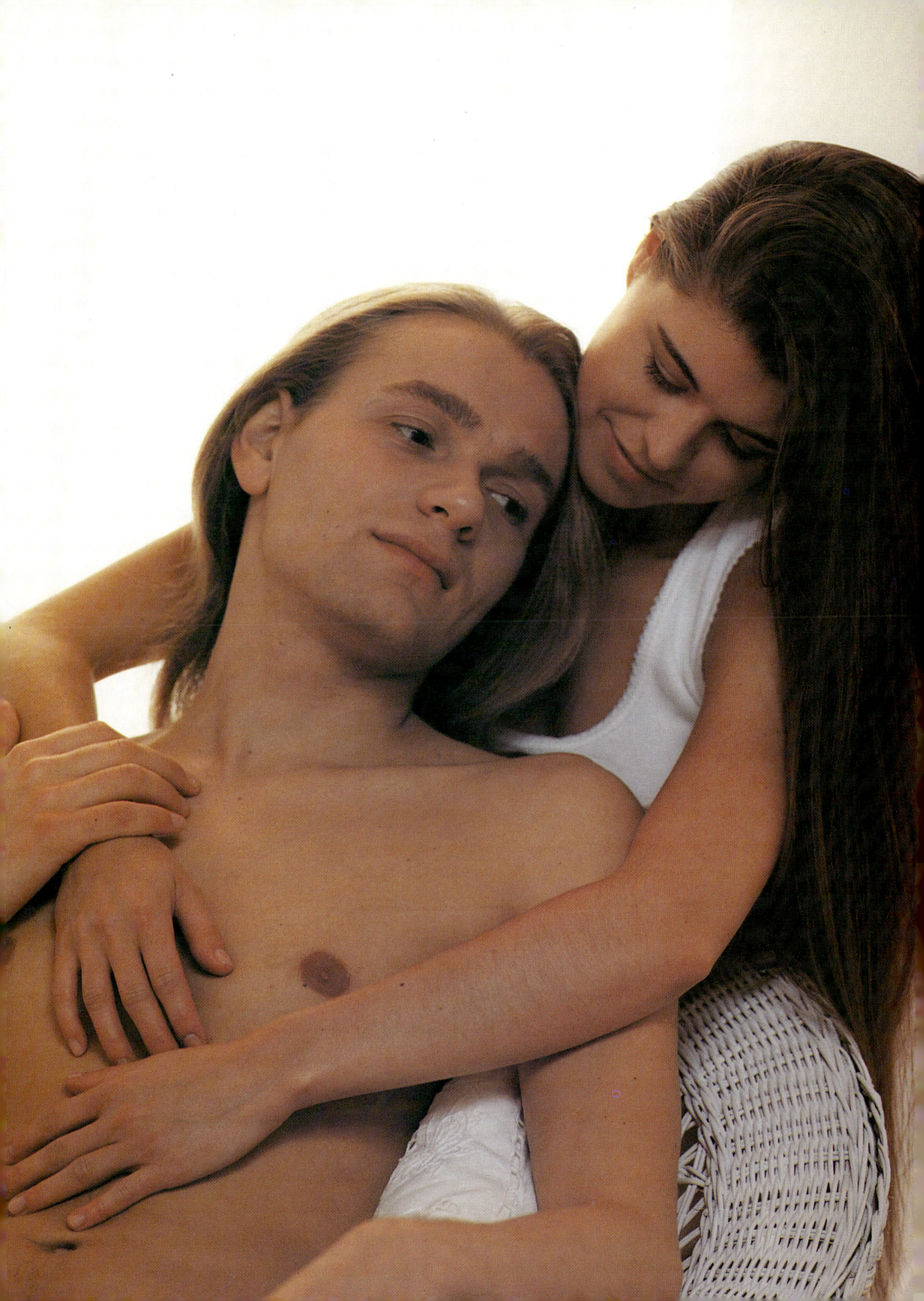

Signale an das Gehirn leiten, Hormone wie Adrenalin und Cortisol ins Blut auszuschütten; dies führt zu einem Anstieg von Puls, Stoffwechsel und Blutdruck und allgemein zu einer besseren körperlichen Fähigkeit, auf Streßsituationen zu reagieren. Leider haben wir wegen der Rastlosigkeit des modernen Lebens nicht immer Gelegenheit, unseren Streß abzubauen. Anhaltender und aufgestauter Streß zehrt an unserer Vitalität, schwächt die Immunabwehr und kann eine Vielzahl streßbedingter Erkrankungen wie Depressionen, Bluthochdruck, Geschwüre und Muskelschmerzen verursachen. Auch das Liebesleben kann stark in Mitleidenschaft gezogen werden. Streß und seine Begleiteffekte gehören zu den häufigsten Ursachen von Impotenz beim Mann und von »Gefühlskälte« bei der Frau.

STELLENWERT DER MASSAGE

Massage ist heute als eine der wirksamsten Streßtherapien anerkannt. Wer sie erlernt hat, verfügt in der Partnerschaft über effektive Fähigkeiten nicht nur, weil ihr taktiler und sinnlicher Einsatz zu einem Mehr an Erotik verhelfen kann, sondern auch, weil sie erheblich dazu beiträgt, jene körperlichen und emotionalen Anspannungen abzubauen, die einen ungezwungenen Austausch ansonsten verhindern würden.

Niemand muß ein ausgebildeter Masseur sein, um seinen Partner mit einer herrlich entspannenden oder belebenden Massage beglücken zu können. Wer seinen Händen vertraut und dem Partner liebevolle Berührungen zuteil werden läßt, kann allein durch die Qualität dieses Kontakts Verkrampfungen abbauen, den Geist besänftigen und größere Nähe herstellen.

Massieren macht Spaß. Wer erst einmal genügend Selbstvertrauen aufgebaut hat, eine Massage zu geben, wird förmlich darauf brennen, den Körper des Partners auf diese Weise zu erkunden. Wichtig ist allerdings, daß man tatsächlich bereit ist, eine Massage zu geben, denn sonst wird sich die Mißstimmung irgendwann in die Bewegungen der Hände einschleichen.

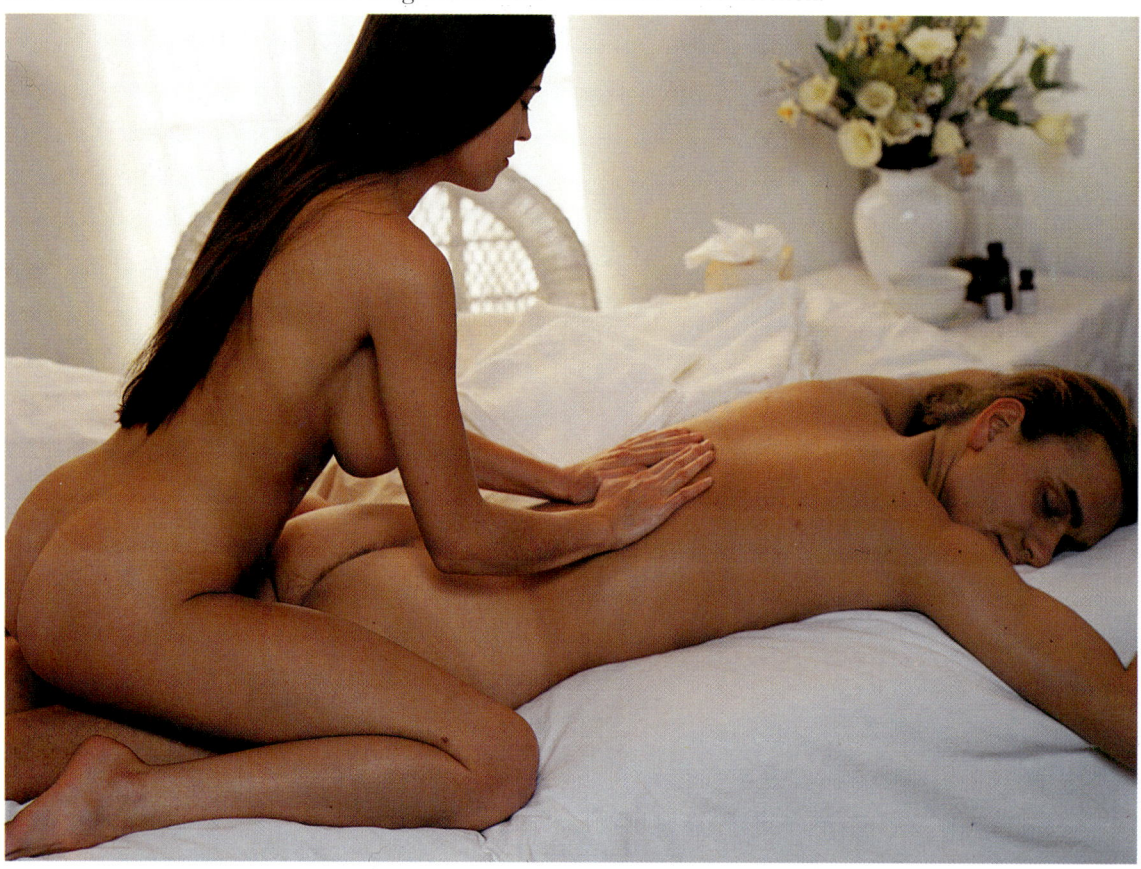

VIELFÄLTIGE WIRKUNGEN

Massage hat viele Wirkungen. Berührung ist eine eigenständige, non-verbale Sprache, die ohne die Anstrengungen eines geistigen Austauschs auskommt. Sie verleiht Zeit zum Abschalten, zum Wiederherstellen eines Kontakts zum eigenen Körper und zum Vergessen von negativen Gedanken und körperlichen Beschwerden. Sie schafft einen willkommenen Freiraum zwischen den Zwängen des Alltags und dem Bedürfnis, zu entspannen und die körperliche wie geistige Intimität zu genießen.

Sanfte Berührung und leichtes Streichen über die Haut hat eine unmittelbare Wirkung auf das Nervensystem; so kann leicht ein schläfriges emotionales Wohlbehagen entstehen. Andere Massagetechniken wiederum haben direkte physiologische und psychische Wirkungen: Verspannte Muskeln werden durch Dehnen des Gewebes erwärmt und gelockert, das Kreislaufsystem wird angeregt, der Austausch von Gewebeflüssigkeit wird unterstützt, und die zwischen den Muskelfasern eingeschlossenen Schlacken werden entfernt. Sanft durchgeführt, wirken diese Handgriffe entspannend und belebend. Tiefer vordringende bzw. kräftigere Griffe können den gesamten Körper stimulieren und stärken, einen klaren Kopf schaffen sowie negative Gefühle erkennen und vergessen lassen.

VORBEREITUNG

Wer massiert wird, bewegt sich kaum. Deshalb ist dafür zu sorgen, daß in dem Raum eine angenehme Wärme und kein Durchzug herrscht. Selbst die einfachsten Massagesequenzen funktionieren besser, wenn man nicht gestört wird und eine Privatheit besteht, die eine uneingeschränkte gegenseitige Zuwendung ermöglicht.

Sorgen Sie stets dafür, daß Sie und Ihr Partner während der Massage eine bequeme Position einnehmen. Unbedingt vermeiden sollten Sie es, eine herrlich entspannende Massage zu geben, die aufgrund der Unterlage mit verspannten Schultern oder schmerzendem Rücken endet. Denken Sie

Im Verein mit den richtigen Massagegriffen können sich sanfte Berührungen wohltuend auf Körper, Geist und Seele auswirken.

beim Massieren immer daran, tief durchzuatmen und stets mit entspanntem Rücken, Schultern, Armen, Handgelenken und Händen zu arbeiten. Der bei bestimmten Handgriffen erforderliche Druck wird durch das eigene Körpergewicht erzeugt, nicht durch Muskelkraft. Es gilt die Devise: Je wohler sich der Massierende fühlt, desto mehr wird sich der Partner entspannen können.

VERWENDUNG VON ÖLEN

Mit einer geringen Menge Öl oder Lotion läßt sich die Haut geschmeidiger machen und ein sinnlicheres Gefühl herstellen. In Frage kommen spezielle Massageöle, Babyöl oder hochwertige, leichte Pflanzenöle wie Traubenkern- oder Färberdistelöl. Ein besonderer Glanz entsteht durch Hinzufügen von etwas Mandel-, Avocado- oder Weizenkeimöl. Einige Tropfen Öl in die Hand träufeln, durch Verreiben zwischen den Händen anwärmen und erst dann auftragen. Nur soviel Öl verwenden, wie für ein reibungsloses Gleiten der Hände erforderlich ist – zuviel Öl macht die Haut schlüpfrig und verhindert ein tieferes Vordringen zu den Muskeln, während zuwenig Öl zu Hautreizungen durch die Streichbewegungen führen kann.

Falls Sie oder Ihr Partner Öl nicht vertragen, verwenden Sie Talkum – auf einige fließende Griffe müßten Sie dann allerdings verzichten.

MASSAGESEQUENZEN

Dieses Kapitel enthält drei einfache, auf die am häufigsten verspannten Körperregionen zielende Massagesequenzen zur Entspannung und Belebung. Sie eignen sich für die Partnermassage am Ende eines ermüdenden oder streßreichen Tages, wann immer Sie beide einen Energieschub benötigen oder das Gefühl haben, durch Berühren am besten und liebevollsten miteinander kommunizieren zu können.

Wechseln Sie sich mit der Massage ab, und konzentrieren Sie sich je nach Erfordernis auf bestimmte Zonen; der eine erhält vielleicht eine entspannende Schulter- und Nackenmassage, der andere eine verwöhnende Massage der Hände. Oder aber Sie wenden sich Ihrem Partner zu, wohl wissend, daß Ihnen dieser Liebesdienst beizeiten vergolten wird.

GEGEN DIE ANGST IM NACKEN

Eher als in jeder anderen Körperregion wird man im Schulter- und Nackenbereich Verspannungen spüren. Die Schmerzen entstehen gelegentlich durch ständige Anspannung aufgrund bestimmter Haltungen und Bewegungen oder durch längeres, über den Schreibtisch gebeugtes Sitzen. Meist handelt es sich um eine streßbedingte, vorübergehende Beeinträchtigung des Wohlbefindens. Das Hochziehen der Schultern ist anscheinend ein natürlicher Abwehrmechanismus des Körpers in heiklen und unangenehmen Situationen. Das Anspannen der Nacken- und Schultermuskulatur gleicht dem Versuch, zwischen die unwiderstehliche Macht der Gefühle und einen alles beherrschenden Gedanken einen unsichtbaren Keil zu treiben. Wir tun das immer dann, wenn wir aufgebracht sind oder unter Streß stehen, um das Ausdrücken solcher Gefühle zu vermeiden, die wir als der Situation nicht angemessen beurteilen würden. Die Beobachtung lehrt, was geschieht, wenn man in einen Verkehrsstau gerät: Die Schultern werden hochgezogen, die Zähne zusammengebissen, und die Hände umklammern das Lenkrad. Wenn die unerquicklichen Aspekte des Lebens die Oberhand gewinnen, scheint einem die Welt auf den Schultern zu lasten. Das Anspannen und Zusammenziehen der Muskeln ist eine unbewußte Reaktion; wer dem nicht rechtzeitig begegnet, kann sich dauerndes Unwohlsein und chronische Schmerzen einhandeln.

So wie in einer schwierigen Situation Anspannung den Ausdruck negativer Gefühle blockiert, kann sie leider auch Entspannung und Spontaneität verhindern, wenn Sie der geliebten Person Ihre Zuneigung und Wärme vermitteln wollen. Man bringt die Anspannung eben mit nach Hause, eingeschlossen in Schulter und Nacken. Das Unwohlsein setzt sich möglicherweise dadurch fort, daß man unfähig ist, auf den Partner einzugehen, also gerade auf jene Person, die einem am ehesten zur Entspannung verhelfen könnte. Lernen Sie daher diese einfache, 15minütige Massagesequenz für Nacken und Schultern anzuwenden, kombiniert mit einigen Körperbewußtseinstechniken, als Teil des gegenseitigen Umsorgens. Körperliche und geistige Anspannung finden eine rasche Linderung – und davon profitieren beide Partner!

BEHEBUNG VON VERSPANNUNGEN IM SCHULTER- UND NACKENBEREICH

Mit dieser kurzen Massage lassen sich schmerzhafte Verspannungen von Schulter und Nacken ziemlich rasch beheben. Eine direkte Massage der Haut ist wirksam, da die Hände eingeölt und auch die fließenden Bewegungen eingesetzt werden können, wodurch die Muskeln warm und geschmeidig werden.

Diese Massage ist für Ihre Partnerin bequemer, wenn Sie sie bitten, sich rittlings auf einen Stuhl zu setzen. Ein bequemes Kissen kann als Armpolster Verwendung finden. Da sich die Anspannung erst nach einiger Zeit löst, beginnen Sie mit einigen Entspannungsvorschlägen, um in Ihrer Partnerin das Körperbewußtsein wachzurufen und sie zu ermuntern, sich mit der eingenommenen Körperhaltung anzufreunden. Streß verleitet meist dazu, daß man sich auf seine geistigen Energien konzentriert; die Anbindung an die körperlichen Gefühle geht somit verloren. Dies führt zu einem Zustand der Entwurzelung. Anhaltendes Körperbewußtsein und stete Atemkontrolle wirken stabilisierend auf Geist und Emotionen, besonders in Krisen- und Angstphasen. Schlagen Sie Ihrer Partnerin mit sanfter Stimme vor, ihre am Boden aufliegenden Füße eine Zeitlang zu entspannen. Sie findet so leichter wieder auf den »Boden der Tatsachen« zurück, vor allem, wenn sie sich gestreßt oder geistig überdreht fühlt.

Regen Sie Ihre Partnerin als nächstes dazu an, ihre sitzende Position so lange zu verändern, bis sie das Gefühl hat, daß die obere Körperhälfte durch das Becken richtig abgestützt wird; die Lendenregion wird hierdurch entlastet.

Drei tiefe Atem-züge reichen, den ganzen Körper besser zu entspannen. Vermitteln Sie ihr eine bildliche Vor-stellung davon, wie die Anspannung von Rücken, Nacken und Schultern sich bei jedem Ausatmen auflöst.

Falls Ihre Partnerin eine besondere Steifheit der Schultergelenke verspürt, bitten Sie sie, die Schultern dreimal jeweils beim Einatmen hochzuziehen und beim Ausatmen fallenzulassen. Zum Schluß soll sie Arme, Handgelenke, Hände und Finger ausschütteln, so als wolle sie die verbleibenden Spannungen von sich abschütteln.

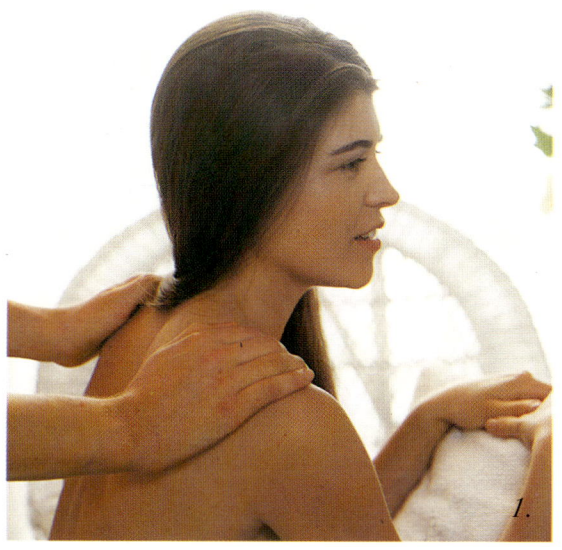

DER AKTIVE PART

1. Stellen Sie sich hinter Ihre Partnerin, und legen Sie Ihre Hände sanft auf ihre Schultern. Dieser Verweilgriff gibt ihr Zeit, sich mit der Wärme Ihrer Berührung vertraut zu machen. Nach einem streßreichen Tag wird sie die Anwesenheit Ihrer Hände beruhigen, ihre Aufmerksamkeit auf diese Körperregion lenken und sie abschalten lassen.

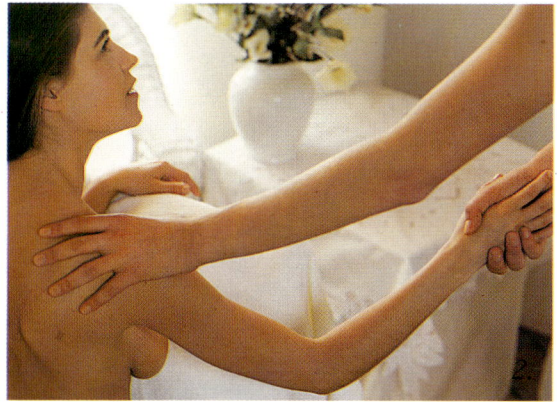

2. Beginnen Sie mit verhaltenen Bewegungen zur Entspannung der Schultergelenke und Arme. Stellen Sie sich vor Ihre Partnerin, und konzentrieren Sie sich auf ihre rechte Schulter. Legen Sie die linke Hand locker auf ihre Schulter, und ergreifen Sie ihre Hand mit Ihrer rechten Hand. Ermuntern Sie Ihre Partnerin, den Arm ganz locker zu halten. Den Arm vom Körper wegziehen, aber nicht ganz strecken und in sanftem Rhythmus vor und zurück und nach oben und unten wiegen. Je selbstsicherer Ihre Bewegungen sind, desto besser wird Ihre

Partnerin den Arm und auch die Verspannungen in der Schulter lockern können. Diese Sequenz mit der linken Körperhälfte wiederholen.

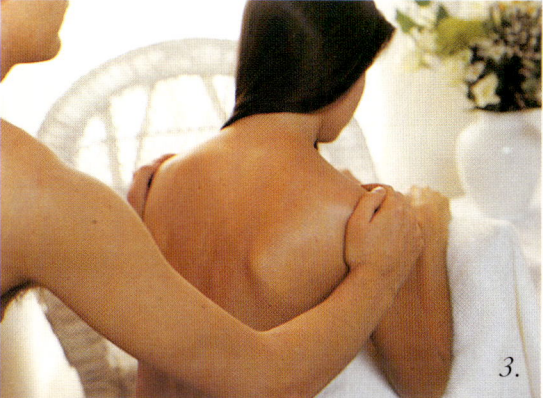

3. Stellen Sie sich hinter Ihre Partnerin, geben Sie ein wenig Öl oder Lotion auf Ihre Hände, und verteilen Sie die Flüssigkeit mit sanften, fließenden Bewegungen auf ihrem oberen Rücken, Schultern und Oberarmen. Die Streichbewegungen bewirken eine Erwärmung und Lockerung, Verspannungen werden gelöst. Zeichnen Sie mit abgespreizten Händen die Rundungen der Schultern, Schulterblätter und Flanken nach.

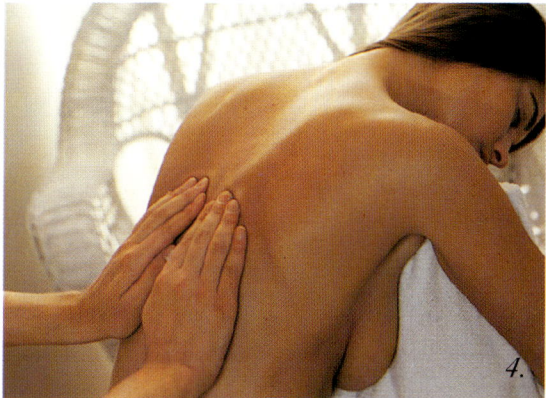

4. Bitten Sie Ihre Partnerin, sich nach vorn gegen das Kissen zu lehnen. Legen Sie beide Hände mit kopfwärts weisenden Fingern nebeneinander auf die Mitte der Wirbelsäule. Lassen Sie Ihre Hände das Rückgrat hinaufgleiten, um die auf beiden Seiten verlaufenden Muskeln kräftig zu dehnen. Ziehen Sie die Hände in einer stetigen Bewegung nach außen über ihre Schultern bis zu den Oberarmen und über den seitlichen Brustkorb zurück. Die Hände sanft zum Ausgangspunkt zurückgleiten lassen und dies etwa fünfmal wiederholen.

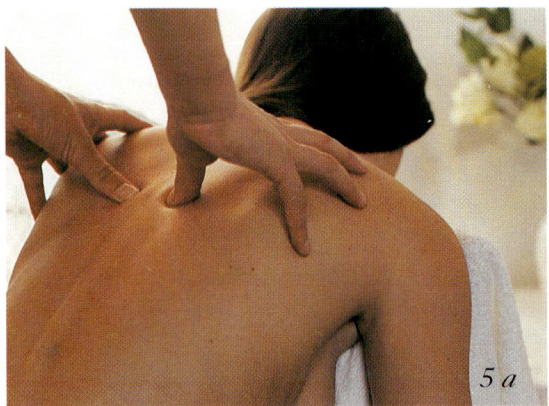

5 a

5 a. Lockern Sie einzelne Verspannungen der Wirbelsäule, indem Sie sich beidseits des Rückgrats von unten nach oben mit den Daumen vorarbeiten. Hierbei die übrigen Finger auf dem Rükken abstützen und das Gewicht in die Daumen verlagern. Die Kunst besteht in der Verstärkung und Verringerung des Drucks und der ständigen Rückmeldung durch die Partnerin. Auf jedem Punkt einige Sekunden verweilen und die Massage etwa drei Zentimeter weiter oben fortsetzen.

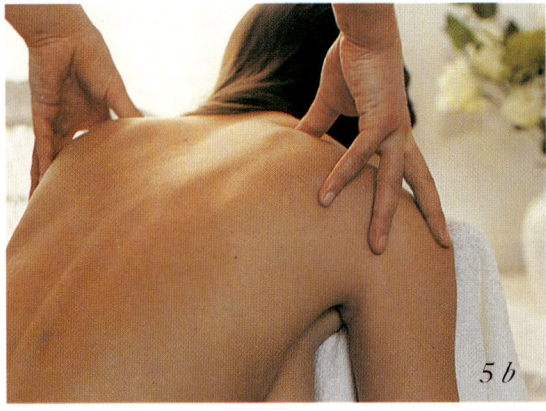

5 b

5 b. Die Daumendruckmassage bis zum Erreichen des Schultergipfels fortsetzen und die gesamte Körperregion mit einer Abfolge fließender Streichbewegungen entkrampfen.

6. Die obere Rückenpartie ist nun warm und entspannt genug für einige belebende Griffe. Beginnen Sie mit dem Kneten beider Schultern. Umgreifen Sie mit beiden Händen die Schultern, und rollen und pressen Sie die Haut mit dem Daumen aufwärts.

Die Hände auf den Schultern lassen, den Druck lösen und die Daumen sanft in die Ausgangsposition zurückkreisen lassen. Die Schultern auf

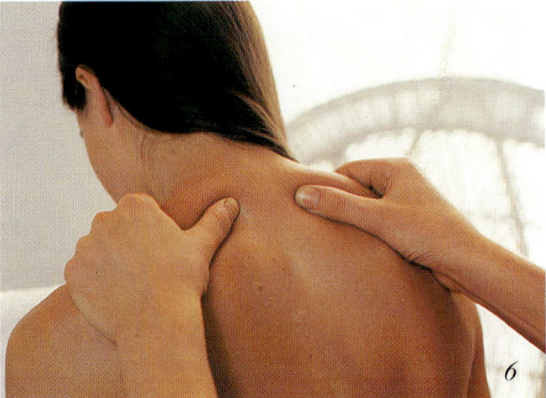

6

diese Weise weiter bearbeiten, bis die Anspannung fühlbar nachläßt. Nun die Muskeln der Oberarme mit einer Hand auf jeder Seite abwärts pressen und kneten. Das Kneten mit einer Abfolge fließender Streichbewegungen abrunden.

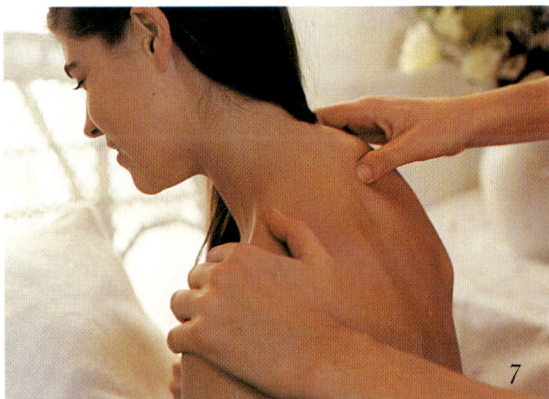

7

7. Beim Bearbeiten der Schultern fallen Ihnen vielleicht kleine, meist recht schmerzhafte knotige Zonen auf. Sie entstehen in der Regel durch Körperschlacken, die in verspannten Muskeln eingeschlossen sind, und können mit Hilfe einiger Mahlbewegungen aufgelöst und in das körpereigene Ausscheidungssystem zurückgeführt werden. Hierzu die Hände in die gleiche Position bringen wie vorhin beim Kneten, diesmal jedoch in kleinen Kreisbewegungen mit der Daumenkuppe Druck ausüben und schrittweise die gesamte Region zwischen Schulterblättern, Wirbelsäule und Nackenansatz behandeln. Zunächst mit beiden Daumen gleichzeitig arbeiten, dann abwechselnd mit je einem Daumen auf einer Seite unter erhöhtem Druck. Die Ausscheidung von Giftstoffen und die Blutzirkulation am Ende durch eine Folge fester, fließender Streichbewegungen unterstützen.

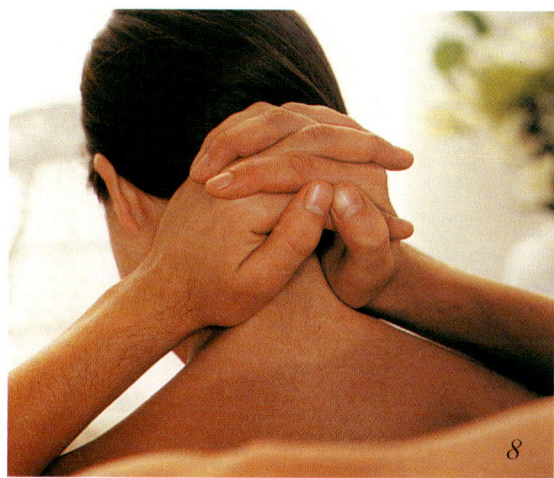

8

8. Die Schultern Ihrer Partnerin dürften sich nun zwar entspannt haben, doch auch Kopf und Nacken verdienen Beachtung. Bitten Sie Ihre Partnerin, den Kopf etwas nach vorn zu neigen, um die Nackenmuskulatur zu strecken. Die Finger locker verschränken und mit den Handballen in einer stetigen Aufwärtsbewegung vom Nackenansatz zum Schädelrand gleiten und die Nackenmuskeln beim Zusammenführen der Hände leicht zusammendrücken.

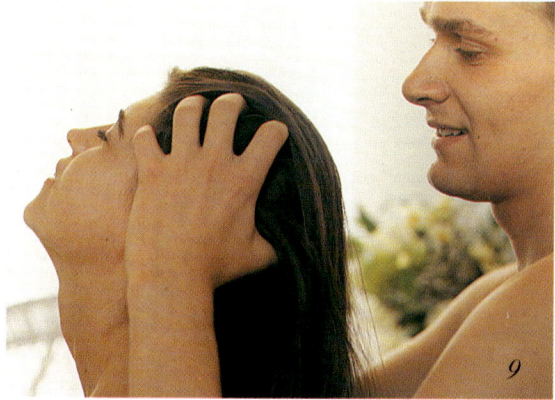

9

9. Nun mit den Fingerspitzen in kleinen Kreisen die gesamte Kopfhaut massieren, um unangenehme, streßbedingte Druckgefühle zu beheben. Die Hände leicht krümmen, um den Fingern einen gewissen Druck zu verleihen. Dann jeweils eine bestimmte Region bearbeiten, so daß sich die Kopfhaut spürbar bewegt.

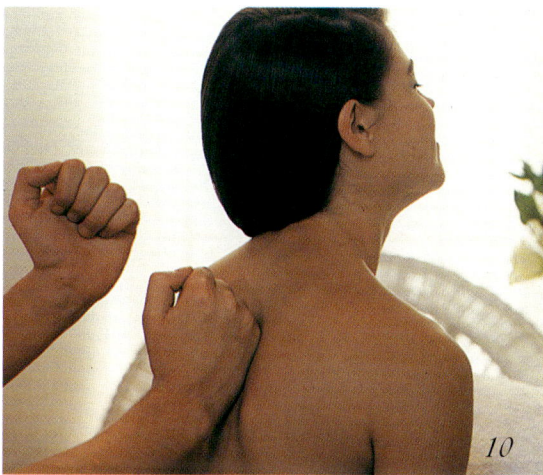

10

10. Nachdem Schultern und Nacken entspannt sind, vermitteln Sie Ihrer Partnerin nun einen kräftigen Impuls durch eine Klopfmassage von Schultern und Rücken. Hierzu die Hände ausschütteln und eine lockere Faust machen. Sanft, aber lebhaft Schultergipfel und Schulterblattränder abklopfen, indem Sie die Handkanten gleich nach dem Auftreffen auf die Haut wieder hochschnellen lassen. Knochige Regionen und besonders die Wirbelsäule nicht behandeln.

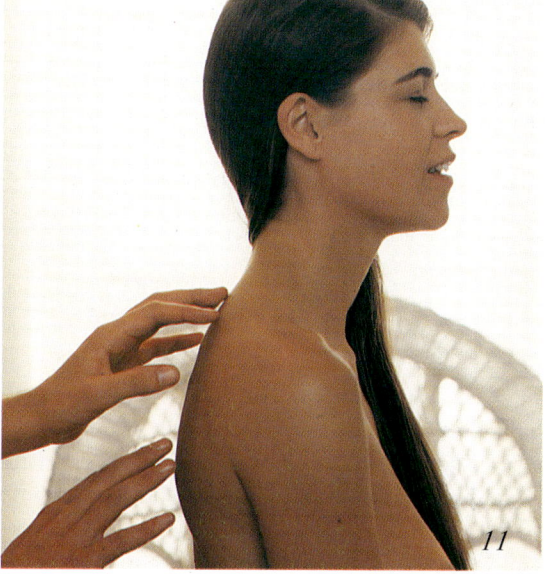

11

11. Die Schulter- und Nackenmassage durch sanfte Berührungen mit den Fingerspitzen abrunden, um die Haut zu stimulieren. Die Fingerspitzen mit sanften, fließenden Bewegungen über Nacken und Schultern, dann den Rücken hinabgleiten lassen.

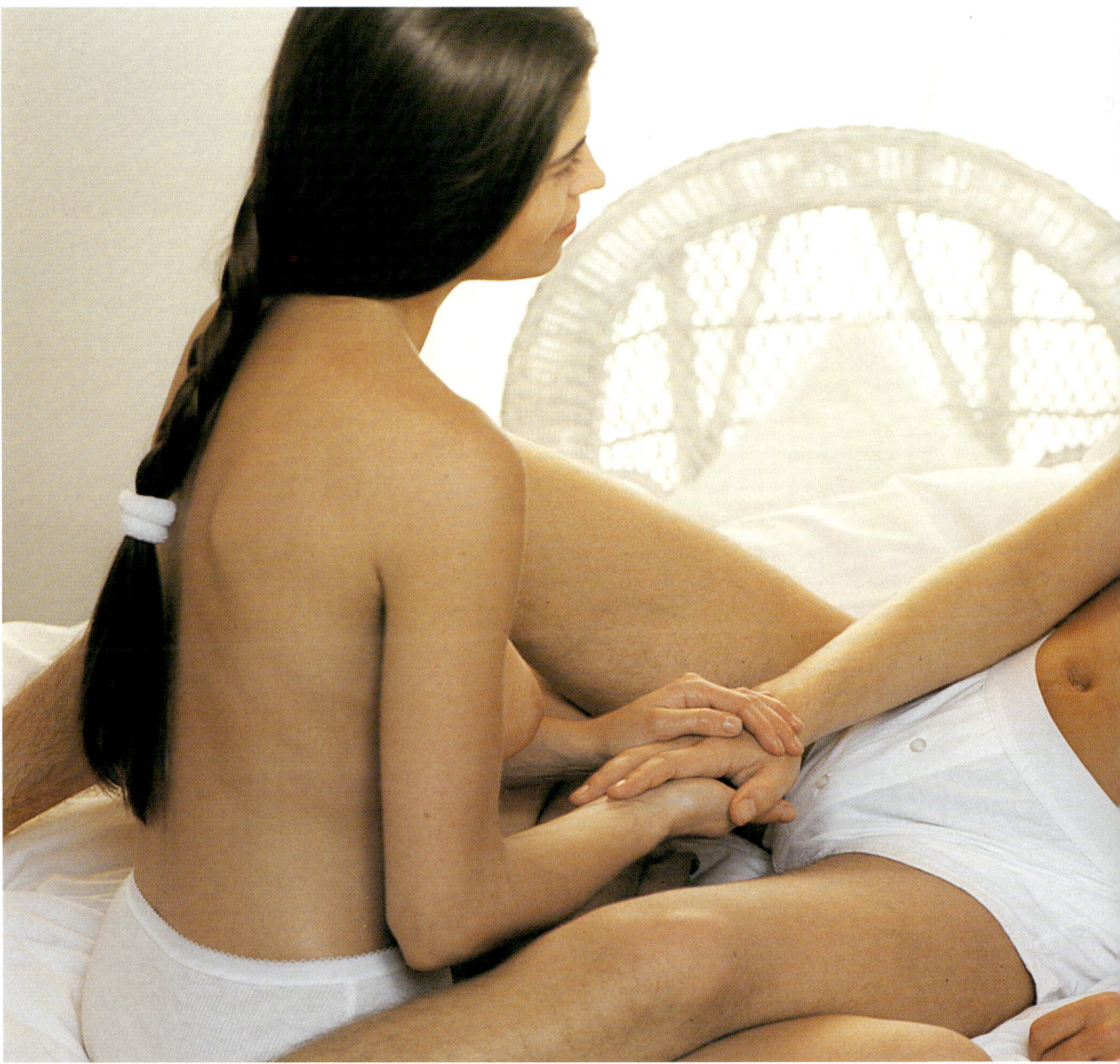

DIE HAND IN HÄNDEN HALTEN

Die Tatsache, daß wir Menschen unsere Hände zum Greifen, Zupacken, Streicheln und Formen verwenden können, hat für unsere erfolgreiche Evolution und unser Überleben eine große Rolle gespielt. Einigen Psychologen verdanken wir den Hinweis, daß zwischen Handgeschick und Intelligenz ein deutlicher Zusammenhang besteht.

Unsere Hände sind hochempfindlich und komplex. Das Handskelett besteht aus 27 Knochen und Tausenden von Nervenendigungen für die Kommunikation mit dem Gehirn. Die für den »Nachrichtenaustausch« mit der Hand zuständige Region

ist in der Tat einer der proportional größten Gehirnbereiche. Die Bewegung der Finger erfolgt durch Unterarmmuskeln, die durch lange, auf dem Handrücken verlaufende Sehnen mit den Fingerknöcheln verbunden sind. Bei einer lockernden Massage der Hand ist also auch der Unterarm entsprechend zu berücksichtigen.

Falls Ihr Partner im Beruf routinemäßige Bewegungen der Hand, des Handgelenks oder der Arme zu vollziehen hat, etwa beim Bedienen von Tastaturen, Werkzeugen, Kurbeln oder Musikinstrumenten, können sich nicht nur beträchtliche Verspannungen der Hände und Arme, sondern auch

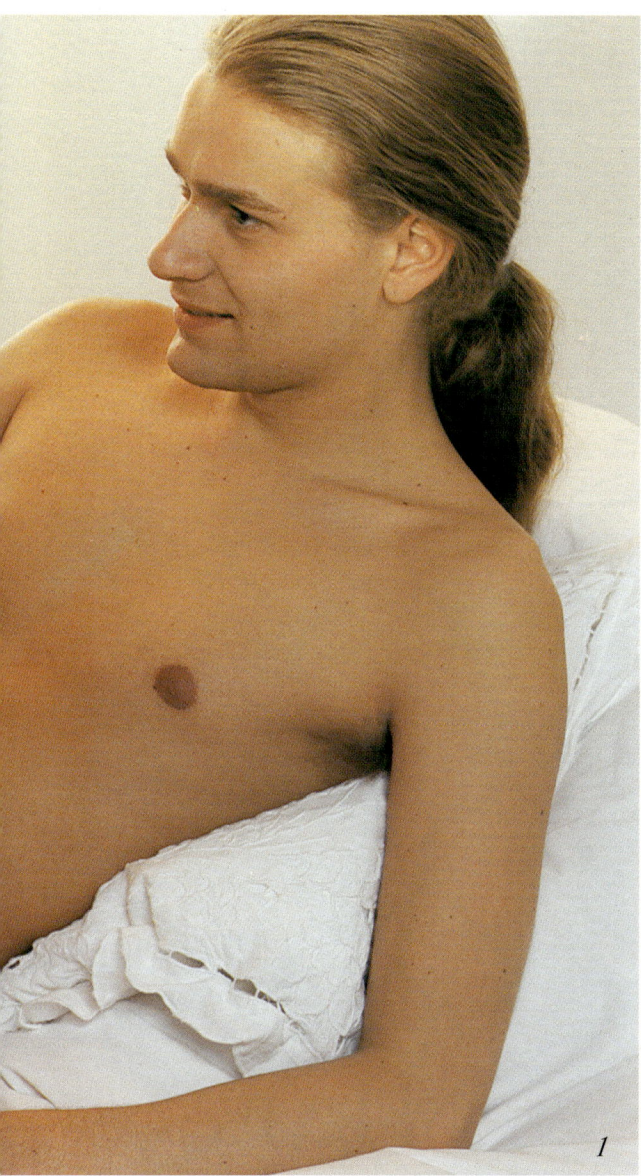

1

keit, zu geben und zu nehmen. Wir strecken die Hände aus, um unsere Umwelt zu erkunden und vermitteln unserer Innenwelt durch den Tastsinn ein Bild von der Außenwelt. Hände sind oft Ausdruck unserer tiefsten Gefühle: Die geballte Faust zeugt von Wut, die zitternde Hand ist Zeichen der Furcht, Erregung oder einer Vorahnung, und warme, entspannte Hände sind fähig, unsere innersten Gefühle der Liebe und Zärtlichkeit durch sanfte Liebkosung auszudrücken. Erblicken wir etwas, das unseren Sinn für das Schöne oder Gute anspricht, greifen wir spontan danach. Widmen Sie sich also nun den Händen Ihres Partners, und lassen Sie ihm eine liebende Geste zuteil werden, mit der Sie körperliche Entspannung und emotionale Intimität herstellen.

Der Vorteil der Handmassage besteht in ihrer Einfachheit. Sie erfordert keine besonderen Vorbereitungen, und bereits eine zehnminütige Massage pro Hand und Unterarm kann wahre Wunder bewirken.

Verwenden Sie zur Feier des Tages eine Handlotion, die eine Anfeuchtung und Glättung der Haut ermöglicht, während Sie die Hand geschmeidig massieren. Sie beide sollten bequem sitzen, falls nötig gut durch Kissen abgestützt. Achten Sie immer darauf, daß der Arm Ihres Partners eine feste Unterlage hat und nicht überstreckt wird.

DIE MASSAGE DER HÄNDE

1. Halten Sie die Hand Ihres Partners sanft zwischen den Händen. Die von Ihren Händen ausgehende Wärme vermittelt ihm ein beruhigendes Gefühl der Entspannung, das sich positiv auf Muskeln und Sehnen auswirkt. Die Hand darf einmal nur »sein«, anstatt etwas zu »tun«. Das Handhalten ist ein universales Zeichen der Zuwendung und ermöglicht den empathischen Austausch von Gefühlen, der zu einer körperlichen wie auch emotionalen Entspannung führt.

2. Umfassen Sie das Handgelenk, und lassen Sie die Hand bis zum Ellbogen und wieder zurück gleiten. Auf diese Weise wird die Unterarmmuskulatur angewärmt und gedehnt, und die Durchblutung des Armes wird angeregt. Verreiben Sie etwas Lotion zwischen den Händen, und umgreifen Sie die rechte Hand Ihres Partners mit Ihrer

unbewußte psychische Belastungen ergeben. Während Ruhigstellung und die Abwandlung der nachteiligen Bewegungsroutine die beste Behandlung der durch wiederholte Belastung entstandenen Verletzungen darstellt, leistet die Massage eine gute Vorsorge und hält die Hände entspannt und geschmeidig.

Wer die Hand seines Liebsten hält, vermittelt eine universale Botschaft in der menschlichen Sprache der Berührung. Auch ohne Worte kommen Mitgefühl, Vertrauen, Wohlbehagen, Solidarität, Liebe und Zugehörigkeit zum Ausdruck. Die Hände sind der symbolische Ausdruck unserer Fähig-

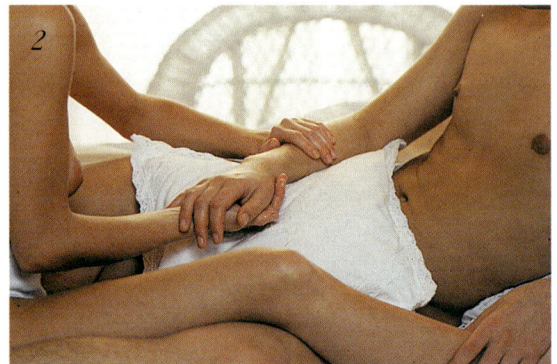

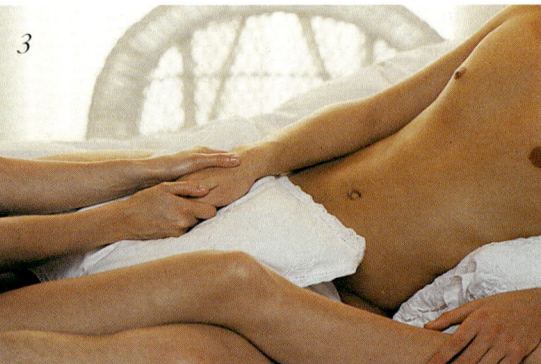

rechten Hand. Umfassen Sie mit der linken Hand sein Handgelenk, und lassen Sie sie den Unterarm hinaufgleiten, den Ellbogen umkreisen, und führen Sie sie auf der Armunterseite sanft zurück. Gleich darauf legen Sie seine Hand in Ihre linke Hand, um die Bewegung am Innenarm zu wiederholen. Diese Sequenz dreimal hintereinander ohne Unterbrechung wiederholen.

3. Mit den folgenden Kreisbewegungen, bei denen Ihr Handballen den Handrücken bearbeitet und die Finger den Handteller massieren, werden Knochen und Sehnen gelockert. Unterstützen Sie den

Handteller mit Ihren Fingern, und arbeiten Sie sich mit kreisförmigen Bewegungen von den Fingerknöcheln zum Handgelenk vor, wobei Sie den Druck der Handballen beim Beschreiben des äußeren Kreisbogens erhöhen. Am Ende zurückgleiten und die Sequenz dreimal wiederholen.

4. Die Hand weiterhin mit den Fingern unterstützen, diesmal mit den Daumenkuppen in winzigen Kreisbewegungen von den Knöcheln über den Handrücken bis um das ganze Handgelenk massieren. Diese Bewegung erfordert ein wenig Übung, da der Daumen um das Grundgelenk ro-

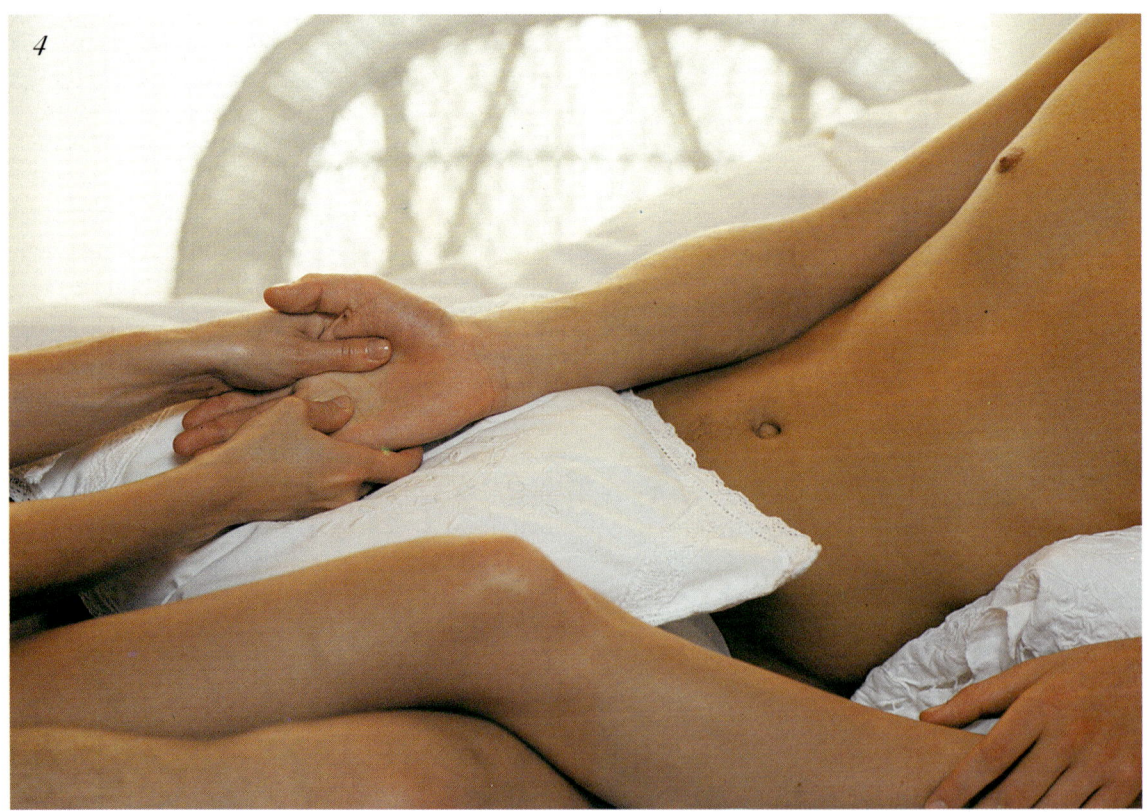

tiert. Nun die Hand des Partners umdrehen und die gesamte Handinnenfläche bis zum Handgelenk mit kreisendem Daumen massieren.

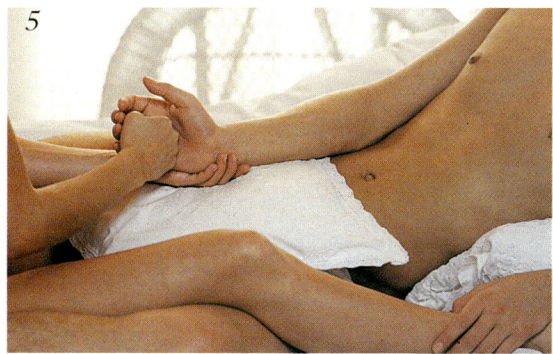

5. Stützen Sie die Hand Ihres Partners auf Ihrer linken Hand ab. Mit der rechten Hand eine lockere Faust bilden und mit den Knöcheln über dem gesamten Handteller kleine, halbkreisförmige Mahlbewegungen vollziehen.

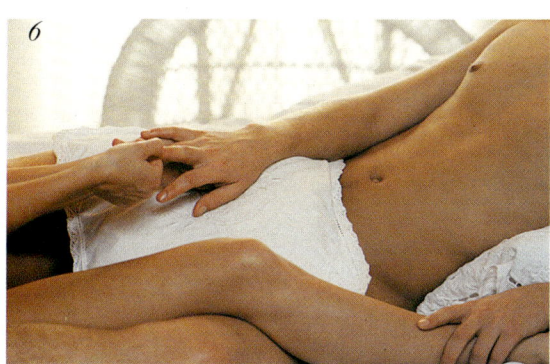

6. Drehen Sie die Hand Ihres Partners wieder so, daß der Handteller nach unten weist. Die nun folgenden Fingerdehnungen erzeugen das Gefühl, als würden die Spannungen förmlich aus dem Körper gezogen. Den kleinen Finger an der Wurzel mit Daumen und Zeigefinger der linken Hand ergreifen und fest, aber langsam zur Spitze hin ausstreichen. Die Fingerspitze sanft zusammenpressen, bis sie Ihnen entgleitet. Diesen Vorgang mit den anderen Fingern wiederholen. Für Zeigefinger und Daumen nehmen Sie Ihre rechte Hand.

7. Nehmen Sie die flache Hand Ihres Partners zwischen beide Hände, und reiben Sie sie lebhaft hin und her. Runden Sie die Massage ab, indem Sie seine Hand nochmals umfaßt halten, bevor Sie die Sequenz mit der linken Seite wiederholen. Verweilen Sie Hand in Hand in inniger Berührung.

ENTSPANNUNG DURCH BERÜHRUNG

Um durch Berührung eine entspannende und beruhigende Wirkung zu erzielen, sind nicht in jedem Fall massierende Streichbewegungen nötig. Berührung erzeugt, wenn sie in der richtigen Absicht und mit bewußter Zuneigung erfolgt, von Natur aus eine lindernde und heilende Kraft. Als Mittel der Beruhigung, Heilung und Behebung von Schmerzen oder Anspannung ist das Handauflegen eine natürliche, von alters her bekannte Praxis.

So wie wir instinktiv unsere Hand auf eine schmerzende Stelle legen, eine Mutter bei ihrem Kind einen »bösen Kratzer« durch einen sanften Kuß entfernt oder die schützende Hand des Vaters auf der Schulter des Kindes Vertrauen und Selbstsicherheit einflößt, können auch wir diese einfache Geste des Handauflegens bei unserem Partner anwenden, um ihm ein Gefühl der Erleichterung und Ausgeglichenheit zu vermitteln.

Die nächste Sequenz besteht aus einer Reihe einfacher Verweilgriffe durch Auflegen der Hand auf bestimmte Kopf- und Nackenpartien. Auf diese Weise lassen sich Spannungskopfschmerzen lindern oder Ruhelosigkeit beheben. Wenn Ihnen Ihr Partner überdreht erscheint, er beklommen oder einfach nur gestreßt ist, läßt sich dies mit Hilfe der nachfolgenden Sequenz erfolgreich bekämpfen. Das Schöne an dieser bewegungslosen Hand-Arbeit ist, daß der Gebende wie der Nehmende gleichermaßen entspannen kann. Wichtig ist, daß Sie eine bequeme Haltung einnehmen; im Bett etwa sollten Sie den Rücken gut durch Kissen abstützen. Um eine friedvolle Atmosphäre herzustellen, sorgen Sie dafür, daß Sie nicht gestört werden. Vergewissern Sie sich, daß Ihre Schultern und Handgelenke entspannt sind, und holen Sie einige Male tief Luft. Bemühen Sie sich, während der gesamten, etwa 20minütigen Sitzung entkrampft und langsam zu atmen.

Öl ist nicht erforderlich, doch Ihre Hände sollten warm sein. Indem Sie sich auf Ihre Hände und Atmung konzentrieren, läßt sich die natürliche Körperwärme der Hände erhöhen. Wichtig ist außerdem, daß Sie Ihren Händen und ihrer Fähigkeit vertrauen, neben dem Abbau körperlicher Spannungen auch eine emotionale Unterstützung zu leisten.

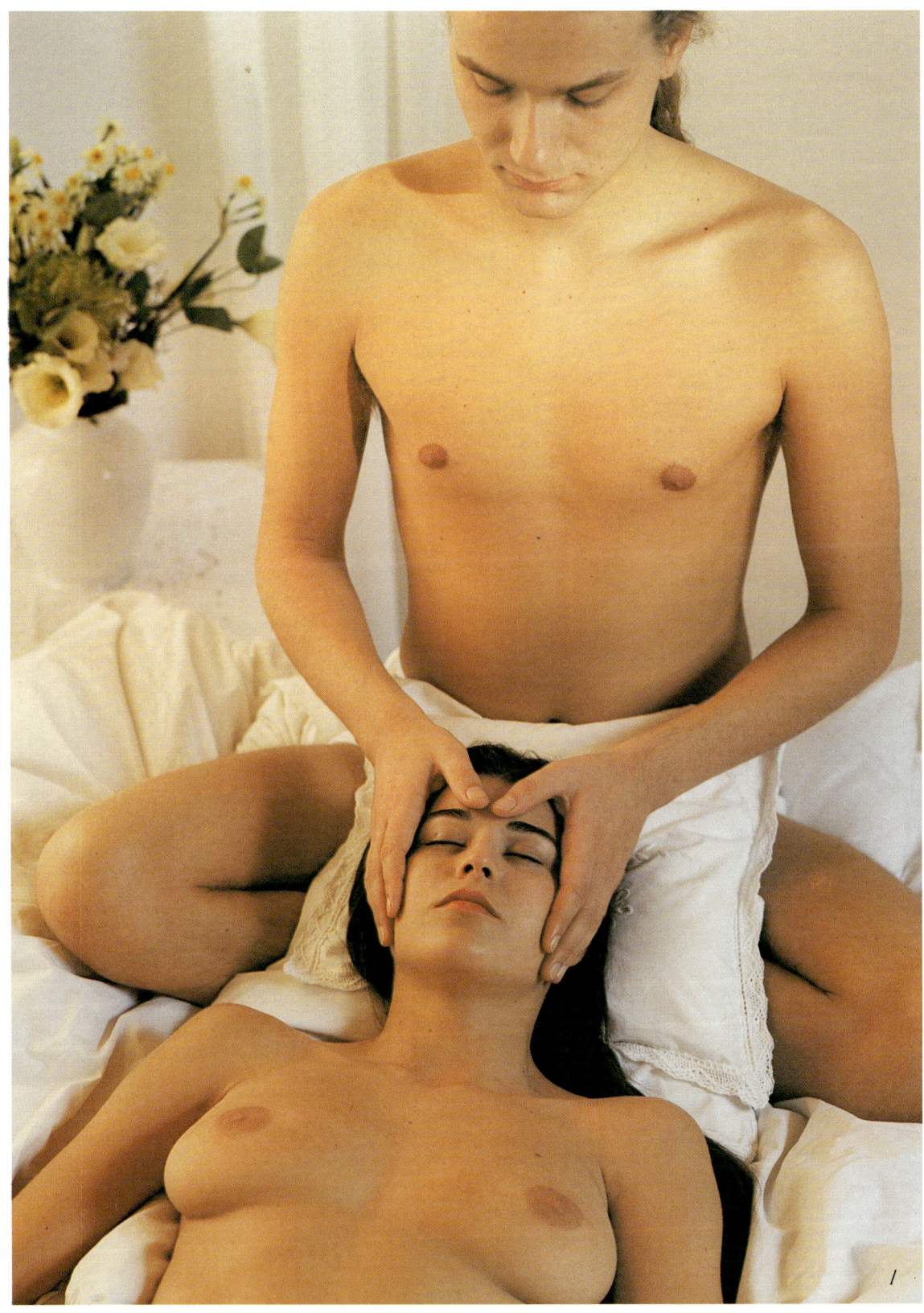

1

Lassen Sie all Ihre zärtlichen Gefühle in die Hände fließen; lassen Sie sie sanft und geschmeidig werden; lassen Sie sie mit der Leichtigkeit eines zu Boden schwebenden Seidenschals auf den Körper Ihrer Partnerin hinabgleiten. Konzentrieren Sie die aus Ihren Händen strömende Wärme und Energie auf die anvisierten Körperregionen, doch achten Sie zugleich darauf, daß die Geschmeidigkeit und Präsenz Ihrer Hände erhalten bleibt. Die Dauer der Verweilgriffe (bis drei Minuten) richtet sich nach Ihrer Einschätzung.

IM MITTELPUNKT: GESICHT UND KOPF
Nehmen Sie eine gut abgestützte Position ein, so daß der Kopf Ihrer Partnerin zwischen Ihren Beinen zu liegen kommt. Bei größeren Verspannungen des Nackens tut ein flaches, unter den Kopf gelegtes Kissen gute Dienste.
1. Umschließen Sie Schläfen und Wangen symmetrisch mit beiden Händen; die Daumen liegen nebeneinander über den Augenbrauen. Lassen Sie den Verweilgriff zu gegebener Zeit ausklingen, indem Sie die Hände seitlich hinaufschieben, bis die Daumen den Haaransatz erreichen.

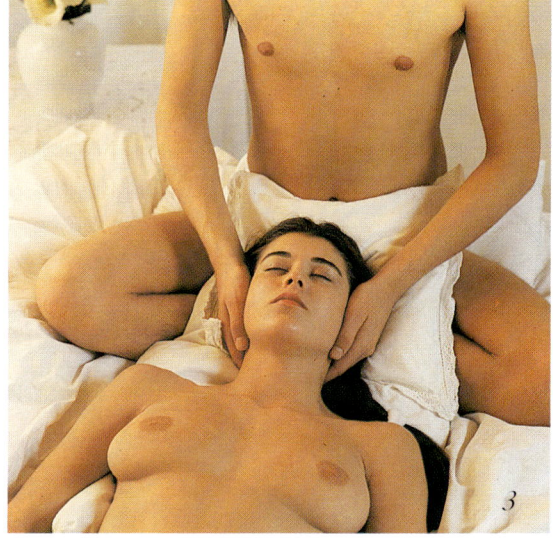

3. Umschließen Sie die Ohren Ihrer Partnerin auf die gleiche sanfte und sinnliche Weise. Die Handrücken ruhen dabei ganz sacht auf ihren Schläfen, und die Finger weisen in Richtung des Nackens Ihrer Liebsten. Abschließend die Hände ganz langsam entfernen.

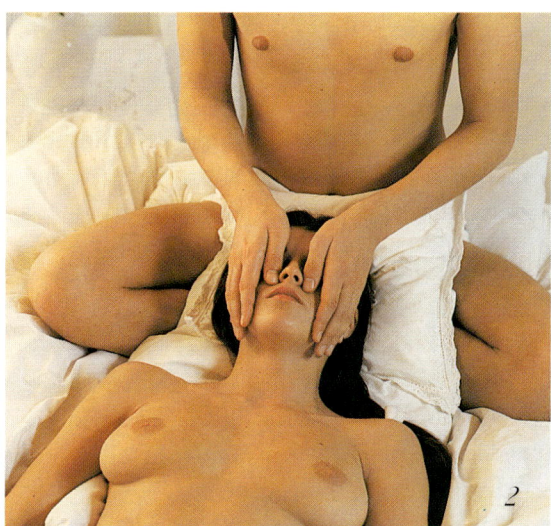

2. Erwärmen und entspannen Sie die ermüdete Muskulatur im Umfeld der Augen. Die Hände mit sanftem Nachdruck so auf das Gesicht legen, daß die Handballen auf den Augenbrauen ruhen und die Handteller die Augen sanft bedecken. Die Daumen liegen beidseits der Nase, die übrigen Finger ruhen auf Wangen und Kiefer.

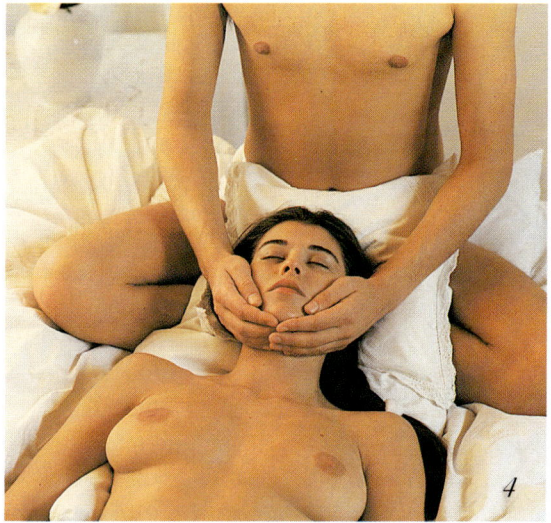

4. Verspannungen der Kiefermuskulatur sind keine Seltenheit; sie können zu einer erhöhten Anspannung des gesamten Körpers führen. Wirken Sie den Verspannungen mit der Wärme Ihrer Hände entgegen, indem Sie sie an den Kiefer anschmiegen; die Fingerspitzen treffen sich am Kinn. Dieser Griff wird abgerundet, indem Sie die Hände liebevoll über die Wangen und durch das Haar Ihrer Partnerin streichen lassen.

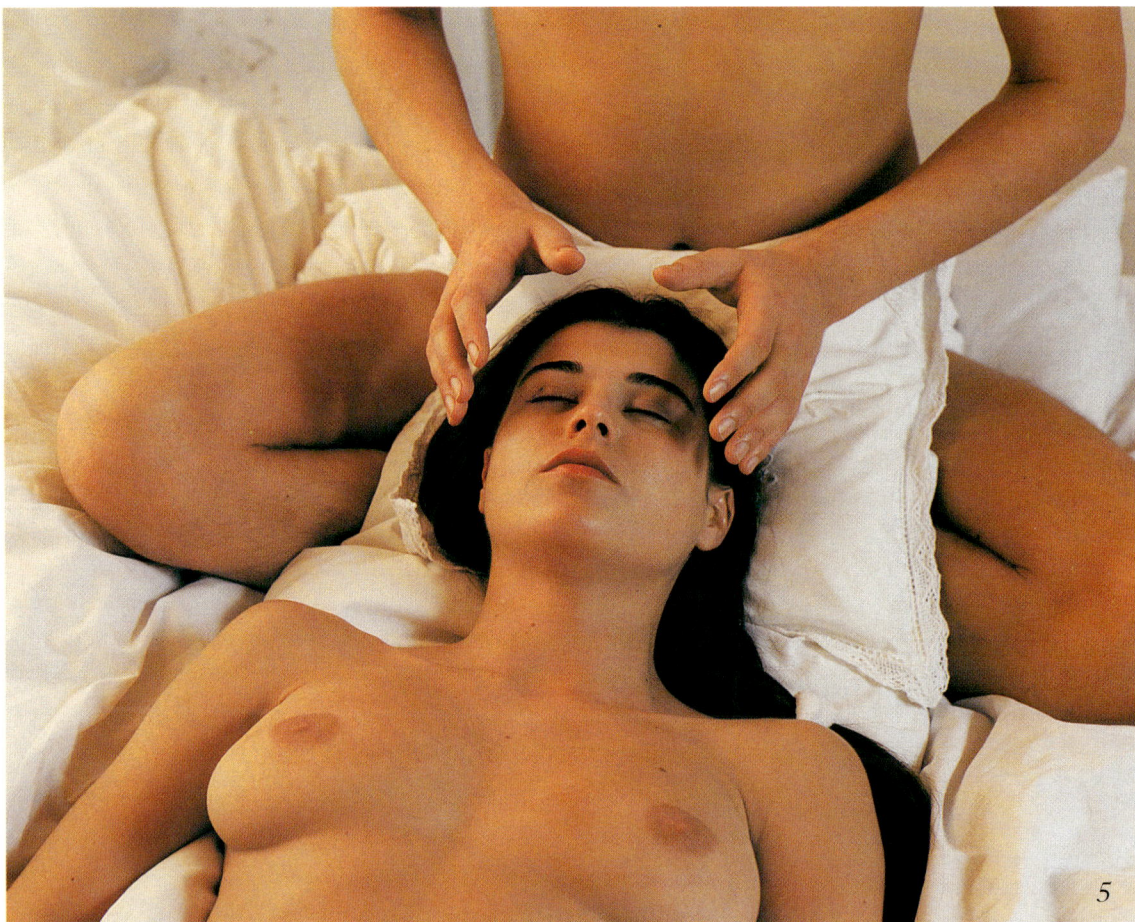

5

5. Legen Sie die Hände auf den Scheitel Ihrer Partnerin, so daß die Finger Richtung Ohren weisen und die Daumen in der Mitte der oberen Stirn ruhen. Für einige Augenblicke einen ganz leichten Druck in die Hände verlagern und langsam zurücknehmen. Mit symmetrischer Position der Hände diese ganz langsam vom Kopf Ihrer Partnerin entfernen, um ihr den Eindruck eines sich ausweitenden Wärmestroms zu vermitteln.

6. Um den Hinterkopf sicher in den Händen bergen zu können, lassen Sie den Kopf in die linke Hand rollen und die rechte darunter gleiten. Nun den Kopf nach rechts rollen und die linke Hand unterschieben. Der gesamte Handteller muß hierbei den Kopf abstützen. Laden Sie Ihre Partnerin dazu ein, mit Ihren Händen zu verschmelzen, um Verspannungen der Nacken- und Schädelmuskulatur zu lösen. Abschließend die Hände gemächlich unter dem Kopf wegziehen, um ihn langsam auf die Unterlage zurücksinken zu lassen.

7. Um gegen einen steifen Nacken vorzugehen, lassen Sie beide Hände unter den Nacken gleiten, bis die Finger übereinander liegen. Während die Handballen auf dem Schädelrand ruhen, geht von den Handflächen eine entspannende Wärme auf die Nackenmuskeln über. Nach einiger Zeit mit den Fingern über Nacken und Kopf streichen und mit sanften Bewegungen durchs Haar kämmen.

8. Ihre Partnerin dürfte sich nun sehr relaxed fühlen und die im Laufe des Tages angehäufte mentale Belastung ablegen können.

Helfen Sie ihr, dieses Ruhegefühl auf den gesamten Körper zu übertragen. Durch Auflegen der Hände auf die Herzregion unterstützen Sie sie außerdem dabei, ihre Gefühle entspannter anzunehmen. Plazieren Sie die Hände so, daß sie aneinandergelegt von dicht unter dem Schlüsselbein bis zur Bauchmitte reichen. Nehmen Sie sich nach Abschluß dieser Sitzung Zeit für ein entspanntes Beisammensein.

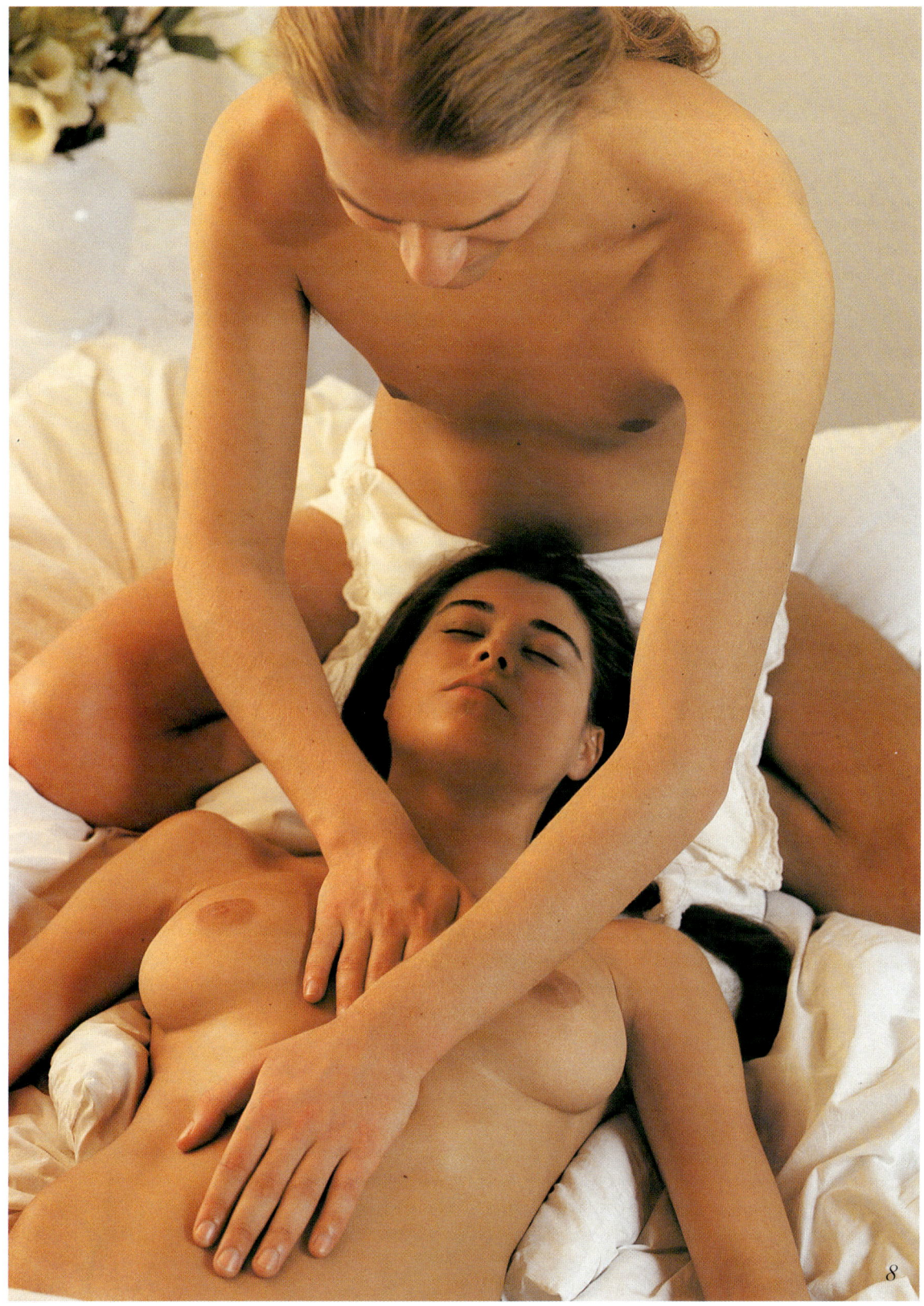

8

Sexueller
Spannungsabbau

In der Natur beben alle lebenden Organismen vor Lebensenergie, da die

Körperzellen ständig in einer pulsierenden Bewegung der Kontraktion und Expansion

begriffen sind. Beim Menschen ist diese vibrierende Lebenskraft während des Orgasmus

am auffälligsten, wenn sich der gesamte Körper unwillkürlichen, wellenförmigen

Muskelbewegungen und ungetrübtem Freudentaumel hingibt.

OFT JEDOCH WIRD DIE FÄHIGKEIT, den Freuden des Liebesspiels ganz nachzugeben, durch tiefe sexuelle Verspannungen, die sich auch auf die Muskeln auswirken, blockiert. Diese Spannungen machen den Körper steif und erschweren die sexuelle Entspannung und das Erreichen des Orgasmus. Selbst wenn ein Orgasmus erreicht wird, ist er womöglich kaum mehr als die Freisetzung lokal angestauter sexueller Erregung.

Sexuelle Spannungen zeigen sich in den Körpergeweben, sind aber meist emotionalen Ursprungs, da sich unsere Sexualität nicht von unseren intimsten Gedanken, Gefühlen und Einschätzungen unserer selbst und unserer Mitmenschen trennen läßt. Sexualität ist eine elementare Antriebskraft, die oft unterdrückt wird, sobald Vorurteile oder Unbehagen über die entsprechenden körperlichen oder emotionalen Gefühle besteht.

Die Wurzeln chronischer Verspannungen des Körpers, speziell des Beckenbereichs, reichen oft in die frühe Kindheit und Jugend zurück. Das Kind lernt, seine Emotionen und intuitiven Reaktionen zu kontrollieren und seine Ängste durch verhaltenes Atmen (speziell beim Ausatmen) und Anspannen der Bauchmuskeln zu verbergen.

Der beständige Kontakt der Hände mit dem Körper der Partnerin führt zu vertiefter Atmung und läßt Spannungen abklingen.

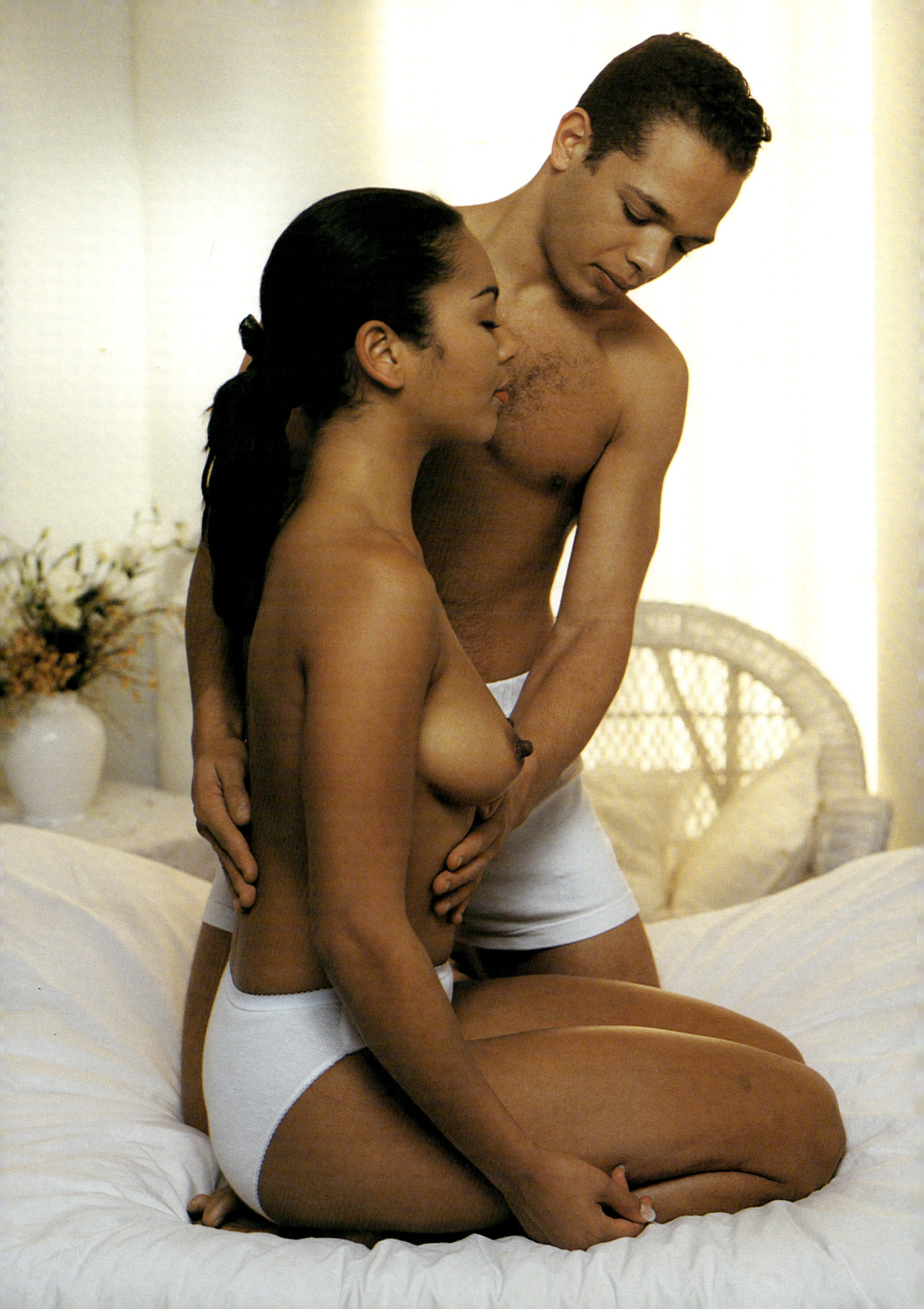

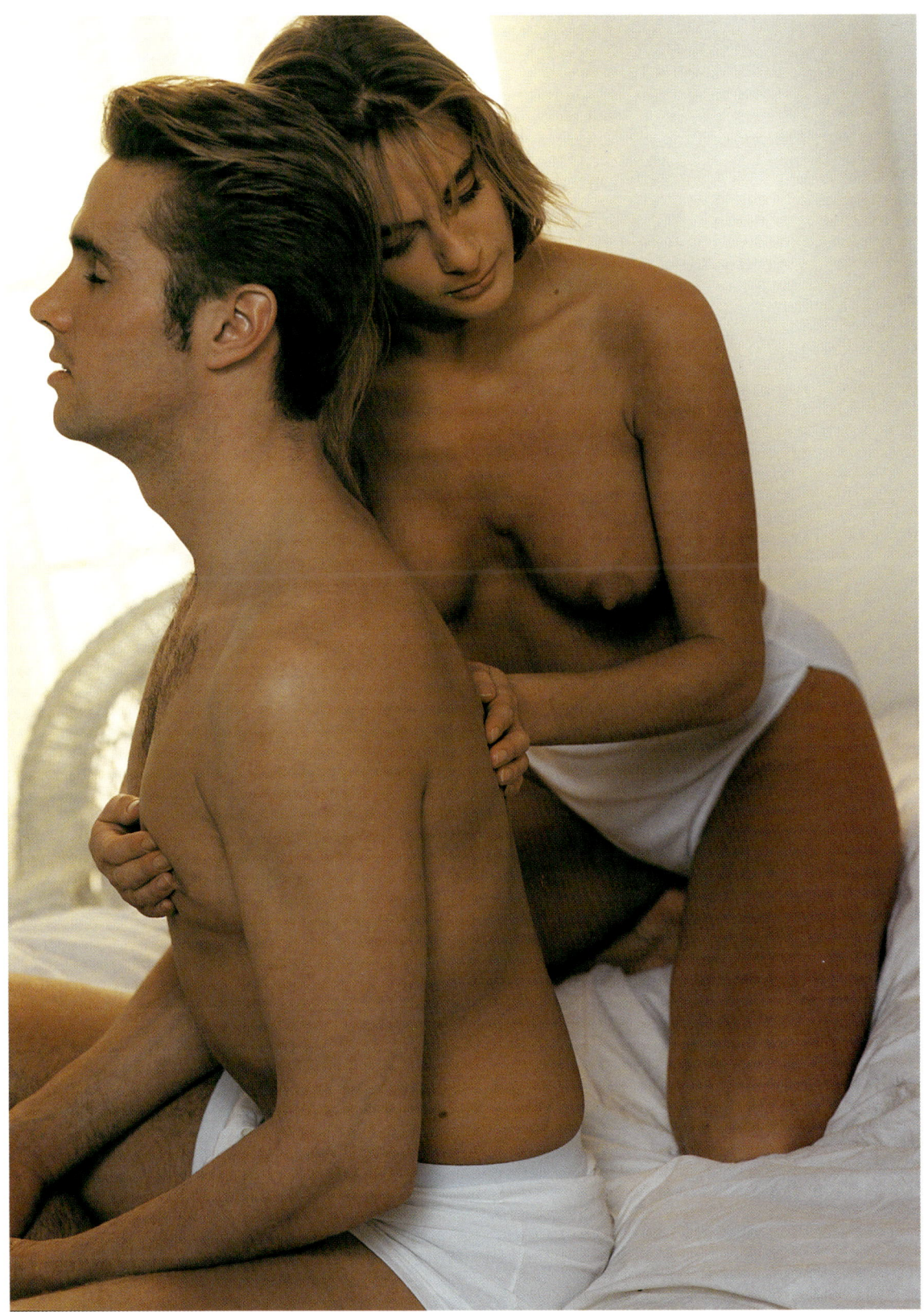

Hierdurch werden »Bauch-Gefühle« wie Angst, Wut und Freude unterdrückt. Die natürlichen Reaktionen von Bauch und Genitalbereich können aus den verschiedensten Gründen unterdrückt werden. Strenge Erziehung zur Hygiene, Bestrafung der Masturbation oder des Zeigens von Emotionen wie Weinen oder Zorn, gesagt zu bekommen, »dort unten« sei es schmutzig, Kritik an aufkeimender Sexualität, sexueller Mißbrauch und Mißhandlung, Angst vor den eigenen Genitalien und dem eigenen sexuellen Verlangen, all dies kann beim Heranwachsenden zu flacher Atmung und Muskelanspannung führen und somit die spontanen Bewegungen und Gefühle und die natürliche sexuelle Energie abblocken. Mit der Zeit werden derartige unbewußte Reaktionen die körperliche Spontaneität und Wachheit beeinträchtigen. Dieser psychosomatische Effekt zeigt sich im Leben eines Menschen auf vielfältige Weise und kann in gewissem Maße zu sexuellen Fehlfunktionen oder Ängsten beitragen.

So etwa kann das Becken, das während des Liebesspiels frei beweglich sein sollte, starr werden und unfähig sein, vom Rumpf unabhängige Bewegungen zu vollziehen, was dem Betreffenden das Gefühl verleiht, ein Holzklotz zu sein. Der Unterleib, der eigentlich vor Vergnügen pulsieren sollte, mag sich taub und reaktionslos zeigen. Derartige Anspannungen im Beckenbereich sowie die entsprechenden unterdrückten Reaktionen können zu sexuellen Problemen wie vorzeitigem Samenerguß oder Impotenz beim Mann und Scheidenkrampf, Penetrationsangst und Unfähigkeit zum Orgasmus bei der Frau führen. Sexuelle Spannungen können gelegentlich eine »Spaltung« zwischen der emotionalen Intimität und der körperlichen Befriedigung verursachen, wodurch die sexuelle Partnerschaft Schaden nehmen kann.

Männer wie Frauen können von solchen sexuellen Spannungen betroffen sein, wenn auch auf verschiedene Art. Eine Frau etwa mag sich beklagen, niemals ein Gefühl der Intimität zu verspüren, obwohl ihr Partner technisch ein guter Liebhaber ist. Auch wenn sie zum Orgasmus gelangt ist, fühlt sie sich nicht umsorgt und wundert sich, warum ihr Partner sich gleich nach dem Samenerguß emotional von ihr zurückzieht. Ein Mann wird vielleicht nicht verstehen, warum seine ihm liebevoll zugetane Partnerin nicht an Sex interessiert ist oder wenig Freude daran empfindet und nicht auf seine sexuellen Initiativen reagiert.

Beide Partner brauchen Geduld und Verständnis, um in aller Ruhe die Spannungen und unterschwelligen Gefühle zu entdecken und freizusetzen, die die gegenseitigen sexuellen Empfindungen blockieren. Zwar sind manche Ängste so tief verwurzelt, daß eine Aufdeckung traumatischer Erinnerungen und schmerzlicher Erfahrungen nur im Rahmen einer Psychotherapie erfolgen kann, doch es gibt auch viele praktische Techniken, die zwei Menschen in einer vertrauensvollen Beziehung anwenden können, um den Entspannungsprozeß einzuleiten. So überrascht es nicht, daß der Körper oft bereit ist, auf bestätigende, liebevolle Berührungen mit Entspannung zu reagieren.

Wichtig bei der Behandlung heikler Fragen wie dem Abbau sexueller Spannungen ist, daß die Massage nicht etwa auf handfesten Sex abzielt, sondern dem Partner die Gelegenheit gibt, Körperbewußtsein, Entspannung und Entlastung an und für sich zu erfahren. Jedes erwartungsvolle Drängen auf Geschlechtsverkehr verstärkt diese Spannungen nur. Wenn beide Partner zunehmend Freude daran empfinden, die intimen Körperregionen zu erkunden und jene Empfindungen akzeptieren und genießen, die sich durch intensiveres Atmen, größere Beweglichkeit und Spannungsabbau einstellen, wird dies ihr Liebesspiel bereichern.

BAUCH UND BECKEN ENTSPANNEN

Bauch und Becken umgeben und stützen die Geschlechtsorgane und repräsentieren die am unmittelbarsten mit unserer Sexualität verbundenen Körperregionen. Um die bauchzentrierten Gefühle Sexualität, Lust, Angst oder Wut zu unterdrücken, spannen sich die Muskeln über Unterleib und Zwerchfell an, und der Vorgang des Ausatmens wird reduziert. Eine angespannte Lendenmuskula-

Zarte, verletzliche Gefühle werden oft durch eine verspannte Brustmuskulatur unterdrückt. Ermöglichen Sie Ihrem Partner einen Zugang, indem Sie beide Hände sanft auf der Herzregion ruhen lassen.

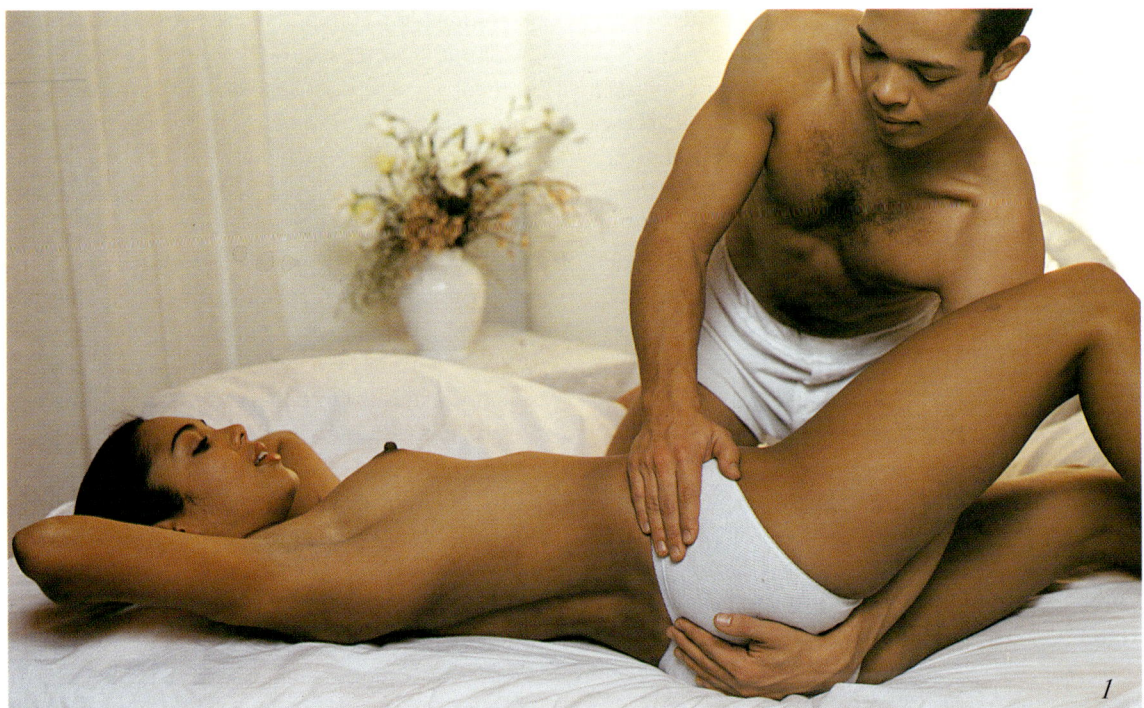

1

tur, ein vorgestreckter Bauch und ein zurück-
gezogenes Becken deuten auf den Widerwillen hin,
sich sexuellen Impulsen hinzugeben. Der Grund ist
eine negative Einstellung gegenüber der eigenen
Sexualität.

Wenn Sie die Massage zur Entspannung von
Bauch und Becken erhalten, ist es wichtig, daß Sie
nur mit einer vertrauenswürdigen Person zusam-
menarbeiten. Indem Sie die Zwerchfellatmung intensivieren und voll ausatmen, werden Ihnen womöglich Ihre Muskelanspannungen und die ihnen
zugrundeliegenden Gefühle bewußt. Zusammen
mit den Berührungen der Hände Ihres Partners
werden Körperbewußtsein und kontrollierte Atmung sich wohltuend auf Ihre verspannte Unter-
leibsmuskulatur auswirken. Mit zunehmender Lebendigkeit und Entspannung dieser Zonen werden
vielleicht Emotionen und sexuelle Gefühle in
Ihnen aufkeimen.

Wenn Sie diese Massage geben, denken Sie
bitte daran, daß der Bauchraum wichtige innere
Organe beherbergt und wegen des Fehlens stüt-
zender Knochen eine sehr empfindliche Region
darstellt. Nähern Sie sich dem Bauch mit Ihren
Händen stets langsam und einfühlsam. Achten Sie
auf eine natürliche, niemals zwanghafte Atmung.

Falls Ihre Partnerin flach oder unregelmäßig atmet,
sollten Sie ihr Anregungen geben wie etwa: »Stell
dir vor, beim Einatmen würdest du deinem Atmen
sacht in die Gegend unterhalb meiner Hand hinabströmen lassen – und nun so sanft und voll ausatmen wie möglich.« Durch Ihre Worte und Berührungen sollten Sie das Gefühl vermitteln, daß
Sie Ihre Partnerin ganz so akzeptieren, wie sie im
Moment ist, und daß jegliche Veränderungen nur
nach ihrem Belieben zu erfolgen brauchen. Dieses
Akzeptieren des Soseins zählt zu den heilsamsten
Aspekten der Massage und Körperarbeit.

Denken Sie immer daran, daß sich Spannungen
im Körper ursprünglich zum Schutz vor emotionalen oder körperlichen Schmerzen bilden; dies ist
stets zu respektieren. Wenn Sie dieses Maß der
Anspannung im schlichten Zusammensein mit
Ihrer Partnerin einfach annehmen, ohne gesteckte
Ziele zu verfolgen, schaffen Sie das wichtige Gefühl von Geborgenheit und Vertrauen, durch das
Ihre Partnerin zu den Schmerzen, Ängsten und
Emotionen finden kann, die den Spannungen vielleicht zugrunde liegen. Entspannung tritt nur ein,
wenn sie selbst dazu bereit ist, doch Sie können ihr
eine Einstiegshilfe geben, indem Sie die Aufmerksamkeit auf Atmung und Körperlichkeit lenken.

ENTSPANNUNG EINLEITEN

1. Knien Sie sich neben die linke Hüfte Ihrer Partnerin, und bitten Sie sie, Ihnen ihre rechte Hüfte durch Anwinkeln des Knies und Druck gegen die Unterlage zuzuwenden. Mit der rechten Hand die rechte Hüfte umfassen und die linke Hand zwischen den Beinen und unter dem Po hindurchführen und unter dem dreieckigen Kreuzbein am Ende der Wirbelsäule plazieren. Nun die Partnerin bitten, das Becken in eine entspannte Lage zurückzurollen, so daß Ihr Handteller das Kreuzbein umschmiegt. Das rechte Bein muß nun wieder auf der Unterlage aufliegen, und Ihre Partnerin wählt eine Stellung, in der sie sich gut von Ihrer Hand unterstützt fühlt.

2. Legen Sie Ihre rechte Hand direkt unterhalb des Brustbeins auf den Bauch Ihrer Partnerin, und bitten Sie sie, sich voll auf die Berührungen Ihrer Hand zu konzentrieren und kontrolliert zu atmen; Ihre Hand fühlt das Heben und Senken der Bauchdecke. Machen Sie Ihre Hand möglichst aufnahmefähig auch für kaum merkliche Bewegungen aus dem Bauch Ihrer Partnerin. Das Konzentrieren von Atmung und Berührung auf die Bauchregion leitet einen allmählichen Spannungsabbau ein. Es

mag sein, daß der Bauch ein Rumpeln hörbar werden läßt; fassen Sie dies als positives Zeichen des Streßabbaus auf, und verlieren Sie nicht die Fassung.

Lassen Sie die Hand eine bis drei Minuten auf der jeweiligen Bauchregion ruhen, bis Sie den Eindruck der Entspannung haben. Beziehen Sie die Region direkt über dem Schambein und die Innenkanten des Beckengürtels mit ein.

3. Sobald der gesamte Unterleib auf diese Weise entspannt ist, vervollständigen Sie die Beckenlockerung, indem Sie es dem Beckengürtel ermöglichen, sich weiter Richtung Unterlage zu senken, um die Rückenmuskeln zu entspannen, die das Becken sich zurückziehen lassen. Heben Sie die Fingerspitzen der linken Hand, so daß sie leicht auf den Bereich über dem Kreuzbein eingreifen. Verlagern Sie Ihr Gewicht nach hinten, und ziehen Sie die Hand von ihrer Position unter dem Kreuzbein und Gesäß langsam heraus, so als wollten Sie das Rückgrat nach unten verlängern. Zur Ergänzung dieser Übung und zur weiteren Entspannung des Bauches bietet sich eine sanfte Massage unter Verwendung von Öl an, deren Streichbewegungen die Bauchmuskeln erwärmen und lockern.

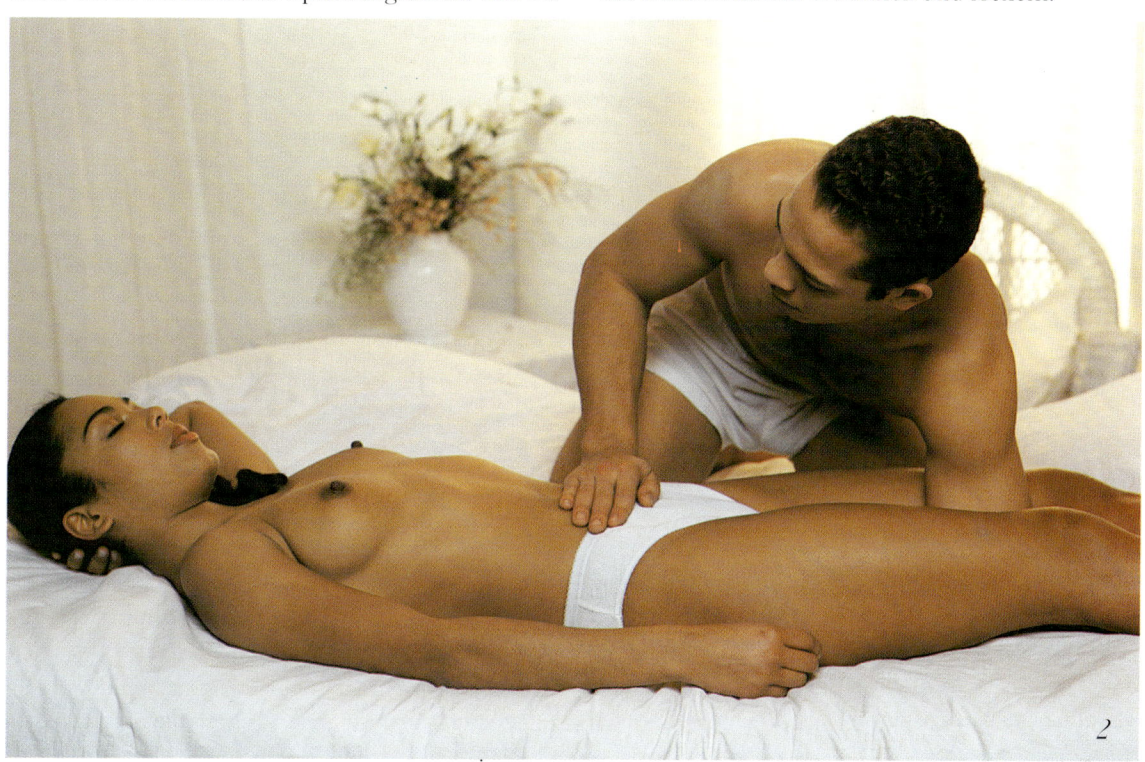

2

MASSAGE DES BAUCHES

1. Verreiben Sie einige Tropfen Öl zwischen den Händen, und legen Sie die rechte Hand direkt unter dem Brustbein und die linke Hand unmittelbar oberhalb des Schambeins auf den Bauch Ihrer Partnerin, und lassen Sie Ihre Handflächen im Uhrzeigersinn in sanft fließenden Kreisbewegungen über den Bauchrand gleiten. Die Kunst besteht darin, daß die linke Hand in ständiger Bewegung einen vollen Kreis vollzieht, während die rechte auf dem Oberbauch einen Halbkreis beschreibt. Die rechte Hand anheben, um die obere Hand passieren zu lassen, bevor sie zu einer weiteren halbkreisförmigen Bewegung ansetzt. Den Bauch auf diese Weise bis zu fünf Minuten lang massieren; die Kreise zur Bauchmitte hin kleiner und zum Bauchrand hin größer werden lassen.

Der Körper ist voller Kurven und Konturen, die seine einzelnen Regionen miteinander verbinden. Vermitteln Sie Ihrer Partnerin ein Gefühl für die Rundungen von Becken und Bauch durch fließende, sinnliche Streichbewegungen.

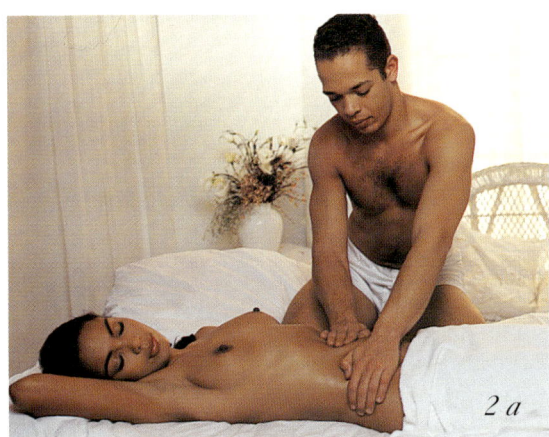

2 a. Nachdem Sie die gesamte Bauchoberfläche mit kreisförmigen Bewegungen massiert haben, beziehen Sie auch den seitlichen Bauch mit Hilfe einer Reihe von Kreuzbewegungen ein, um die Muskeln entlang der Flanken zu erwärmen und zu lockern. Hierzu die linke Hand auf die rechte Hüfte Ihrer Partnerin legen, so daß die Finger locker den Rücken berühren. Die rechte Hand auf die linke Hüfte legen, so daß die Finger sanft auf dem Bauchrand zu liegen kommen. Nun beide Hände quer über den Bauch und in die Ausgangsstellung zurückgleiten lassen.

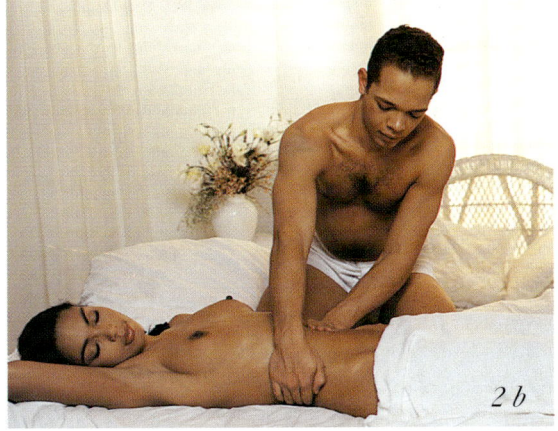

2 b. Die Kreuzbewegungen in Form fließender Streichbewegungen über Bauch und Flanken von den Hüften bis zum Brustkorb und zurück dreimal wiederholen.

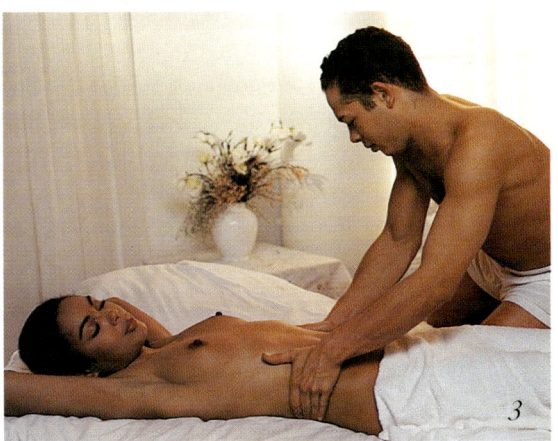

3. Nun die Rundungen von Hüfte und Taille mittels sanfter Kreisbewegungen über die seitliche Bauch- und Beckenregion mit dem Rücken verbinden. Hierzu die eigene Position so verändern, daß Sie, weiterhin kniend, dem Gesicht Ihrer Partnerin zugewandt sind. Die rechte Hand auf die linke Hüfte und die Linke auf die rechte Hüfte legen. In Kreisbewegungen von den Hüften zum Brustkorb streichen, so daß die Handflächen seitlich über Bauch und Becken fahren, während die Finger über den Rücken gleiten. Die Hände den Rücken entlang nach unten ziehen und die Hüften umkreisen lassen. Die Sequenz zweimal wiederholen.

4. Die Massage mit einigen weiteren kreisförmigen Streichbewegungen über der Bauchoberfläche vervollständigen und abschließend die Hände eine Zeitlang sanft auf dem Bauch ruhen lassen.

SCHENKEL UND LEISTEN ENTSPANNEN
Auf dem Gipfel des Liebesakts spielen Kraft und
Beweglichkeit der Beine eine wichtige Rolle nicht
nur wegen der Unterstützung der Becken- und
Körperbewegungen insgesamt sowie der Ermöglichung zahlreicher Stellungen, sondern auch deshalb, weil die beim Orgasmus aus dem Genitalbereich ausströmende Energie sich, durch Beine
und Füße pulsierend, entladen muß und sich die
Zehen vor lauter Ekstase zusammenkrampfen.

Die Beine fühlen sich jedoch beim Liebesspiel
oft schwerfällig und verkrampft. Aufgrund von
Ängsten, den Genital- und Analbereich zu lockern,
besteht bei vielen Männern wie Frauen eine fort-
während Anspannung der inneren und äußeren
Schenkelmuskulatur. Die folgende Sequenz dient
der Entspannung der Beine, indem sie die Blutzirkulation anregt, die Muskeln belebt und sie
gleichsam mit dem restlichen Körper versöhnt. Die
verspannte oder schlaffe Schenkelmuskulatur wird
erwärmt und angeregt, und gewohnheitsmäßige
Verkrampfungen werden gelöst. Die passiven Bewegungen lockern den Bereich zwischen Hüft-
gelenken und Leisten und schaffen ein neues
Raumgefühl im Genitalbereich.

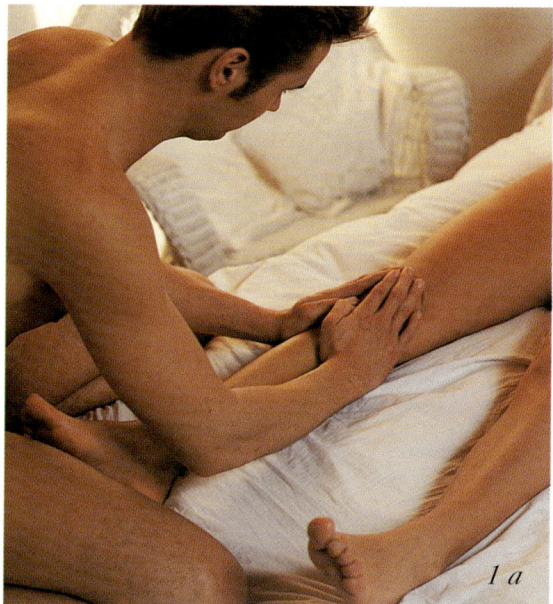

1 a. Beginnen Sie mit dem rechten Bein Ihrer
Partnerin, und massieren Sie etwas Öl von der
Hüfte abwärts bis zum Fuß ein. Plazieren Sie sich
auf Höhe des Fußknöchels, und legen Sie beide

Handflächen auf den Unterschenkel (Finger müssen beinaufwärts weisen). Beide Hände mit Nachdruck das Bein hinaufstreichen lassen und beim
Passieren der Kniescheibe den Druck verringern.
Nach Erreichen des Oberschenkels die Rechte in
die Leistenbeuge gleiten und oben auf dem inneren Schenkelbereich ruhen lassen. Die linke Hand
hinaufgleiten, Hüftgelenk und Beckengürtel umkreisen und am Schenkel zurückgleiten lassen.

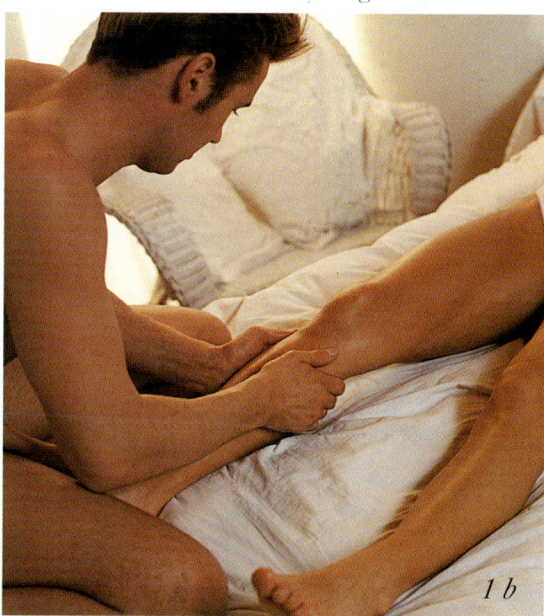

1 b. Wenn beide Hände wieder auf gleicher Höhe
sind, diese mit festem, stetigem, aber entspanntem
Griff nach unten ziehen. Abschließend Fußrücken
und Sohle ausstreichen und die Sequenz ohne
Unterbrechung des Bewegungsflusses bis zu
fünfmal wiederholen.
2. Dichter an den Schenkel heranrücken, um die
Bewegungen konzentrieren zu können. Die Hände
passen sich dem Verlauf der Schenkel an, ohne an
Kraft zu verlieren, um die Schenkelmuskulatur
dehnen und revitalisieren zu können.

Beide Hände mit beinaufwärts weisenden Fingern dicht oberhalb der Kniescheibe plazieren, ein
kurzes Stück aufwärts streichen lassen und in entgegengesetzte Richtungen nach außen ziehen, um
das Bein seitlich zu umfassen und entlang den
Seiten zum Ausgangspunkt zurückzukehren. Dies
erfolgt durch Abwinkeln der Hände und unter
Ausüben eines sanften Drucks. Am angenehmsten
ist es für Ihre Partnerin, wenn Sie während der nach

oben und außen weisenden Bewegung einen größeren Druck ausüben als bei der rückführenden Einwärtsbewegung. Nun die gesamte Fächerbewegung ohne abzusetzen wiederholen, doch dabei etwas weiter schenkelaufwärts ausholen. Mittels Fächergriff bis zum Beinansatz vorarbeiten und die Hände entlang den Seiten und der Rückseite des Beins bis dicht über der Kniescheibe zurückgleiten lassen. Sequenz zweimal wiederholen.

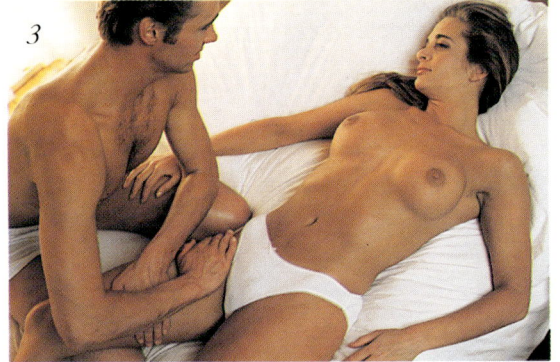

3

3. Falls bei Ihrer Partnerin sexuelle Blockaden bestehen, wird sie ihren Genitalbereich vielleicht durch Anspannen der inneren Schenkelmuskulatur unbewußt schützen wollen. Lockern und entspannen Sie diese Muskeln durch Anwenden der von der Bauchmassage her bekannten Kreisbewegungen. Hierzu das Bein der Partnerin sanft abspreizen und auf dem eigenen Knie ablegen. Mit beiden Händen kreisförmig entlang des Innenschenkels von den Leisten bis zum Knie auf und ab streichen, bis sich die Muskeln erwärmt und gelockert haben.

4. Wann immer während einer Massage in einer bestimmten Körperregion Spannungen freigesetzt werden, ist es von Vorteil, diese durch bestimmte Handbewegungen aus dem Körper herauszuleiten. Legen Sie hierzu das Bein der Partnerin wieder flach auf die Unterlage zurück, und streichen Sie mit den Handtellern und Fingern mit kurzen, überlappenden Bewegungen das Bein bis zu den Zehenspitzen aus.

5

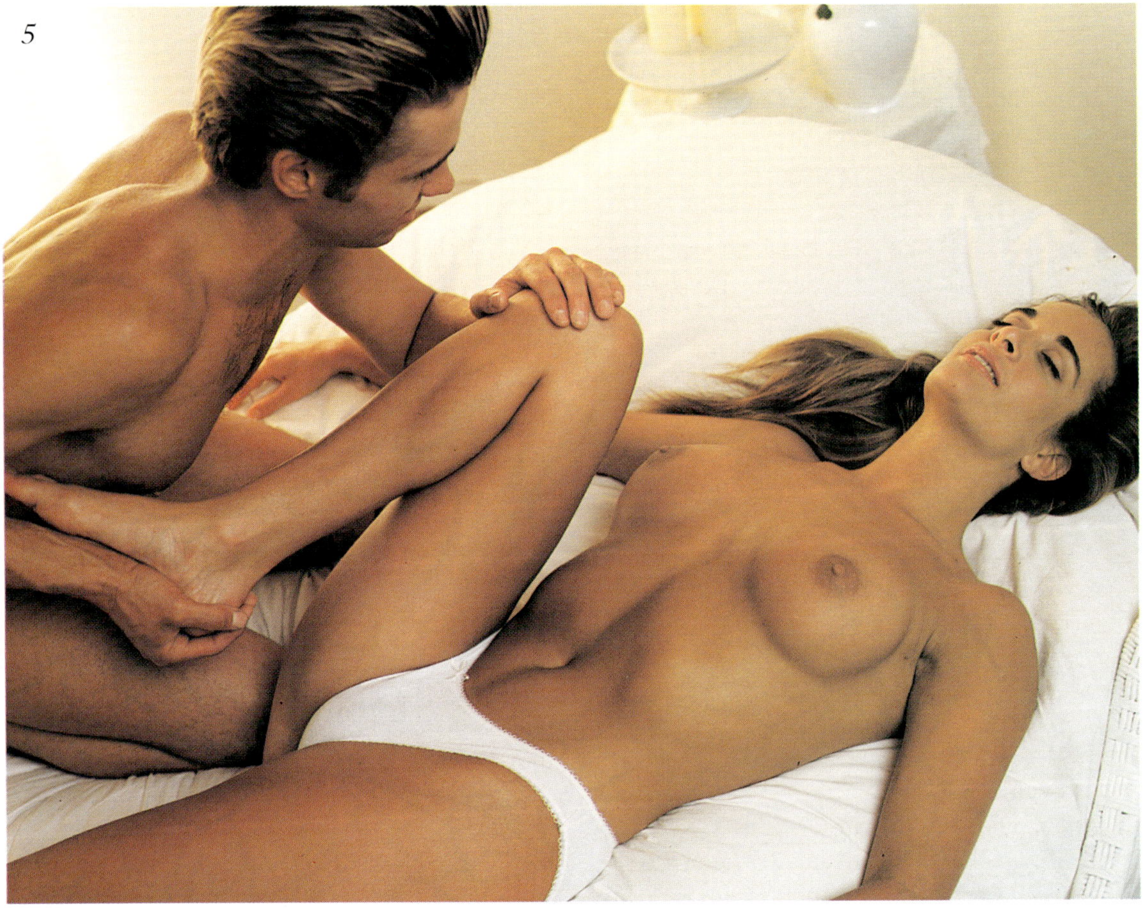

6

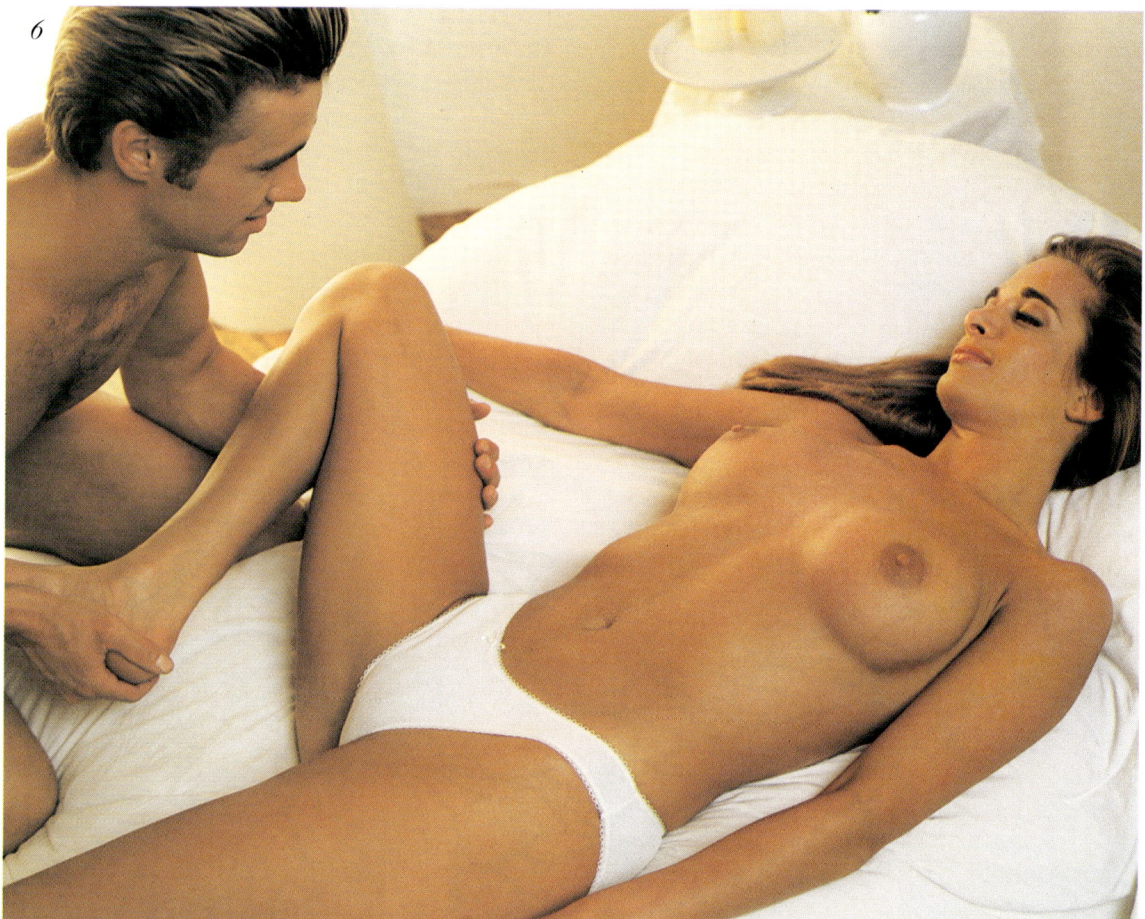

5. Wählen Sie eine bequeme Position, um mittels passiver Bewegungen das Bein anheben und die Leistengegend öffnen und entspannen zu können. Sie werden abhängig von dem jeweils bewegten Bein unterschiedliche Handgriffe verwenden. Mit dem rechten Bein beginnend, legen Sie Ihre rechte Hand unter ihre Ferse und Ihre linke Hand stützend unter ihr Knie. Das Bein von der Ferse aus abknicken; sobald sich das Knie beugt, gleitet die linke Hand sanft darüber und drückt es vorsichtig auf den Körper zu, um Lendenwirbeln, Gesäß und Schenkeln eine leichte Dehnung zu vermitteln. Das Knie dem Rumpf so weit annähern, wie ohne Anstrengung möglich. Bitten Sie Ihre Partnerin, tief in die befreienden Gefühle hineinzuatmen.

6. Die linke Hand auf den äußeren Schenkel gleiten lassen, das Bein mit der Hand abstützen und langsam nach außen absenken, um in der Genital- und Leistengegend ein Gefühl der Offenheit zu schaffen. Das Bein nicht nach außen überstrecken

– statt dessen sollten Sie Ihre Partnerin ermuntern, sich durch Atmen Richtung Genitalien noch tiefer fallenzulassen. Bei Erreichen eines Spannungspunktes das Bein ganz leicht rhythmisch hin und her bewegen. Chronische Spannungen oder Blockaden lösen sich nicht sofort, vor allem nicht in einer erogenen Zone wie der Leistengegend. Zeigen Sie Geduld und Sanftmut, indem Sie zulassen, daß sich Ihre Partnerin so weit entspannt und öffnet, wie es ihr zusagt.

7. Nun das Bein zuerst auf die Körperachse und dann auf die Unterlage zurückführen, wobei sich eine Hand in der Kniekehle abstützt. Die gesamte Sequenz mit dem anderen Bein wiederholen.

8. Die Sitzung findet einen schönen Ausklang, der Ihrer Partnerin ein Gefühl der Ruhe und Ausgeglichenheit vermittelt, indem Sie Ihre Hände auf beide Füße legen und sie dort bis zu 30 Sekunden ruhen lassen. Die Wärme Ihrer Hände läßt in den ganzen Körper Ruhe einströmen.

DEN ORGASMUSREFLEX ENTDECKEN

Der Begriff »Orgasmusreflex« wurde von körperzentrierten Psychotherapeuten verwendet, um jene wellenförmigen unwillkürlichen Bewegungen zu beschreiben, die beim Orgasmus in einem gesunden Körper auftreten. Dieses biologische Energiephänomen wurde in der ersten Hälfte unseres Jahrhunderts durch den umstrittenen Arzt und Psychologen Wilhelm Reich eingehend wissenschaftlich erforscht. Reich, ein Zeitgenosse Freuds, vertrat die Theorie der charakterlichen Panzerung: Als unmittelbare Reaktion auf die Unterdrückung von Emotionen und natürlichen sexuellen Regungen entstehen Anspannungen der Körpermuskulatur. Hiermit war Reich als erster der Überzeugung, durch direkte Behandlung von Muskelverspannungen und durch Unterstützung der Patienten bei der Auflösung eingeschränkter Atemmuster könne man Zugang zu den Erinnerungen, Traumata und repressiven Verhaltensmustern finden, die zu Neurosen und sexuellen Fehlfunktionen führten. Reich schockierte die bürgerliche Gesellschaft, indem er Kontakt- und Körpertechniken in seine Therapie einführte. Im Zuge zunehmender Akzeptanz der Vorstellung, daß die Funktionen von Körper, Geist und Gefühlswelt miteinander verknüpft sind, verbreitete sich in der zweiten Jahrhunderthälfte das Konzept der ganzheitlichen Behandlung innerhalb der humanistisch orientierten Psychologie und zunehmend auch in der schulmäßigen Medizin und Psychotherapie. Massage, Entspannungstechniken und Atemtherapie erlangten zunehmende Popularität nicht nur als Mittel der körperlichen Entspannung, sondern auch zur Erzielung eines psychischen und emotionalen Gleichgewichts.

Die Orgasmusreflexübung kann Ihnen und Ihrem Partner helfen, sich jener Wellenbewegungen bewußt zu werden, die beim Orgasmus natürlicherweise den ganzen Körper durchströmen, jedoch durch Muskelverspannungen oft behindert werden. Da beim Orgasmusreflex der ganze Körper mitspielt, beginnen wir mit einer fünfminütigen Massage von Kopf und Nacken, um die Wellenbewegung eventuell blockierende Verspannungen zu lösen. Achten Sie auf den Bereich unterhalb des Schädelrands, damit sich der Kopf in Reaktion auf die Beckenbewegungen frei bewegen kann.

ENTSPANNEN VON KOPF UND NACKEN

1.   Bitten Sie Ihre Partnerin, eine entspannte Rückenlage zu finden. Verreiben Sie gerade genug Lotion oder Öl zwischen den Händen, wie für eine fließende Berührung notwendig ist, denn speziell im Nacken vermittelt ein Zuviel an Öl ein unangenehm klebriges Gefühl.

2.   Beide Hände unter den Nacken gleiten lassen, so daß die Finger neben der Wirbelsäule liegend nach unten weisen. Machen Sie Ihre Hände so einfühlsam, daß sich der Nacken in Ihre Handflächen hinein entspannen kann. Mit den Fingerspitzen leicht in das Muskelgewebe eingreifen und die Hände in stetiger Bewegung nackenaufwärts ziehen. Ohne abzusetzen, den Kopf beim Passieren

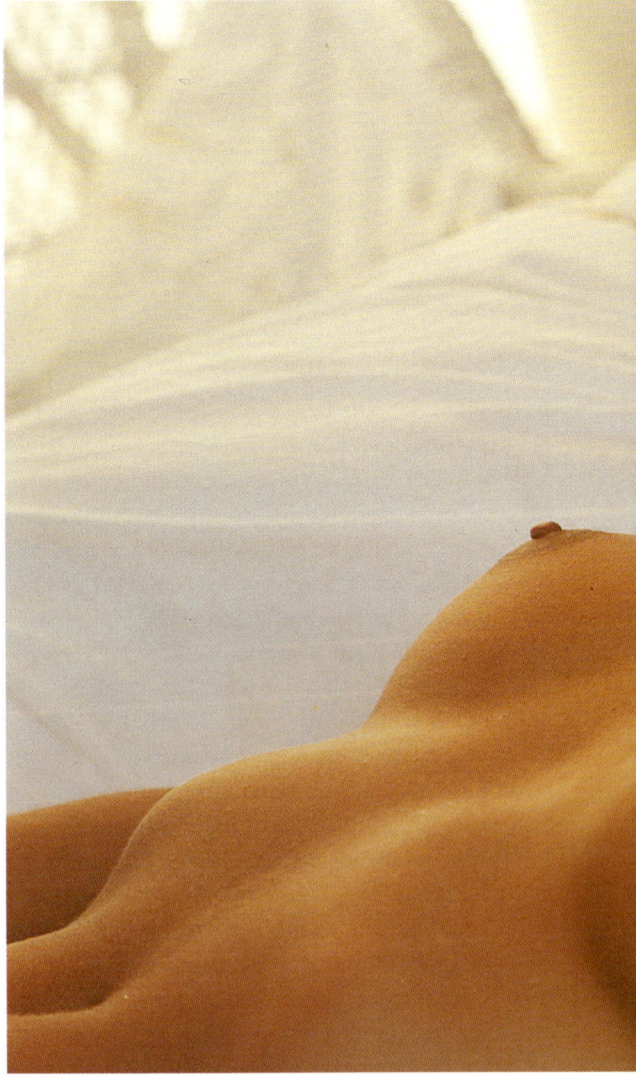

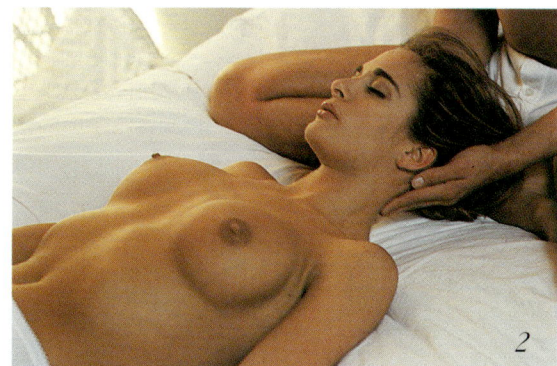

2

des Haaransatzes leicht anheben, so daß er in den Handtellern ruht, und die Hände, über den Hinterkopf streichend, weiter herausziehen. Achten Sie darauf, sich nicht in den Haaren zu verheddern.

3. Mit den Fingerspitzen beider Hände und mit ununterbrochenen Kreisbewegungen die Muskeln vom Nackenansatz bis zum Schädelrand massieren.
4. Während Sie den Kopf Ihrer Partnerin mit den Händen abstützen, richten Sie die Fingerspitzen auf, so daß Sie sachte Druck auf das Gewebe direkt unterhalb der Schädelbasis ausüben. Lassen Sie den Kopf in die Hände zurücksinken, während Sie den Druck für etwa 30 Sekunden beibehalten. Nun den Druck der Fingerspitzen langsam verringern und gleichzeitig den auf der Körperachse liegenden Kopf zur Streckung des Nackens leicht anheben. Ihre Partnerin sollte das Gewicht Ihren Händen überantworten. Abschließend den Kopf ganz langsam auf die Unterlage zurücksinken lassen.

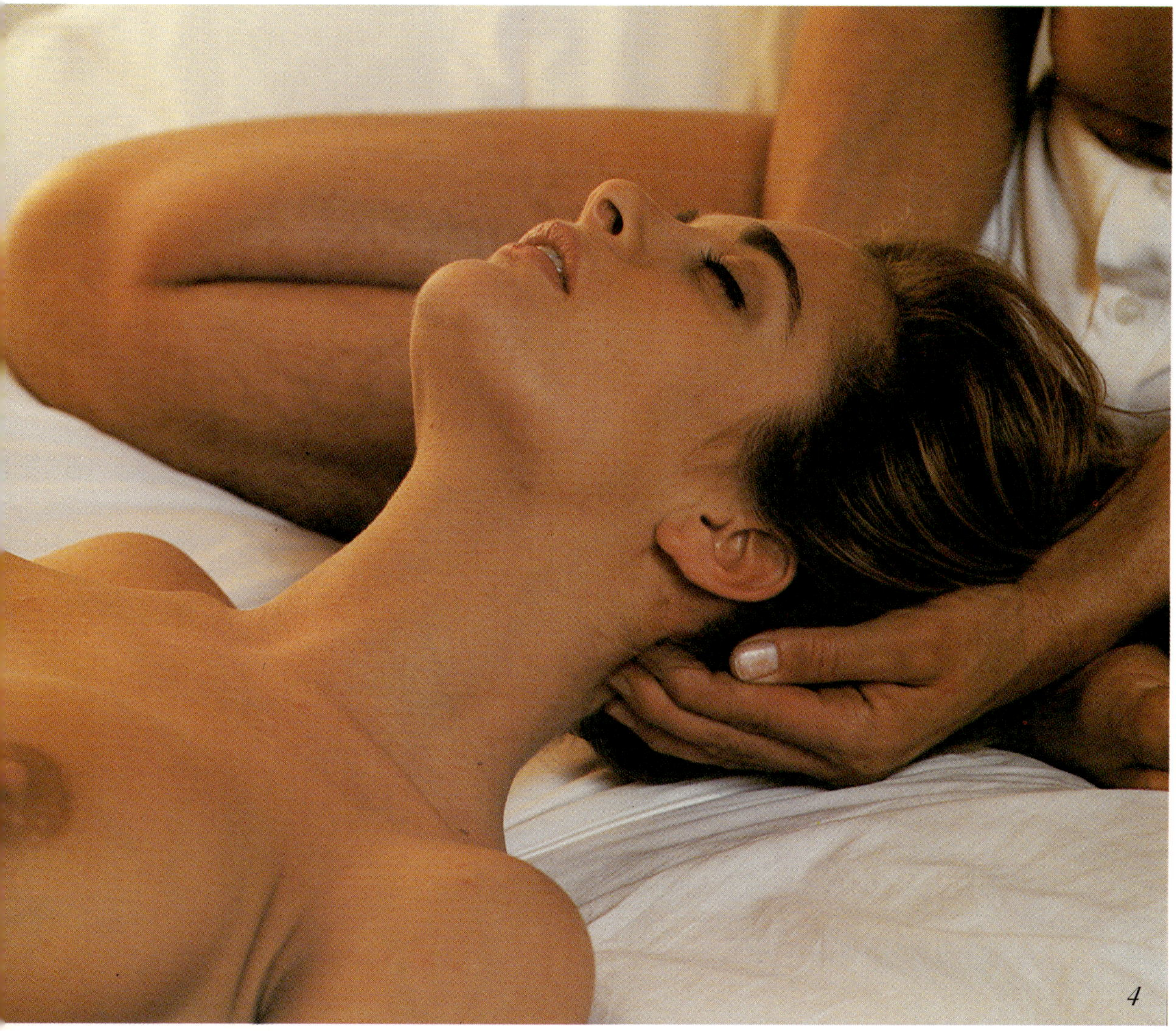

4

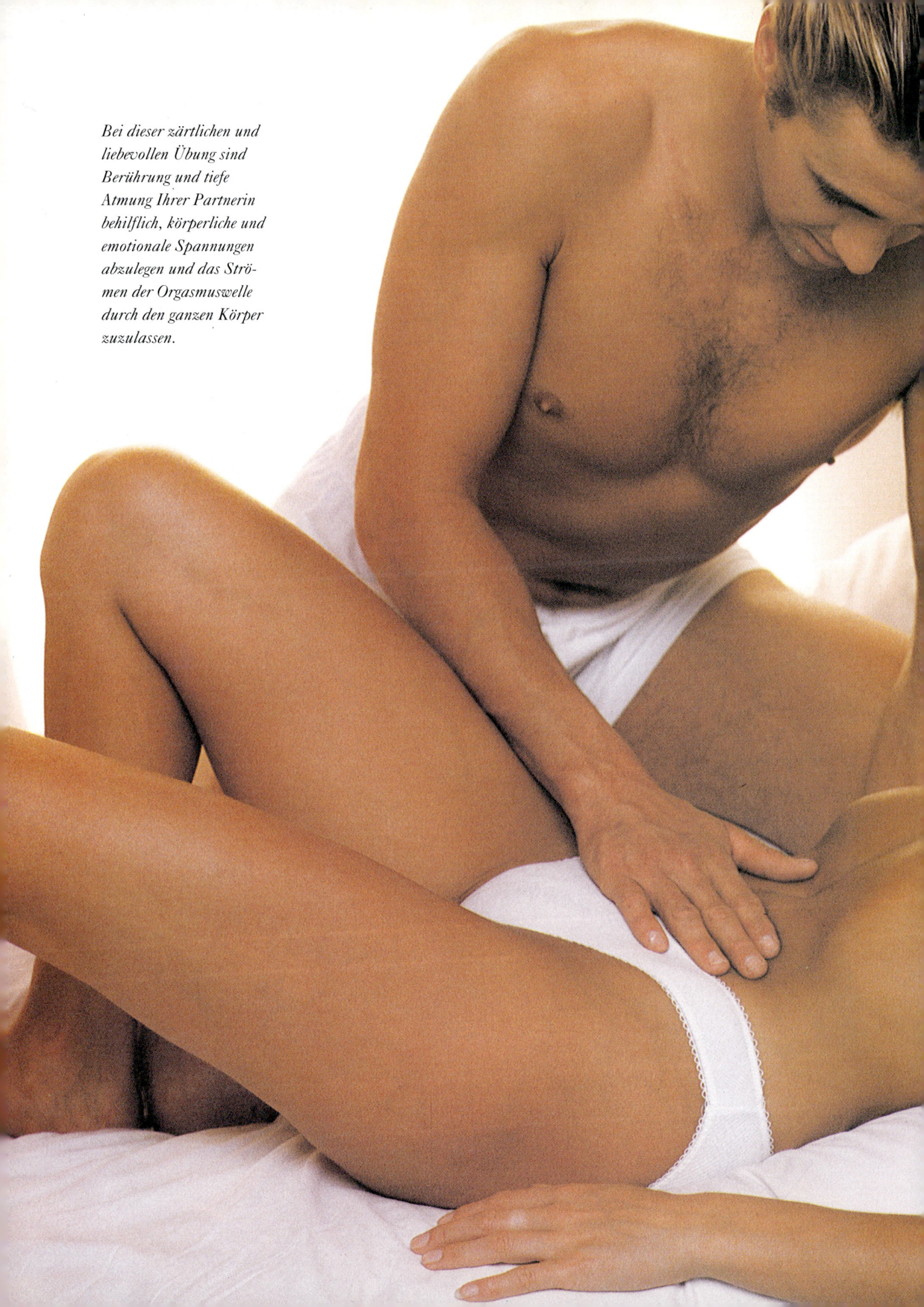

Bei dieser zärtlichen und liebevollen Übung sind Berührung und tiefe Atmung Ihrer Partnerin behilflich, körperliche und emotionale Spannungen abzulegen und das Strömen der Orgasmuswelle durch den ganzen Körper zuzulassen.

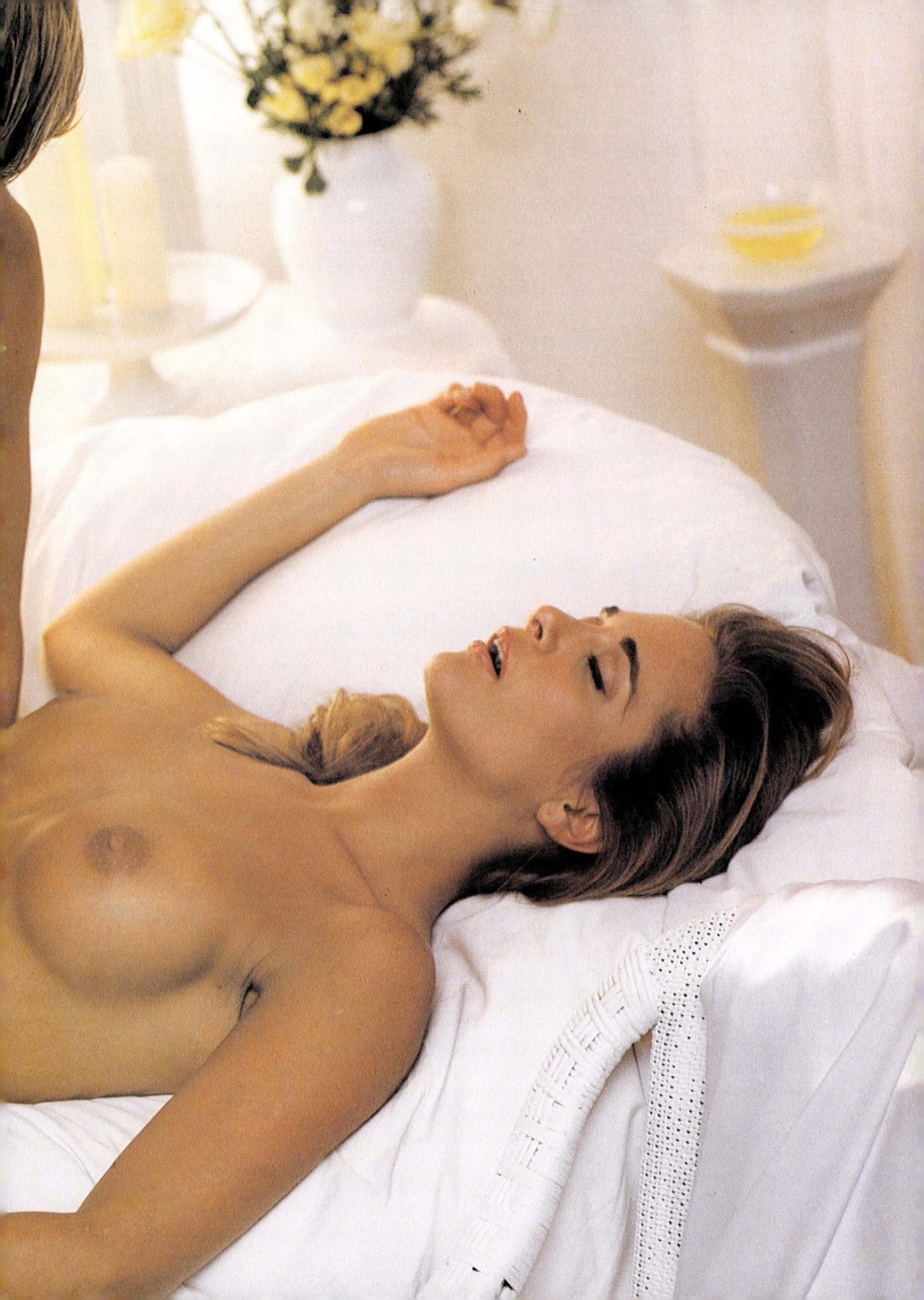

DIE ORGASMUSWELLE ERZEUGEN

Diese Übung dauert bis zu 15 Minuten oder so lange, wie sich Ihre Partnerin dabei wohlfühlt. Mit zunehmender Entspannung können bei ihr Wärme- oder Kältegefühle oder auch ein Zittern und Frösteln aufkommen. Sollte sie sich irgendwie aufgekratzt fühlen, ist es wichtig, einen eventuellen Ausdruck ihrer Gefühle zuzulassen. Ihre Partnerin wird vielleicht eine lebendige Wärme im Unterleib und Genitalbereich verspüren, die als prickelndes Vibrieren leicht den ganzen Körper durchströmen kann. Gestatten Sie Ihrer Partnerin, diese Gefühle unverfälscht auszudrücken.

1. Knien Sie sich auf Bauchhöhe neben Ihre Partnerin, und fordern Sie sie auf, sich mit etwa schulterbreit voneinander entfernten Füßen fest auf der Unterlage abzustützen, so daß die Knie angehoben sind. Legen Sie eine Hand auf ihren Oberbauch und die andere auf ihr Kreuz. Ermutigen Sie Ihre Partnerin, das Rückgrat zu Ihrer Hand hin zu entspannen, um die Anspannung des Beckengürtels zu verringern.

2. Bitten Sie Ihre Partnerin, in der von der Bauch- und Beckensitzung her bekannten Weise, tief zu atmen. Beim Einatmen sollte eine leichte Wölbung des Bauches erfolgen, beim Ausatmen sollten sich Becken und Genitalbereich etwas nach oben und vorn verlagern und sich Beine und Leisten natürlicherweise nach außen hin öffnen. Gleichzeitig wird der Kopf etwas nach hinten gestreckt, und die Schultern werden nach vorn verlagert. Im Verein mit einer vertieften Atmung erzeugt diese subtile Wellenbewegung einen natürlichen, den Körper durchziehenden Energiefluß, ähnlich einem ungehemmten Orgasmusreflex.

3. Wenn die Atmung Ihrer Partnerin tiefer geworden ist, verstärken Sie bei jedem Ausatmen etwas den Druck auf den Oberbauch und verringern ihn entsprechend beim Einatmen. Dies entspannt den Zwerchfellmuskel, und die Einengung zwischen oberer und unterer Körperhälfte wird aufgehoben, so daß sich die Lebensenergie ungehindert ausbreiten kann. Lassen Sie Ihre Hand als nächstes zum Unterbauch gleiten, um die Atmung bis in den Beckenboden und Genitalbereich strömen zu lassen. Dies bewirkt einen Energiefluß in die Gewebe in der Umgebung der Geschlechtsorgane.

VERSPANNTE GESÄSSMUSKULATUR

Die Gesäßregion verfügt zwar über ein großes sexuelles Empfindungspotential, doch Verspannungen der starken Gesäßmuskulatur können das sexuelle Empfinden hemmen. Durch eine tiefe Massage des Pos lassen sich emotionale und körperliche Spannungen freisetzen und Muskelschmerzen im Lendenbereich lindern.

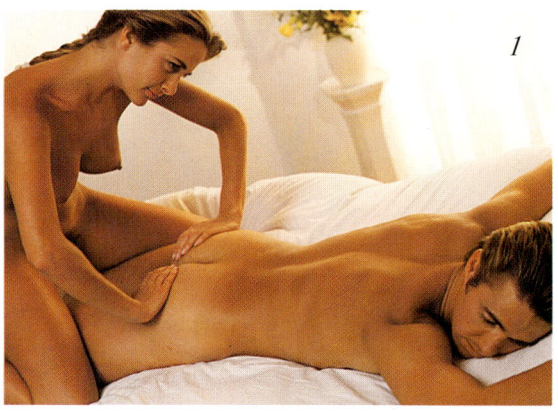

1

1. Knien Sie sich über Ihren Partner, ohne auf ihm zu lasten. Verreiben Sie etwas Öl zwischen den Händen, und verbreiten Sie es mit fließenden, sinnlichen Bewegungen über Schenkel und Gesäß. Bilden Sie mit Ihren Händen den Verlauf dieser an Rundungen besonders reichen Körperregionen nach. Lassen Sie Ihre Hände mit sensibler Festigkeit über die Schenkel streichen, so daß Ihre Finger die inneren Schenkel und die Gesäßfalten entlangfahren. Über dem Beckengürtel die Hände symmetrisch nach außen fächern, über Hüften und äußere Schenkel zurückführen und diese Bewegung wenigstens fünfmal in einer permanenten Fließbewegung wiederholen, bis sich Schenkel und Gesäßmuskeln warm und entspannt anfühlen.

2. Um die großen Gesäßmuskeln in der Tiefe zu lockern, verlagern Sie den Druck in beide Handrücken und massieren die gesamte Muskelregion mit stetigen Kreisbewegungen. Oberschenkelansatz und Gesäßspalt gründlich durchmassieren. Denken Sie bei den kreisförmigen Bewegungen daran, den Druck beim Beschreiben des äußeren Halbkreises zu erhöhen und den Kreis unter geringerem Druck wieder zu schließen. Danach Haut und Muskelgewebe mit sanften, die Rundungen betonenden Streichbewegungen der flachen Hand beruhigen.

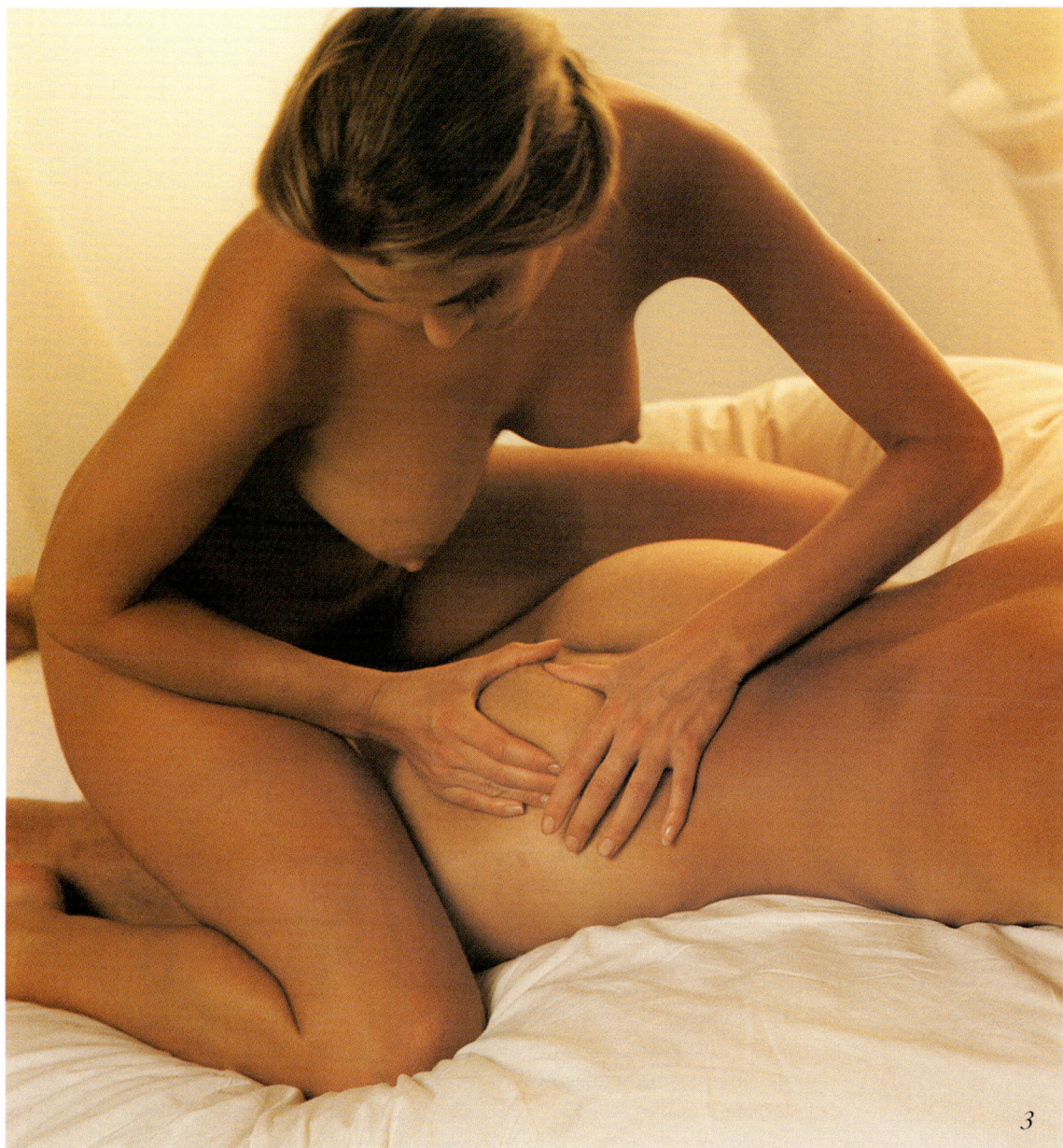

3

3. Kneten belebt die Muskeln, löst tiefer sitzende Verspannungen des Gewebes und vermittelt, an gut gepolsterten Regionen wie Schenkeln und Gesäß durchgeführt, ein sehr angenehmes, belebendes Gefühl. Beim Kneten werden die Muskeln zwischen den Rändern von Daumen und Zeigefinger der einen Hand zusammengepreßt und der anderen Hand rollend zugeführt. Nach und nach innerhalb des gesamten Gesäßbereichs in einer kontinuierlichen Hin- und Her-Bewegung das Gewebe aufnehmen, pressen und rollen.

4. Nach dem Kneten die massierte Zone wiederum mit sanften, runden Streichbewegungen beruhigen. Abschließend wird die Hautoberfläche mit den Fingerspitzen beider Hände durch kurze, abwärtsgerichtete, überlappende Harkbewegungen jeweils vom Beckengürtel über eine Pobacke zum Schenkel hin angeregt.

5. Fahren Sie in einer dem Harkengriff ähnlichen, jedoch sanfteren, streichelnden Bewegung mit den Fingerspitzen über den Po, und lassen Sie die Hände dort einige Augenblicke lang ruhen.

Wasserspiele
& Massage

Unsere evolutionären Ursprünge sind ozeanisch, und noch heute besteht

unser Körper zu rund 60 Prozent aus Wasser. Vielleicht hilft uns deshalb

das lebhafte Perlen eines Wasserstrahls beim Entspannen. Im Wasser sind wir

mit uns und unserem Nacktsein eins und finden zu einem beinahe kindlichen

Vergnügen an unserem Körper zurück.

WASSER BESCHERT UNS eine sanfte Massage und entspannt unsere Muskeln, wenn es in Form belebender Rinnsale über unsere Haut perlt. Dieses Gefühl unterstützt uns beim Ablegen der Alltagslast und weckt unsere Erinnerungen an Freiheit und Natur: das Branden von Meereswellen, das Rauschen eines Wasserfalls, das träge Mäandrieren eines Flusses und das sanfte Plätschern des Regens. Wasser ist ebenso sinnlich wie heilsam für Körper und Geist, sein Fluidum erfaßt alles Materielle. Wir strecken das Gesicht dem willkommenen Wasserstrahl entgegen, während wir unserem Körper liebevolle Berührungen zuteil werden lassen. Warmes Wasser lindert Muskelschmerzen, kaltes Wasser belebt den Kreislauf. Wasser reinigt uns äußerlich wie innerlich, indem es unsere Sorgen fortspült und unseren Geist erfrischt.

Wasser birgt Wonnen. Was wäre natürlicher, als Wanne oder Dusche zum Schauplatz der Erkundung und Freude an unserem eigenen Körper zu wählen oder diese Gelegenheit zu nutzen, um mit dem Partner liebevolle Berührungen auszutauschen? Die folgenden Sequenzen für eine Massage unter der Dusche werden die Spontaneität Ihrer Berührungen so ergänzen, daß aus einem Alltagserlebnis etwas ganz Besonderes wird.

Warmes Wasser ist eine Wohltat und ermöglicht uns den spontanen, natürlichen Umgang mit Nacktheit und Intimität.

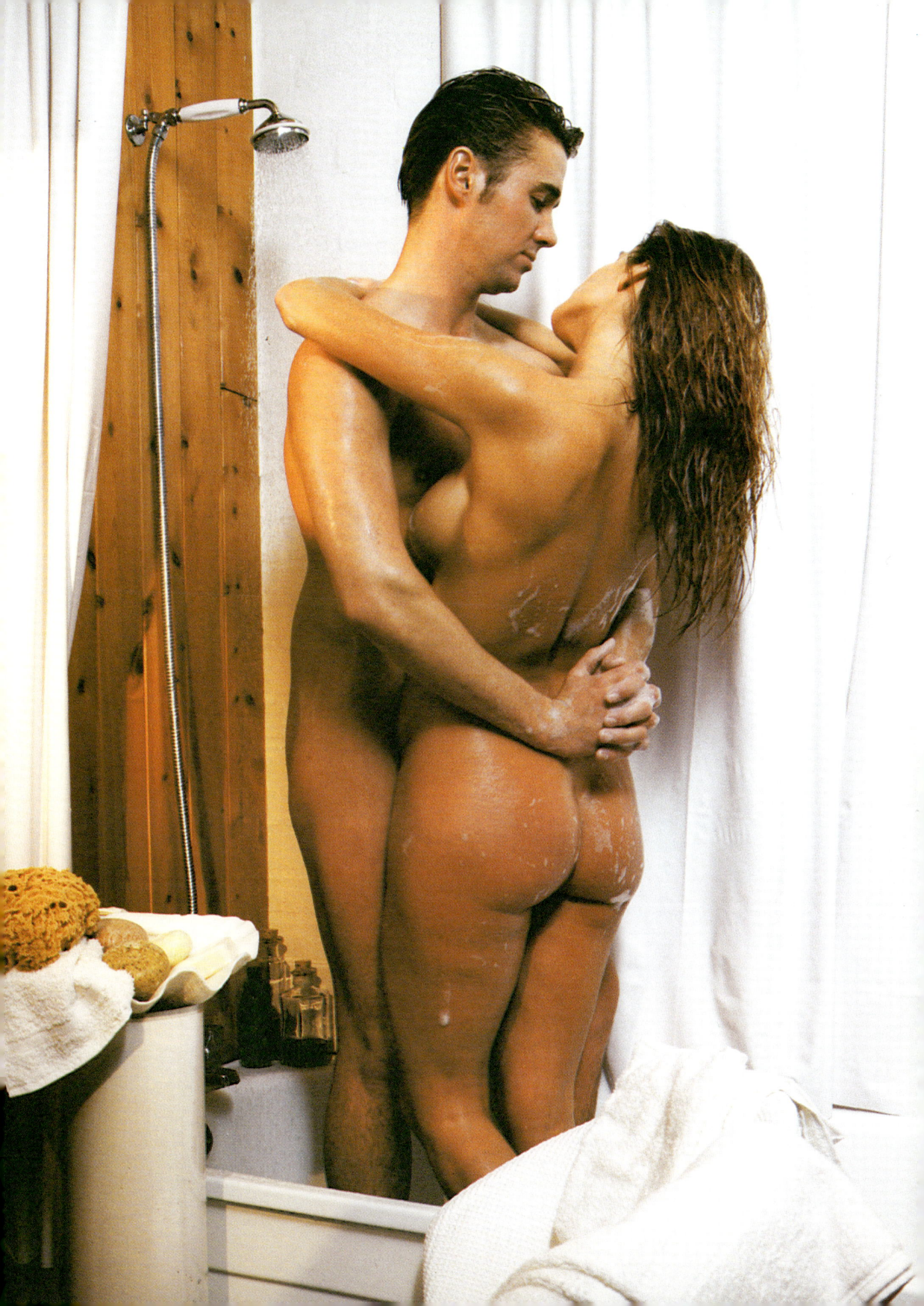

SELBSTMASSAGE UNTER DER DUSCHE
Den eigenen Körper kennen- und liebenlernen ist ein wichtiges Element in der Kunst des Berührens, Massierens und Liebens. Wer nicht viel vom eigenen Körper hält, überträgt die entsprechenden Hemmungen und Konflikte in die intimsten Inter-

aktionen mit dem Partner; Spontaneität und instinktive Reaktionen werden unterbunden. Dies gilt besonders für Frauen, die oft in einem negativen Urteil über den eigenen Körper befangen sind – nicht selten ohne vernünftigen Grund. In einer Zeitschriftenumfrage nach der unwillkommensten

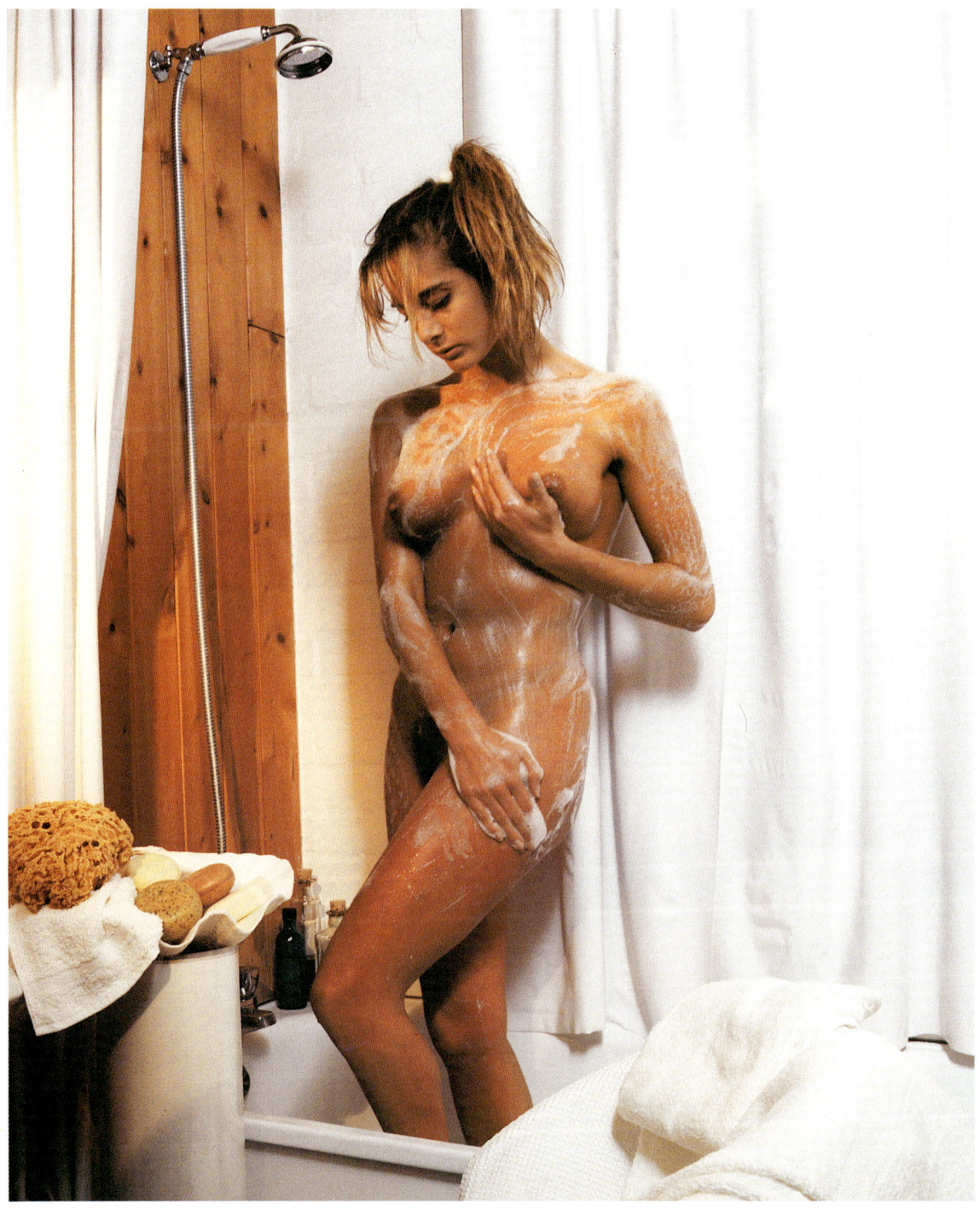

Gewohnheit zwischen zwei Sexualpartnern beklagten sich die Männer mit am häufigsten über die übertriebene Selbstkritik der Frauen an ihrem eigenen Körper. Diese negative und oft unbegründete Einstellung ließ wiederum bei den Männern Unwohlsein und Verlegenheit, was den eigenen Körper angeht, aufkommen.

Gesunde Selbstachtung entsteht nicht allein durch Zufriedenheit mit unserem Erscheinungsbild, sondern auch dank eines intimeren Verhältnisses zu Körper, Gefühlen und Sinnen. Nacktes Duschen bietet eine private Gelegenheit, den eigenen Körper ohne Hemmungen schätzenzulernen und sich selbst durch zärtliches Berühren zu erkunden. Wählen Sie für die Selbstmassage unter der Dusche eine Zeit der Muße. Abends können Sie Kerzen im Bad aufstellen, um eine heiter-besinnliche Stimmung zu schaffen. Verwenden Sie nährstoffreiche Seifen oder Gels, und entdecken Sie, unter dem sanften und doch anregenden Wasserstrahl stehend, wie gut sich die eigenen Berührungen anfühlen. Lassen Sie Ihre Hände über die weiche, angefeuchtete Haut fahren und auf dem Seifenschaum bis in den letzten Winkel Ihres Körpers gleiten. Machen Sie Ihre eigenen spielerischen Erfahrungen. Lernen Sie Ihre Hände zu entspannen, so daß sie weich und nachgiebig werden. Üben Sie Kraft und Geschick Ihrer Hände, indem sie einige gut gepolsterte Regionen wie Oberarme, Schenkel, Hüften und Taille durchkneten und zugleich die ermüdeten oder verspannten Muskeln kräftigen und entspannen. Beleben Sie den peripheren Blutkreislauf mit Hilfe rascher, vibrierender Klopfbewegungen. Es gibt keinen besseren Weg, möglichst schnell damit zu beginnen, seinen Körper anzunehmen, und dabei gleichzeitig zu entdecken, welche Streichbewegungen dem Partner gefallen werden.

Hier einige Vorschläge, wie Sie beim täglichen Duschen Körperpflege und eigene Wertschätzung miteinander verbinden können.

Lernen Sie beim Duschen die Kunst des Berührens kennen, und gelangen Sie durch Erkunden des eigenen Körpers zu einer neuen Wertschätzung Ihrer selbst. Nehmen Sie sich viel Zeit dafür.

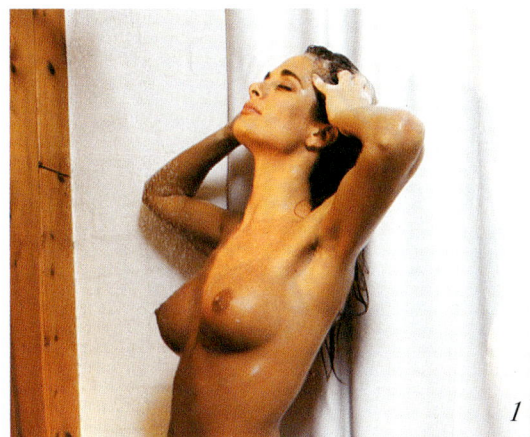

1

KOPF UND GESICHT

1. Massieren Sie die gesamte Kopfhaut beim Schamponieren mit winzigen Kreisbewegungen der Fingerspitzen beider Hände.

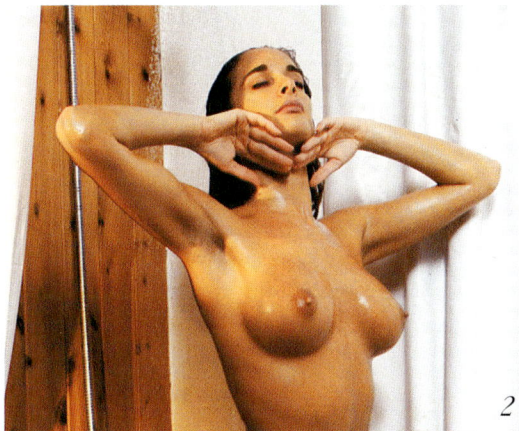

2

2. Zeichnen Sie die knöcherne Struktur des Gesichts mit sanften Bewegungen bis ins Detail nach. Gleiten Sie von einer imaginären Mittellinie aus mit den Fingerspitzen beider Hände das Gesicht hinab nach außen, beginnend mit der Stirn und je mit einer Umkreisung der Schläfen endend. Dann nach außen unter den Augenbrauen und Augenhöhlen weiterfahren. Zeige- und Mittelfinger beider Hände am Nasenrücken anlegen und entlang der Nase bis über die Wangenknochen streichen lassen. Die Fingerspitzen kreisen in engen, nach außen fließenden Kurven über den Wangen. Nun mit den Fingerrücken von der Kinnmitte aus über die beiden Kieferäste bis zu den Ohren fahren. Die Ohrenrückseite mit den Daumen hinterfassen und mit den Spitzen beider Zeigefinger in kleinen Kreisen die Ohren massieren.

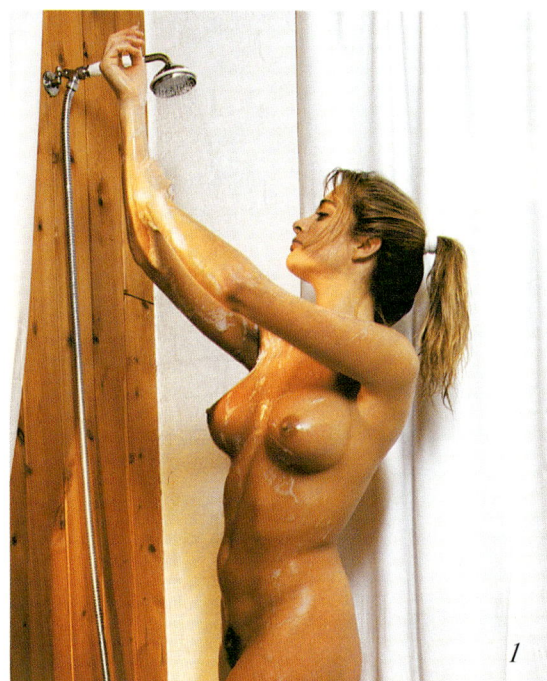

1

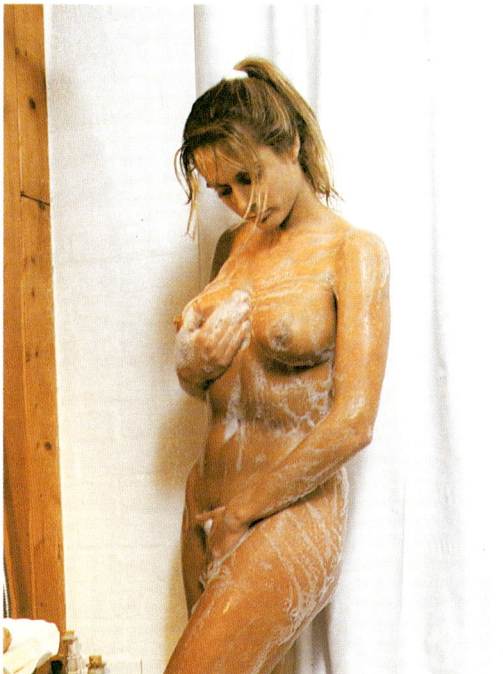

2

DIE ARME

1. Wir verwenden unsere Arme, um zahlreiche positive Gefühle zu vermitteln und einen geliebten Menschen an uns zu drücken, und doch schenken wir ihnen kaum Aufmerksamkeit. Erkunden Sie daher ihre Beschaffenheit mit Ihren Händen, wenn Sie unter der Dusche stehen. Strecken Sie Gesicht und Brust dem Wasserstrahl entgegen, und entdecken Sie die enorme Beweglichkeit der erhobenen Arme. Lassen Sie die Arme zur Lockerung der Schultergelenke kreisen. Verteilen Sie den Schaum von den Fingerspitzen abwärts bis zur Schulter, und beobachten Sie, wie sich das Seifenwasser in Rinnsalen sinnlich seinen Weg bahnt.

RUMPF UND BEINE

2. Stellen Sie sich vor, Ihr Körper sei eine sanft gewellte Landschaft, die Sie mit Händen und Fingern erkunden wollen. Berühren Sie sich so, wie Sie selbst auch von ihrem Partner berührt werden möchten. Fahren Sie mit der flachen Hand über sämtliche Körperrundungen, und verbinden Sie die einzelnen Zonen mit ausgreifenden Streichbewegungen. Lassen Sie Ihre Hände dicht angeschmiegt über Gesäß, Hüften, Taille, Bauch und Brustkorb gleiten. Frauen umfassen ihre Brüste, betasten sie zärtlich und lassen ihre Hände wiederholt um sie

kreisen. Verwöhnen Sie den Bauch mit einigen Hand auf Hand folgenden Kreisbewegungen im Uhrzeigersinn.

Spüren Sie den sinnlichen Rundungen des Pos nach, und lassen Sie die Hände von vorn über die zarte Haut der Innenschenkel gleiten. Streichen Sie mit den Fingern sanft über die Genitalien, und fahren Sie anschließend mit den Händen in ausgreifenden Bewegungen über Bauch und Brust bis zu den Schultern. Streichen Sie, leicht nach vorn gebeugt, mit den Händen kreisförmig nacheinander die Beine hinab und hinten an den Beinen wieder zurück.

TIPS FÜR EINE BELEBENDE MASSAGE

• Mit der lockeren Faust und einer abgehackten Bewegung auf die gegenüberliegende Schulterkante klopfen.

• Mit einer Hand das Muskelgewebe des anderen Arms durchkneten (aufnehmen, pressen und dann loslassen).

• Mit raschen Hackbewegungen den Kreislauf anregen und Hüften und Schenkel tonisieren. Bei entspanntem Handgelenk die Haut mit den Handkanten in raschen, rhythmischen Bewegungen massieren. Alternativ gilt: Klopfen der Schenkel gegen Zellulitis.

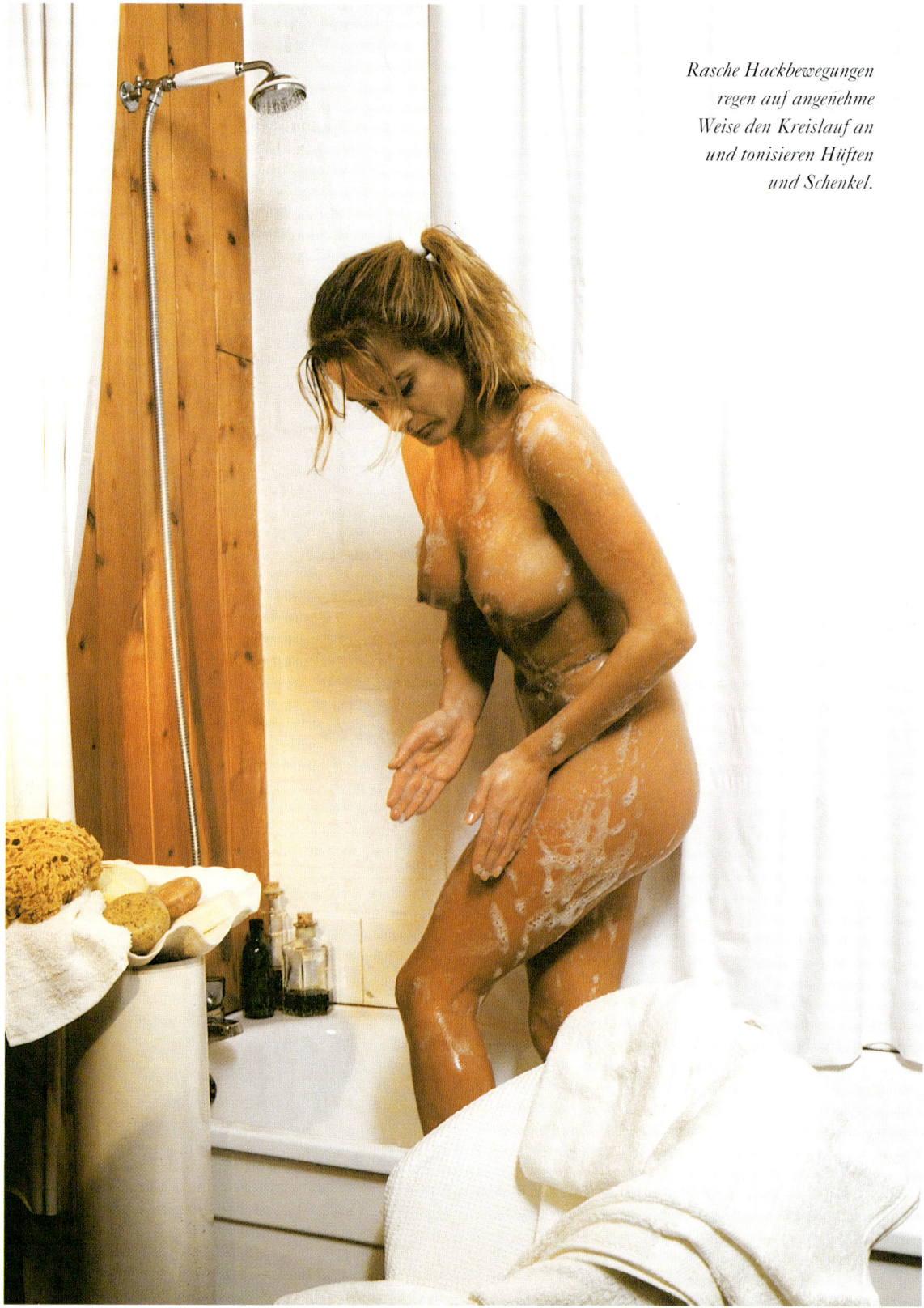

Rasche Hackbewegungen
regen auf angenehme
Weise den Kreislauf an
und tonisieren Hüften
und Schenkel.

DUSCHEN ZU ZWEIT

Wasser stellt bereits für das werdende Leben ein wohltuendes Medium dar. Während der neun Monate im Mutterleib ist das Ungeborene von einem vor äußeren und inneren Spannungen und Belastungen schützenden »Polster« aus Fruchtwasser umgeben. Später bietet das Baderitual dem Kleinkind Gelegenheit, einen spielerischen Zugang zum eigenen Körper zu gewinnen. Durch Plantschen im Wasser vermag das nackte Baby seinen Körper auf bestmögliche Weise kennenzulernen: durch elterliche Berührungen ohne Scham und Verlegenheit.

Nacktheit beim Baden oder Duschen ist etwas derart Natürliches, daß bei einem gemeinsamen Bad mit dem Partner plus Massage die kindliche Neugier und Unschuld bei der Erforschung des Körpers wiederentstehen kann. Wechselseitige Zuwendung und Frönen der Sinnlichkeit lassen sich hier miteinander verbinden.

Beim gemeinsamen Duschen können sich beide Partner abwechselnd ermattete Schultern, Nacken und Arme massieren und einander während des gegenseitigen Haarewaschens mit Hilfe eine Kopfhautmassage Entspannung bescheren. Der Sinnlichkeit sind keine Schranken gesetzt. Lassen Sie den Händen beim gegenseitigen Einseifen freien Lauf, und versuchen Sie, mit ihren Bewegungen das Fließen des Wassers nachzuempfinden.

Schicken Sie Ihre Hände auf eine rücksichtsvolle Expedition, auf der sich beide Körper begegnen und zu einer gegenseitigen Ganzkörpermassage vereinigen. Hier noch ein praktischer Tip: Bei all dem Seifenschaum und Getümmel unter der Dusche ist eine rutschhemmende Matte ratsam!

Lassen Sie Ihrer Spontaneität und Ihrer Intuition freien Lauf. Die Wassermassage kennt keinen vorgegebenen Ablauf, es gibt lediglich »Verbesserungsvorschläge«.

MASSAGE DES RÜCKENS

Die Anatomie des menschlichen Rückens mit seinen schwungvollen Linien wurde bereits von den Klassikern der Künste eingehend gewürdigt, und doch kennen wir das Erscheinungsbild unseres eigenen Rückens kaum. Falls wir beim Liebesspiel nicht gerade neue Wege beschreiten, bleibt der Rücken auch in den intimen Momenten meist un-

gesehen und unberührt. Das gemeinschaftliche Duschen kann hier also einen Ausgleich schaffen. Mit Ihren Händen können Sie dem Partner die Gestalt seines Rückens, die Länge des Rückgrats, die Einschnürung der Taille und die Kantigkeit der Hüften vermitteln und weiter oben den dreieckigen Grundriß der Schulterblätter und die Neigung der Schultern nachzeichnen. Ein entspannter Rücken ist eine Wohltat für Körper und Geist.

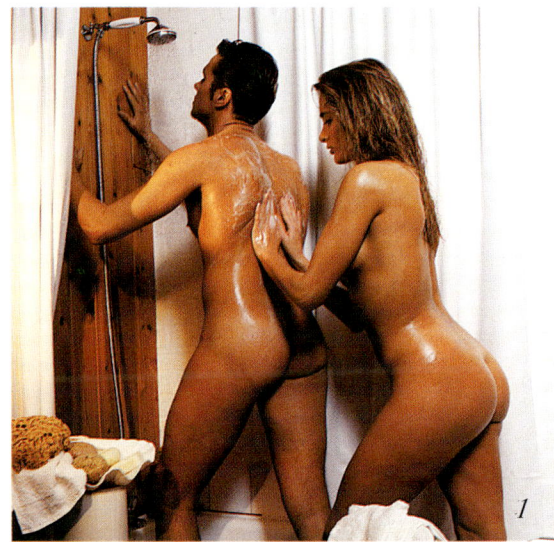

1

1. Beide Hände ausgestreckt und mit kopfwärts weisenden Fingern beidseits der Lendenwirbelsäule auflegen und über die Stützmuskeln hinweg aufwärts streichen und dicht über die Schultern bis zu den Oberarmen führen. Die Hände fest entlang den Flanken hinabziehen, so daß sie Brustkorb und Taille nachzeichnen und sich fächerförmig über die Hüften erstrecken. Hände abwinkeln und in die Ausgangsposition zurückführen. Die Sequenz viermal wiederholen.

2. Zur Lockerung von Schultergürtel und Schultern verwenden Sie die unter »Massage zur Behebung von Verspannungen im Schulter- und Nakkenbereich« (Seite 18) beschriebene Sequenz der entspannenden Knet- und Massagebewegungen.

3. Hände auf die Hüften legen, spiralförmig entlang den Flanken bis zum Rand der Schulterblätter streichen und abwechselnd nach innen zur Rückenmitte und nach außen hinab zu den Hüften abwinkeln. Sequenz zweimal wiederholen.

4. Vom unteren Ende der Wirbelsäule bis zum Schultergipfel fächerförmig streichen. Beide Hän-

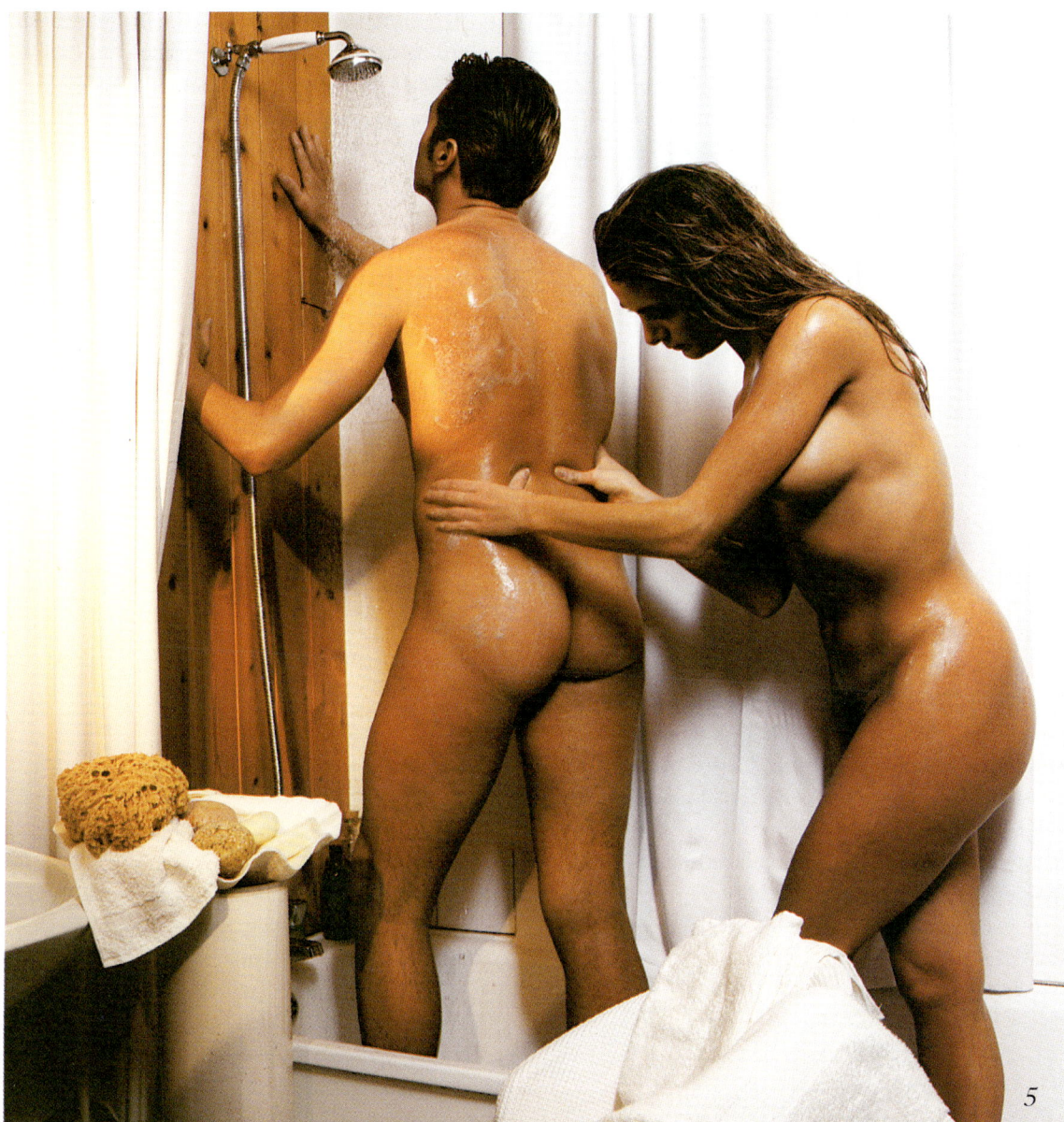

5

de mit kopfwärts weisenden Fingern flach neben die Wirbelsäule legen, etwas nach oben gleiten und dann wie einen geöffneten Fächer nach außen abspreizen. Mit den Fingern die Flanken umfassen und abwärts gleiten. Nun die Hände abwinkeln und sanft in eine etwas höher gelegene Ausgangsposition zurückfahren. Den Rücken bis zu den Schultern auf diese Weise massieren und die Bewegung auf den gesamten Schultergürtel ausweiten. Abschließend beide Hände sanft über den hinteren Brustkorb zum Ausgangspunkt zurückgleiten lassen. Sequenz zweimal wiederholen.

5. Zur Intensivierung beide Daumenballen neben der Lendenwirbelsäule plazieren. Das Körpergewicht in die Daumen verlagern, doch die Hände zur Unterstützung der Massage locker auf dem Rücken ruhen lassen. Mit beiden Daumen zugleich und in winzigen Kreisbewegungen neben den Wirbelrändern bis hinauf zu den Schulterblättern massieren. Mit den Händen fächerförmig die Schultern hinauf und entlang den Flanken zurückgleiten. Mit den Händen die Hüften umkreisen und eine Ausgangsposition für die nochmalige Wiederholung der Sequenz ansteuern.

VON ANGESICHT ZU ANGESICHT

Eine noch sinnlichere Rückenmassage läßt sich praktizieren, wenn man sich von Angesicht zu Angesicht gegenübersteht. Umarmen Sie sich, um Ihre Körper miteinander verschmelzen zu lassen.

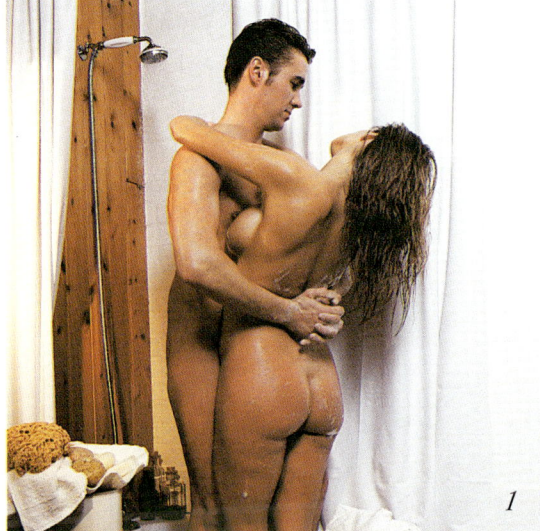

1. Die Finger verschränken, den Druck in die Handballen verlagern und diese entlang der Wirbelsäule vom Kreuz bis zu den Schulterblättern und wieder zurück aus dem Handgelenk heraus kreisen lassen.

2. Unter Wahrung der gleichen intimen Stellung mit der gesamten Breite beider Unterarme den ganzen Rücken mit ausgreifenden Kreisbewegungen überstreichen.

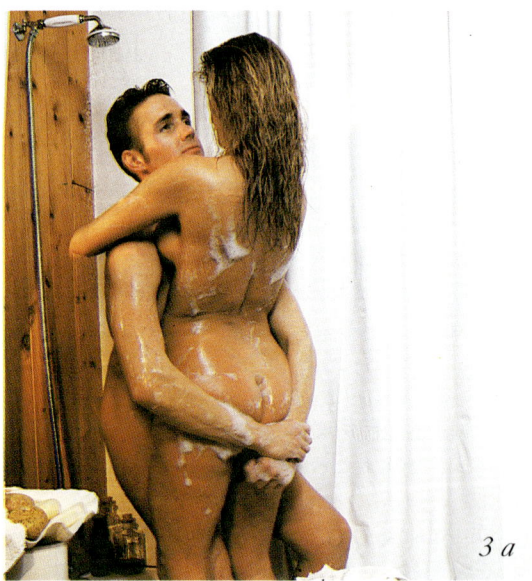

3 a. Die nächste Sequenz funktioniert nur, wenn der aktive Part größer ist als der passive. Die Partnerin hebt die Arme und verschränkt die Hände hinter Ihrem Nacken. Gehen Sie so weit in die Kniebeuge, daß Sie Ihre Partnerin dicht unterhalb des Pos umfassen können.

Sichern Sie Ihren Griff, indem Sie mit einer Hand das andere Handgelenk umgreifen. Gleiten Sie in einer umarmenden Bewegung mit den Unterarmen fest über den Po, so daß die gesamte Gesäßregion angehoben wird.

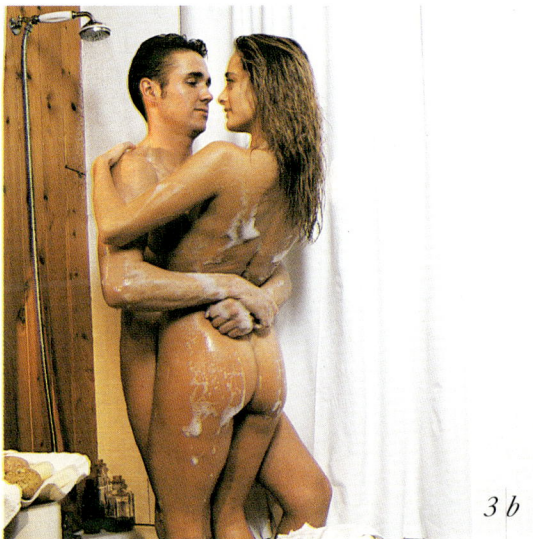

3 b. Setzen Sie diese anhebende Bewegung mit stetem Druck auf Rücken und Wirbelsäule Ihrer Partnerin fort, bis Sie wieder aufrecht stehen.

SÄUBERN DES GENITALBEREICHS

Po, Bauch, Schenkel und Genitalien bilden den Intimbereich des Körpers. Die Nacktheit beider unter der Dusche wird ein Unbehagen, diese Regionen liebevoll zu reinigen, massieren und liebkosen, rasch zerstreuen. Um diesen Körperbereich leicht zu erreichen und sicheren Halt zu haben, knien Sie sich mit einem Bein auf den Boden.

1. Zeichnen Sie die Rundungen des Pos mit fließenden Bewegungen beider Hände behutsam nach. Lassen Sie Ihre Finger die Hüften umkreisen und sie behende über die Vorderseite des Beckens streichen.

2. Zur Massage der inneren Schenkelmuskulatur massieren Sie das Innenbein mit der Innenseite des Unterarms vom Knie in Richtung Leisten.

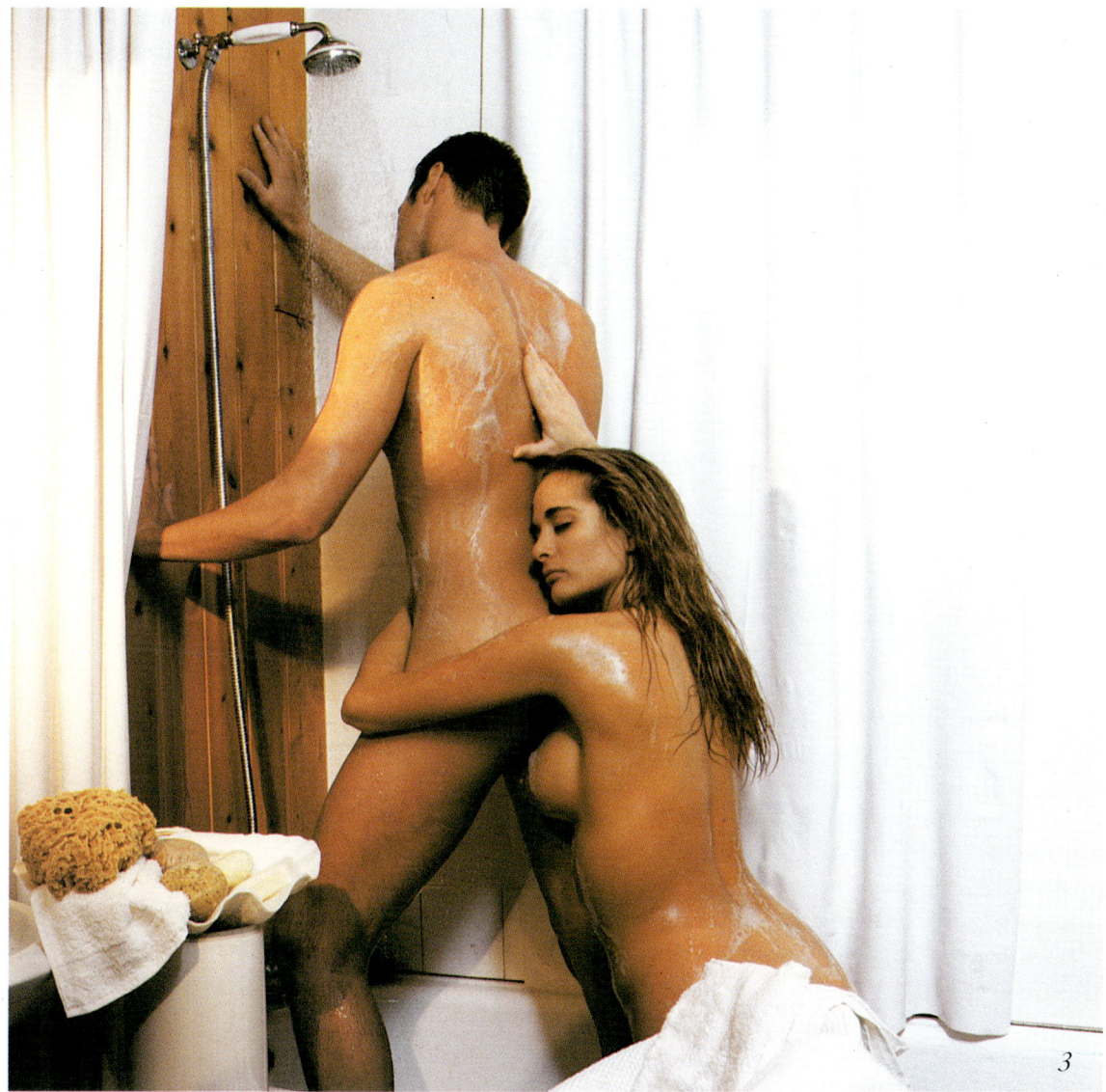

3

3. Lehnen Sie den Kopf gegen die Einbuchtung der Lendenwirbelsäule, und umschließen Sie die Hüften mit beiden Armen, so daß Sie Bauch und Genitalien erreichen können. Streicheln Sie Penis und Hodensack abwechselnd mit beiden Händen.

MASSAGE VON BRUSTKORB, BRÜSTEN UND BAUCH

Die weiblichen Brüste gelten als sexuell sehr empfindliche Zone. Lassen Sie bei dieser zärtlich-sinnlichen Massage unter der Dusche Ihre Hände über den Bauch, den Busen und die Brüste Ihrer Partnerin streichen, und erfahren Sie die ganze Schönheit ihres Körpers.

1. Stellen Sie sich so, daß Sie Ihre Partnerin abstützen können, während sie ihren Oberkörper mit dem Rücken gegen ihre Brust lehnt. Versuchen Sie, einen gemeinsamen tiefen und entspannten Atemrhythmus zu finden.

2. Legen Sie beide Hände locker auf die zarten Rundungen des Bauchs, so daß Ihre Finger Richtung Schambein weisen. Lassen Sie die Finger sanft den Bauch hinauf und dann fließend nach außen und an beiden Seiten des Unterleibs hinabgleiten, bis sich die Finger wieder berühren. Nun die Hände in die Ausgangsposition zurückschwenken und die Sequenz mehrmals ohne abzusetzen wiederholen.

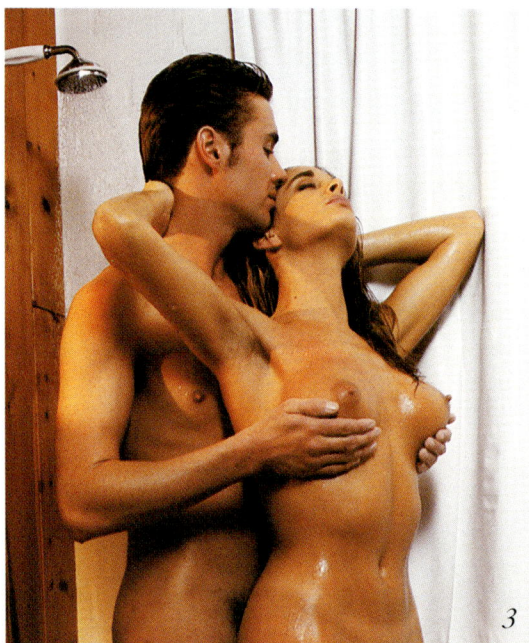

3

3. Lassen Sie die Hände über den Bauch und entlang dem Brustbein gleiten. Streichen Sie mit den Händen in einer Bewegung auf beiden Seiten über die Brustmuskeln hinweg, was im oberen Brustraum ein Gefühl der Weitung erzeugt. Ohne abzusetzen nun die Hände abwinkeln, so daß sie entlang den Seiten und dicht unter den Brüsten wiederum das Brustbein hinaufgleiten. Auf diese Weise die Brüste mehrmals umkreisen, abschließend zärtlich mit beiden Händen umfassen und in dieser liebevollen Position eine Zeitlang verweilen.

NACH DEM DUSCHEN

Hüllen Sie Ihre Partnerin in ein warmes, frisches Badehandtuch ein, und tupfen Sie den gesamten Körper trocken. Das Haar wird sanft frottiert. Nun verwöhnen Sie sich ausgiebig, indem sie einander mit Hautölen oder mit Lotionen einreiben. Entspannt und füreinander aufgeschlossen stehen Ihnen nun alle Pforten zu weiteren sinnlichen Genüssen offen.

Nach einem gemeinsamen Bad fühlt sich der Körper besonders warm und geschmeidig an. Eine Massage unter der Dusche schafft eine intime Stimmung, die durch Einreiben mit Ölen oder mit Lotionen noch verstärkt werden kann.

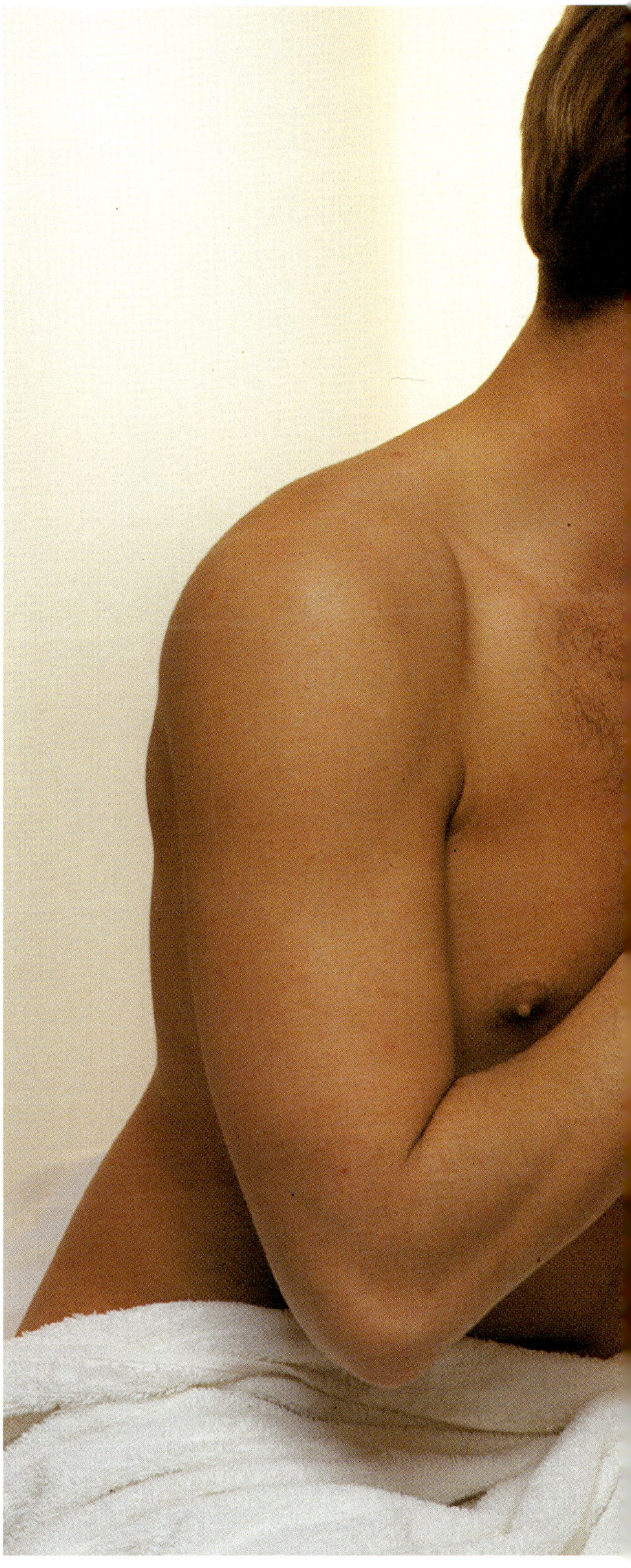

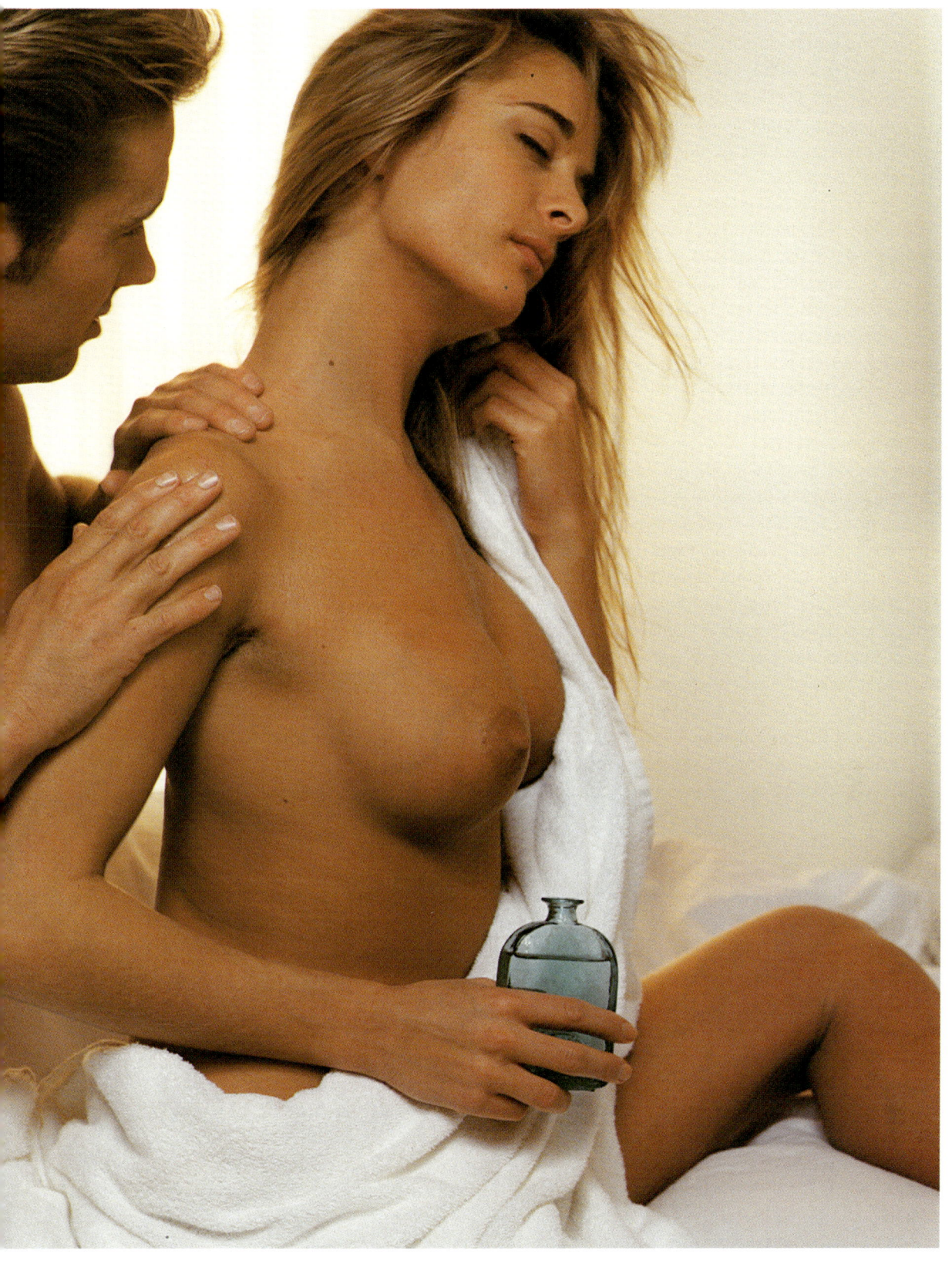

FUSSBAD ALS RITUAL

In vielen traditionsorientierten Gesellschaften ist das Baden und Salben der Füße ein selbstverständlicher Akt der Gastlichkeit gegenüber einem willkommenen Besucher. In östlichen Kulturen wie etwa Indien gilt das Berühren der Füße eines Älteren, Verwandten, Lehrers, Freundes oder Gasts als Zeichen tiefen Respekts.

In den westlichen Kulturen ist das Zeigen und Berühren der Füße nach dem der Genitalien und Brüste am stärksten tabuisiert. Viele Menschen zeigen sich außer am Strand oder im Schwimmbad sehr schamhaft hinsichtlich ihrer Füße. Die Füße werden meist verborgen, eingezwängt in unbequeme Schuhe und Strümpfe, die sie abschnüren und beinahe leblos machen. Anders als die übrigen Körperteile werden sie nur selten verwöhnt, und selbst den am besten gekleideten und manikürten Menschen mag es Unbehagen bereiten, ihre ungeliebten Füße zeigen zu müssen.

Und doch sollten wir vom Osten lernen, da nur wenige Dinge die empfundene Zuneigung und Liebe derart gut vermitteln können wie das Berühren und Massieren der Füße. Kombiniert mit einem eigens bereiteten, mit aromatischen Heilölen oder -kräutern angereicherten Fußbad, oder als schlichtes, reinigendes Natursalzbad wirkt diese Fußpflege belebend auf müde, schmerzende Beine und Füße, entspannt und regeneriert den ganzen Körper und erweckt den Geist zu neuem Leben.

Um Ihre Partnerin mit einer Fußmassage und einem Fußbad zu verwöhnen, schaffen Sie zunächst einmal eine besondere Atmosphäre. Sorgen Sie für eine angenehme Raumtemperatur und eine gedämpfte Beleuchtung.

Die Fußwanne muß groß genug sein, um beide Füße auszustrecken und bis zu den Knöcheln einweichen zu können. Außerdem benötigen Sie einige warme Handtücher zum Abtrocknen sowie einen Stuhl, auf dem sich Ihre Partnerin gut entspannen kann, und ein Polster oder eine niedrige Fußbank, um möglichst dicht bei den zu massierenden Füßen sitzen zu können.

Das Fußbad besteht aus warmem Wasser, dem Sie etwas ätherisches Öl oder Meersalz beigeben können. Die anschließende Massage erstreckt sich auf Füße und Unterschenkel.

AROMATISCHES FUSSBAD

Wählen Sie die zur Erzeugung der gewünschten Stimmung benötigten ätherischen Öle sorgfältig aus. Die in einer Vielzahl von Geschäften erhältlichen Essenzen sind Auszüge aus Blättern, Blüten und dergleichen und verfügen über Heilkräfte, die dem Körper und der Stimmungslage gleichermaßen zugute kommen. Aufgrund ihrer hohen Konzentration dürfen entsprechend den Angaben pro Fußwanne nur einige Tropfen verwendet werden. Nachstehend finden Sie zwei Rezepturen mit entspannender bzw. belebender Wirkung.

Entspannendes Fußbad	Belebendes Fußbad
2 Tropfen Lavendelöl	*1 Tropfen Teebaumöl*
2 Tropfen Bergamottöl	*2 Tropen Geraniumöl*
1 Tropfen Kamillenöl	*2 Tropfen Orangenöl*

REINIGENDES FUSSBAD

Eine Handvoll natürliches Meersalz in eine Wanne mit warmem Wasser geben und umrühren, bis sich die Salzkristalle aufgelöst haben. Nachdem Sie die Wanne mit warmem Wasser zubereitet und die gewünschten Zutaten beigefügt haben, stellen Sie sie vor Ihre Partnerin und bitten sie, ihre Füße fünf Minuten einweichen zu lassen. Schlagen Sie ihr vor, Zehen und Füße im Wasser zu beugen und zu strecken, um Sehnen und Muskeln zu lockern.

FUSSMASSAGE

Eine Fußmassage ist eine Wohltat für den ganzen Körper. Der Fuß beherbergt viele tausend Nervenendingen, die während der Massage stimuliert werden. Bekanntlich existiert eine therapeutische Variante der Akupressur, die Fußreflexzonen-Therapie, bei der durch einen auf besondere Zonen ausgeübten Fingerdruck die entsprechenden Organe, Drüsen und Körperbereiche angeregt werden sollen. Der menschliche Fuß besteht aus 28 Knochen und mehreren langen, vom Bein bis zu den Zehen reichenden Sehnen.

1. Heben Sie den linken Fuß Ihrer Partnerin aus der Wanne, und hüllen Sie ihn in ein warmes Handtuch. Legen Sie den Fuß auf Ihrem Knie ab, nachdem Sie ihn gründlich trockengetupft haben. Das Bein Ihrer Partnerin muß entspannt und das Knie muß gebeugt sein.

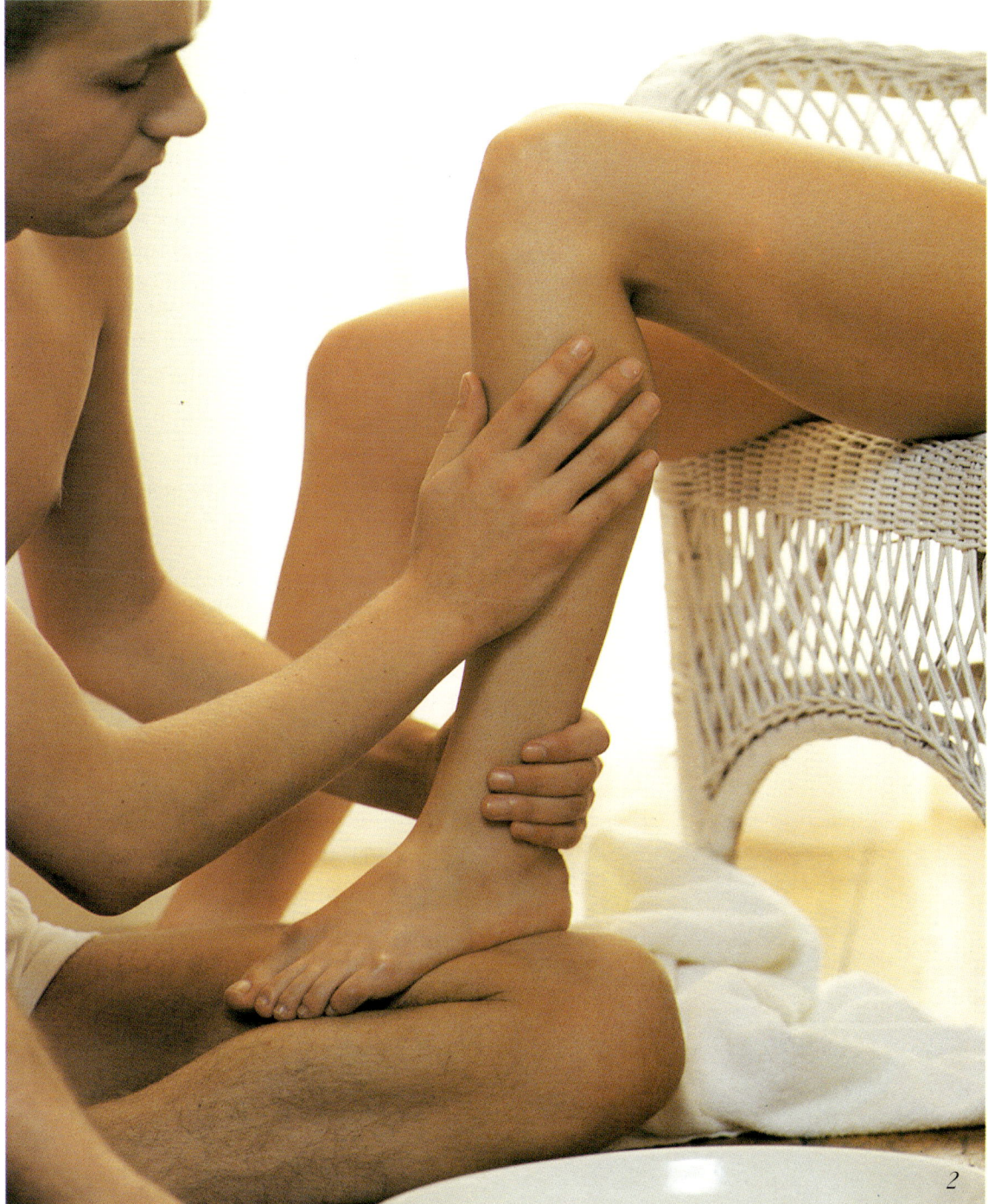

2

2. Verteilen Sie Öl oder Lotion auf dem Bein, und beginnen Sie die Massage mit einer Reihe fließender Streichbewegungen über den Unterschenkel, um die für die Zehenbewegung zuständigen Muskeln zu erwärmen und zu entspannen. Lassen Sie Ihre Hände mit nach oben weisenden Fingern nacheinander bis dicht unterhalb des Knies über das Schienbein streichen. Die Hände gleiten nun zu den Waden und in engem Kontakt nach unten zur Ferse. Die Hände um den Fußknöchel herumführen und die Sequenz viermal wiederholen, um die Zirkulation von Blut und Lymphe anzuregen.

3. Nun vollziehen Sie drei fließende Fächergriff-Sequenzen vom Knöchel bis dicht unter das Knie, ganz ähnlich den auf Seite 37 beschriebenen Fächergriffen im Schenkelbereich. Die Hände müssen das Bein voll umfassen, so daß die Finger beim Beschreiben der Fächerbewegung die Wadenmuskeln hinabstreichen können, bevor sie zur Beinvorderseite zurückkehren.

4. Unterstützen Sie den Knöchel mit der linken Hand, und streichen Sie mit den Fingerspitzen der rechten Hand druckvoll entlang des Gewebes am Außenrand des Schienbeins. Nach Erreichen des Knies die Hand entlang den Waden nach unten gleiten lassen, während nun die linke Hand in der dargestellten Weise das Schienbein entlanggleitet. Sind beide Hände an der Ferse angelangt, mit den Fingern den Knöchel fest umgreifen und die Hand beinaufwärts streichen lassen. Sequenz dreimal wiederholen.

5. Kneten Sie die Wadenmuskeln, indem Sie die rechte Hand auf die Wade legen und zwischen Fingern und Handballen Muskelgewebe aufnehmen und pressen; anschließend den Druck wieder lösen. Dicht unter der Kniekehle beginnen und bei der Achillessehne enden.

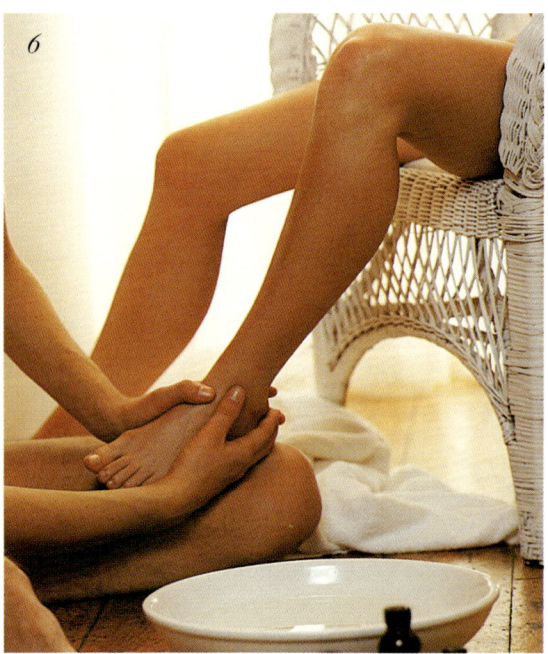

6. Die Fußknöchel, auf denen der gesamte Körper ruht, werden bei Bestehen von Haltungsproblemen zusätzlich belastet. Steife Knöchel hemmen die Beweglichkeit und vermitteln dem Körper ein Gefühl fehlender »Erdung«. Wenn die Knöchel von warmem Wasser umströmt und Verspannungen im Bereich der Fußgelenke wegmassiert werden, erhöht sich die Geschmeidigkeit der Füße, das gesamte Körpergefüge entspannt sich, und auch Rückenschmerzen klingen ab. Beidhändig mit den Fingerspitzen den Außenrand der Knöchel mehrmals umkreisen. Nun den Knöchel mit den Händen locker umschließen, so daß die Finger miteinander verschränkt sind. Die Knöchelvorderseite mit den Daumenballen in kleinen, größer werdenden Kreisen gründlich massieren. Diese Bewegung ist besonders effizient, wenn beim Beschreiben der nach oben und außen gerichteten Phase mehr und bei der Rückführung weniger Druck ausgeübt wird. Nach Massieren der Seiten und Front des Knöchels die Ferse beidhändig mit winzigen Kreisbewegungen der Fingerspitzen umfahren.

7. Verreiben Sie etwas mehr Lotion zwischen den Händen, und lassen Sie beide Hände mit knöchelwärts weisenden Fingern über den Fußrücken gleiten. Den Knöchel mit den Fingern umkreisen und die Hände seitlich den Fuß entlang bis zu den Zehen zurückziehen, so daß die Finger fest an der Fußsohle vorbeistreichen. Wiederholen Sie diese Sequenz viermal ohne Unterbrechung, und fühlen Sie, wie warm und geschmeidig der Fuß wird.

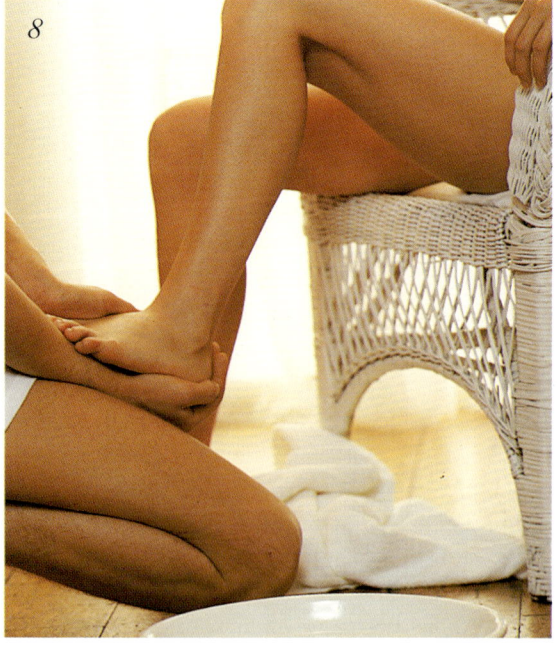

8. Lagern Sie die Ferse in Ihrer rechten Hand, und plazieren Sie die Finger der linken Hand unter der Fußsohle. Lassen Sie den Handballen den inneren Fußrücken und die Ferse entlanggleiten, während die Finger die Fußsohle massieren. Dann den Fuß in die linke Hand überführen und mit der rechten Hand in gleicher Weise die äußere Fußrücken- und Fersenpartie massieren.

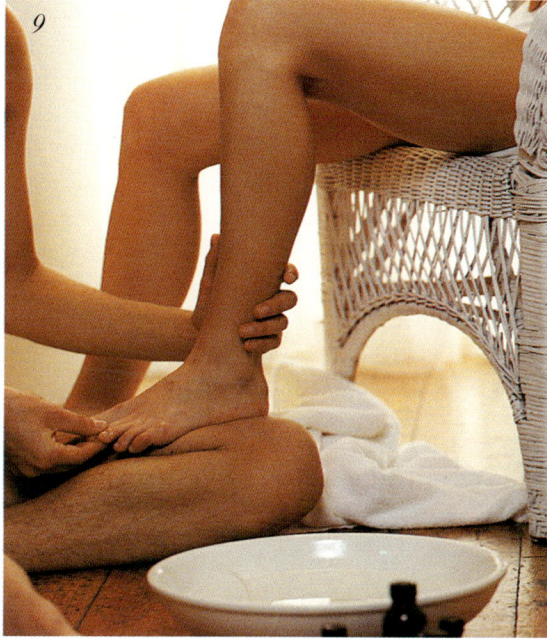

9. Zehen sind meist angespannt und verkrampft und freuen sich daher über eine sanfte Dehnung, kombiniert mit Bewegung und Massage. Beginnen Sie mit dem kleinen Zeh, den Sie mit Daumen und Zeigefinger über und unter dem Grundgelenk ergreifen. Das erste Gelenk dreimal sanft in beide Richtungen kreisen lassen, dann die Finger zum obersten Gelenk gleiten lassen und dieses nach oben und unten schwenken. Mit Daumen und Zeigefinger zum Grundgelenk zurück- und fest, doch behutsam am Zeh entlangfahren, bis die Zehenspitze der Kneifbewegung entgleitet. Verfahren Sie ebenso mit den übrigen Zehen.

10. Da die Haut der Fußsohle meist recht dick ist, empfiehlt sich ein kraftvollerer Einsatz der Hände und Finger. Lagern Sie die Ferse in Ihrer linken Hand, und ergreifen Sie den Fuß mit der rechten Hand, so daß die Finger quer über dem Fußrücken liegen und der Daumen sich am hinteren Ende des Fußgewölbes befindet. Mit dem Daumen in kur-

zen und festen Streichbewegungen den gesamten Bereich von der Ferse bis zum Zehenansatz massieren. Nun eine lockere Faust bilden und mit den Fingerknöcheln in engen Halbkreisen und mit leichtem Druck die gesamte Fußsohle bearbeiten.

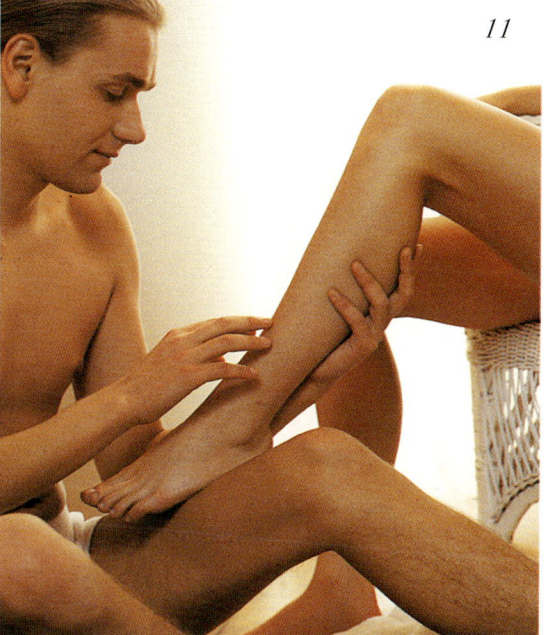

11. Federleichtes, abwechselnd mit den Fingerspitzen beider Hände erfolgendes Hinabstreichen an Bein und Fuß verleiht der Massage einen anregenden Ausklang. Um die Haut zusätzlich zu stimulieren, fahren die Fingerspitzen wie ein Rechen sanft über den Fußrücken. Dann den Fuß für einige Augenblicke in den Händen wiegen.

12. Nun den rechten Fuß abtrocknen, die Wanne entfernen und die gesamte obige Sequenz wiederholen. Nach Beendigung der Massage lassen Sie beide Füße flach auf Ihrem Bauch ruhen. Atmen Sie tief in den Bauch hinein, und stellen Sie sich vor, sie würden Ihren Atem in die Füße Ihrer Partnerin einströmen lassen.

WIRKUNG DER FUSSMASSAGE
Eine Fußmassage kann sich beruhigend oder belebend auf den Organismus auswirken. Streichbewegungen wirken Beklemmungsgefühlen entgegen und versprechen einen ruhigen Schlaf. Eine Fußmassage ist ein Gegenmittel bei Streß und Schlaflosigkeit, wohingegen eine kräftigere Massage den Körper auf Trab bringt.

Sinnlichkeit
erwecken

Der Mensch verfügt über die außerordentliche Fähigkeit,

mittels seiner fünf Sinne – Sehen, Hören, Riechen, Schmecken und

vor allem Fühlen – Freude empfinden zu können.

Das Schärfen der Sinne bis zum Punkt höchsten Lustempfindens

ist eine spielerisch ausgeübte Kunst, die der Liebesbeziehung eine neue,

tiefere Intimität verleihen kann.

DIESES KAPITEL MÖCHTE SIE AUFFORDERN, sich in Ihrer Beziehung die Zeit zu nehmen, um der Liebe, Lust und den fünf Sinnen zu huldigen. Es vermittelt Anregungen für die Einbeziehung und Schärfung aller Sinne, so daß die Empfindungen im Rahmen einer gemeinsamen Erfahrung gegenseitigen Vertrauens und Erkundens miteinander verschmelzen. Durch Ermöglichung bewußter Wahrnehmungen des Schmeckens, Riechens, Sehens, Hörens und Fühlens sollen Sie in die Lage versetzt werden, Ihren beiden Körpern eine Ehrung widerfahren zu lassen und sie in einen »Tempel des Geistes«, wie der menschliche Körper von vielen östlichen Mystikern seit langem bezeichnet wird, zu verwandeln.

DEN ALTAR DER LIEBE VORBEREITEN
Nehmen Sie sich Zeit, um die Atmosphäre für Ihre sinnliche Erfahrung zu schaffen, damit Sie die Erweckung aller fünf Sinne uneingeschränkt zelebrieren können. Wählen Sie eine Phase, die eine ungestörte Entspannung zuläßt. In dieser Zeit sollte Ihr Tun den Geist der Fülle, der Schönheit, Romantik und Empfindsamkeit in sich tragen.

Mit geschärften Sinnen verwandelt sich jede zärtliche Berührung in einen Akt der Verehrung.

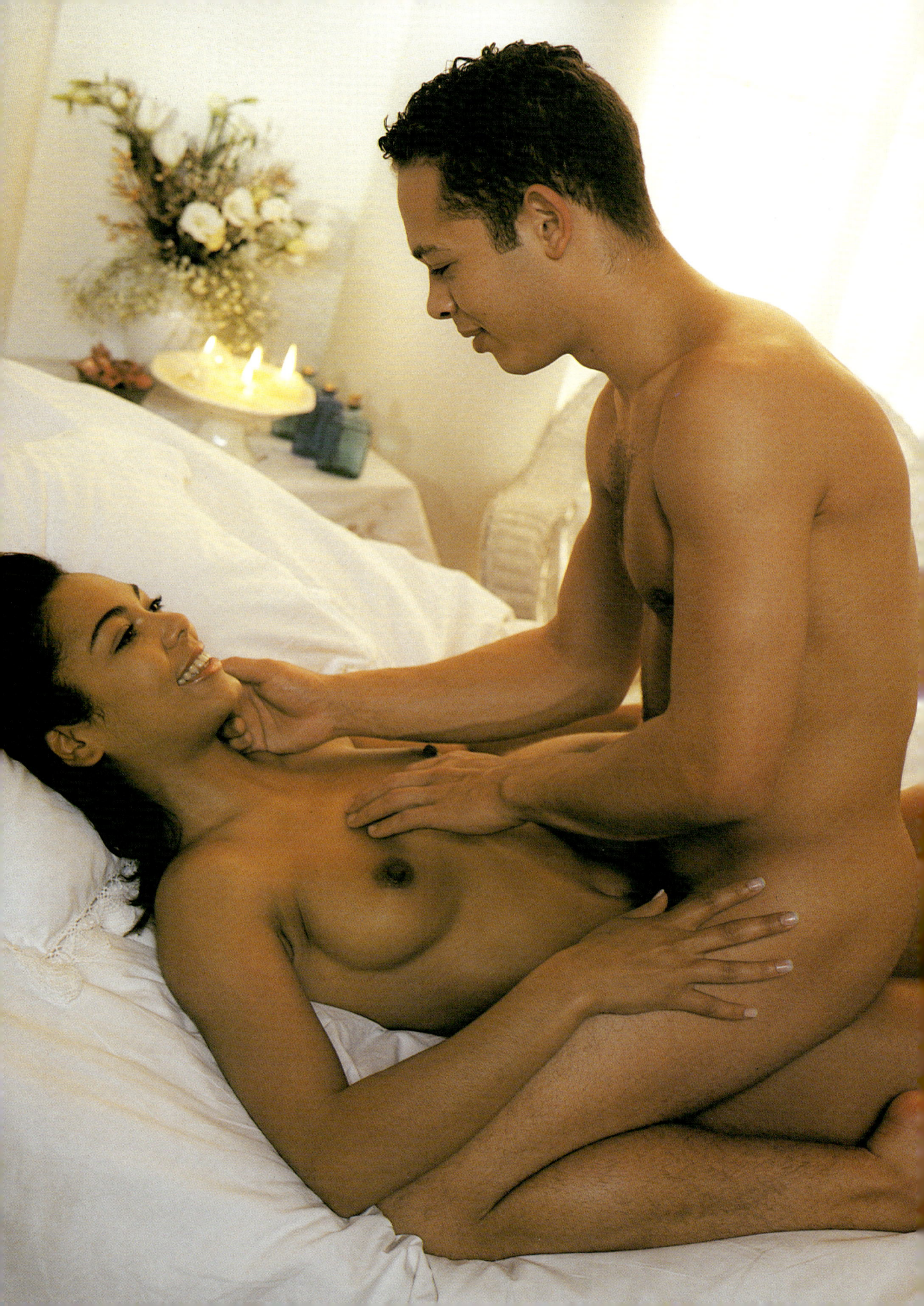

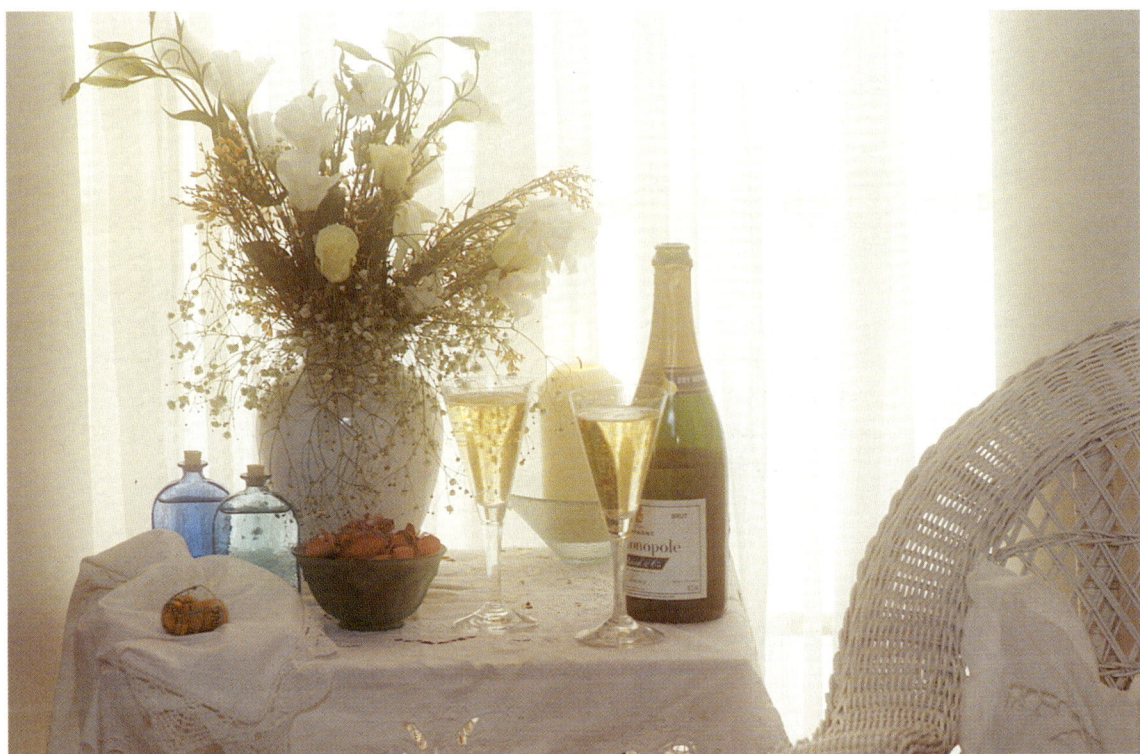

Bereiten Sie den Raum rechtzeitig für die sinnliche Massage vor, so als wollten Sie einen Altar der Liebe errichten – schließlich wollen Sie das Ambiente für einen Akt der Verehrung des Körpers Ihres Partners schaffen.

Das Zimmer ist zunächst von jeglichem störenden Ballast zu befreien, damit Sie sich ungehindert bewegen können und die Umgebung einen friedvollen Anblick bietet. Um das Auge zu erfreuen, verteilen Sie Vasen mit prächtigen Blumen wie Rosen, Lilien oder Freesien im Raum, den Sie auf etwa 24 °C erwärmen. Denken Sie daran, daß Ihr Partner still daliegen und seine Körpertemperatur absinken könnte, während es Ihnen aufgrund Ihrer Aktivität warm wird.

Da sich zahlreiche Streichbewegungen über den ganzen Körper erstrecken werden, empfiehlt es sich, daß Ihr Partner unbekleidet und unbedeckt ist. Halten Sie jedoch einige warme Handtücher oder eine weiche Decke bereit, falls es ihm kalt werden sollte. Machen Sie keine Einwände, wenn er oder sie teilweise bekleidet bleiben möchte. Bei Respektierung der gegenseitigen Wünsche werden anfängliche Hemmungen bald der Vergangenheit angehören.

Um eine sinnliche Massage voll genießen zu können, verwandeln Sie den Raum in einen Altar der Liebe, indem Sie ein alle Sinne anregendes Ambiente schaffen.

Wählen Sie eine feste, doch bequeme Unterlage. Die Wahl fällt zwar meist auf das Bett, doch manche Matratzen und Federn sind zu weich, um den Körper unter dem Druck einiger Handgriffe richtig abstützen zu können. Für die Massage benötigen Sie überdies reichlich Bewegungsfreiheit, um den Partner möglichst wenig zu stören. Sie können die Matratze auch auf den Boden legen oder ein Stück Schaumstoff, einen Schlafsack oder Decken verwenden. Sorgen Sie beim Arbeiten auf dem Boden für eine weiche Unterlage aus Kissen oder Polstern, auf der Sie sitzen oder knien können, während Sie die Massage geben.

Denken Sie daran, daß Ihre gesamten Vorbereitungen darauf abzielen, den Geruchs-, Gehör- und Fühlsinn zu erfreuen. Bedecken Sie die Unterlage mit warmen, sauberen und weichen Tüchern von harmonischer Farbgebung. Sorgen Sie für ein gedämpftes, betörendes und nicht blendendes Licht. Zünden Sie überall im Raum Kerzen an. Deren zuckende Schatten schmeicheln der Haut und schaffen eine romantische Atmosphäre. Wählen Sie eine heiter-besinnliche Musik oder Ihre Lieblingsmelodien, die angenehme Erinnerungen wachrufen. Erlaubt ist alles, was dem Ohr schmeichelt, doch die Musik muß leise sein, um die Massage und Empfindungen nicht zu beeinträchtigen.

Um zusammen mit den übrigen Sinnen während der Massage auch den Geschmackssinn zu stimulieren, halten Sie für Momente der Rast und des spielerischen Austauschs eine Flasche Wein oder Champagner oder einen Krug mit dem Saft tropischer Früchte bereit. Um den Geruchssinn zu erfreuen, füllen Sie den Raum mit köstlichen Düften, die eine Stimmung der Euphorie, Entspannung, Harmonie, Erotik und Aufgeschlossenheit bewirken. Dafür eignen sich Blütenmischungen, das Abbrennen guter Räucherstäbchen oder das Verdunstenlassen betörender ätherischer Öle, deren Aroma den ganzen Raum erfüllt. Für die Blütenmischung wählen Sie süß duftende Blütenblätter in hellen, anregenden Farben. Oder Sie stellen eine Mischung ätherischer Öle zusammen, die Sie dem Basisöl hinzugeben und mit der Sie den Partner im Rahmen einer liebevollen Massage einreiben.

Die Düfte müssen sorgfältig ausgewählt werden, so daß sie nicht miteinander konkurrieren oder überhand nehmen. Als sinnliche und betörende Mischung bietet sich eines der fünf im nächsten Kapitel aufgelisteten Aromaöl-Rezepte an. Informieren Sie sich zunächst über die aufgeführten Eigenschaften der Öle, und wählen Sie die für Sie selbst wie für Ihren Partner geeignetste Mischung. Jede Mixtur wird Ihre Stimmung dahingehend beeinflussen, daß sich Sinnlichkeit und Erotik ungehemmt entfalten können und sich der Grad der Entspanntheit, Ruhe und Freude erhöht. Gießen Sie die Ölmischung in ein Glas- oder Porzellanschälchen oder eine Flasche, die sie dort aufstellen, wo sie nicht umgestoßen werden kann.

Abhängig von der angestrebten Verwendung der ätherischen Öle richten Sie sich streng nach den im nächsten Kapitel abgedruckten Rezepten, um für das Massageöl, die Duftlampe oder auch für ein der sinnlichen Massage vorangehendes luxuriöses Bad für Zwei auch die richtigen Zutaten hinzuzufügen.

SINNLICHE MASSAGE

Die sinnliche Massage ist eine Übung, beim Geben und Empfangen von Berührungen Vergnügen zu empfinden, ohne dabei weitere Ziele zu verfolgen. Bei einer Massage zwischen zwei Intimpartnern bestehen selbstverständlich keine Grenzen zwischen Sinnlichkeit und Sexualität; daher ist allein darauf zu achten, daß die Massage in einer Atmosphäre des gegenseitigen Vertrauens und der Einigkeit darüber erfolgt, wo die pure Sinnlichkeit endet und wo die gemeinsam genossene Erotik beginnt.

In diesem Kapitel wollen wir die sich selbst genügende sinnliche Massage erkunden, obwohl die Kombination der einzelnen Bewegungen auch die Grundlage einer erotischen Massage darstellt. Die sinnliche Massage ist für sich genommen von ungeheurem Nutzen, wenn von keiner der beiden Seiten eine nachfolgende sexuelle Handlung erwartet wird. Das Erlernen einer aktiven wie passiven sinnlichen Massage kann die Beziehung in vielfacher Hinsicht fördern. Es hilft beiden, in einer Form mit dem Körper des anderen auf das engste vertraut zu werden, die der Geschlechtsakt allein nicht zu leisten vermag. Kein Teil des Körpers wird vernachlässigt, da jeder Zentimeter erkundet wird, von der fortdauernden, wachkitzelnden Liebkosung mit den Fingerspitzen bis zur Bekämpfung von Muskelverspannungen unter dem Druck der Hände. Kniekehle, Achselhöhle, Nasenspitze, Arme, Beine, Rumpf und Gesicht – allen wird eine liebevolle Berührung zuteil.

Die sinnliche Massage läßt sich daher bei Bestehen sexueller Ängste als ein perfektes Instrumentarium einsetzen, da sie es Partnern ermöglicht, die Grundlagen der körperlichen Intimität ohne unmittelbaren sexuellen Druck zu erkunden und zu erweitern. Liebevolle Berührung läßt uns entspannen und macht uns für die Sinnesfreuden empfänglich, deren Fortgang wir selbst steuern können. Wenn wir entdecken, daß es der Körper wert ist, allein als solcher geliebt und geachtet zu werden, werden unsere innersten Gefühlsbedürfnisse erfüllt, und Vertrauen baut sich auf. Wenn der Geschlechtsverkehr erschwert wird oder gar unmöglich ist, können durch eine liebevolle, sinnliche Massage Frustrationen behoben und ein Gefühl der Zusammengehörigkeit hergestellt werden.

KREATIVES MASSIEREN

Wenn Ihnen in einer warmen und sorgfältig vorbereiteten, alle Sinne schärfenden Umgebung eine sinnliche Massage zuteil wird, ist dies ein echtes Geschenk der Liebe. Doch auch das Geben einer Massage vermittelt ein erhebendes Gefühl, da es Ihnen ermöglicht, zu Ihren inneren Ressourcen Zugang zu finden und diese weiterzugeben. Das Vertrauen in die eigene Empfindsamkeit wird erhöht. Während Sie lernen, wie und wo Sie den Partner berühren, und die Erfahrung machen, welches Vergnügen dies bereitet, gewinnen Sie an Vertrauen in Ihre intuitiven Reaktionen auf die Bedürfnisse des Partners und in Ihre Fähigkeit, Wohlbehagen und Freude zu vermitteln.

Ein breites Spektrum von Gefühlen läßt sich durch den Kontakt Ihrer Hände mit dem Körper des Partners vermitteln; sie alle gestatten unabhängig vom Geschlecht den Ausdruck zahlreicher As-

Während einer sinnlichen Massage kann bereits ein Hauch von Berührung das Empfindungsvermögen der Haut erhöhen.

pekte der eigenen Persönlichkeit. Sie können den Partner mit der Zärtlichkeit streicheln, die einem Kind von seinen Eltern zuteil wird, ihm Berührungen schenken, die nur ein intimer Partner zu vollziehen vermag, mit schützender und geschickter Hand Schmerzen und Verspannungen wegmassieren oder in sich selbst beim spielerischen Umgang mit dem Körper des Partners die kindliche Welt der Verwunderung wiederentdecken.

Lassen Sie die Hände wie eine Flüssigkeit über die Rundungen, Winkel und Flächen des anderen Körpers fließen. Lassen Sie Ihre Hände weich wie Seide, leicht wie eine Feder, mit der Einfühlsamkeit eines Bildhauers und der Geschicklichkeit eines Kunsthandwerkers tätig werden. Lassen Sie bei der Massage Ihre Hände tanzen, im rhythmischen Wechsel von einer Bewegung zur nächsten übergehend, in ausgreifenden, fließenden Zügen über Gliedmaßen oder Rumpf streichend und nach außen weisende oder kreisförmige Fächer beschreibend. Lassen Sie Ihre Hände verbindend über die einzelnen Körperregionen streichen, buchstäblich von Kopf bis Fuß. Oder lassen Sie die Hände auf Kopf, Herz, Bauch oder den

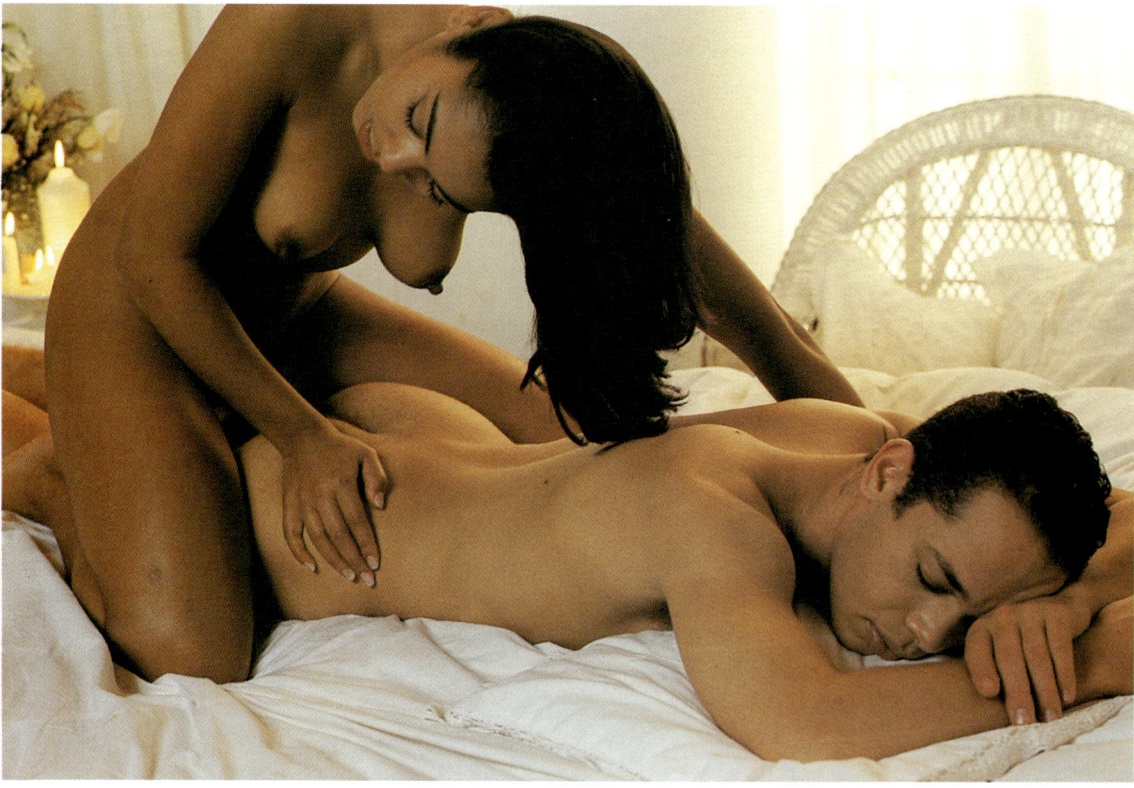

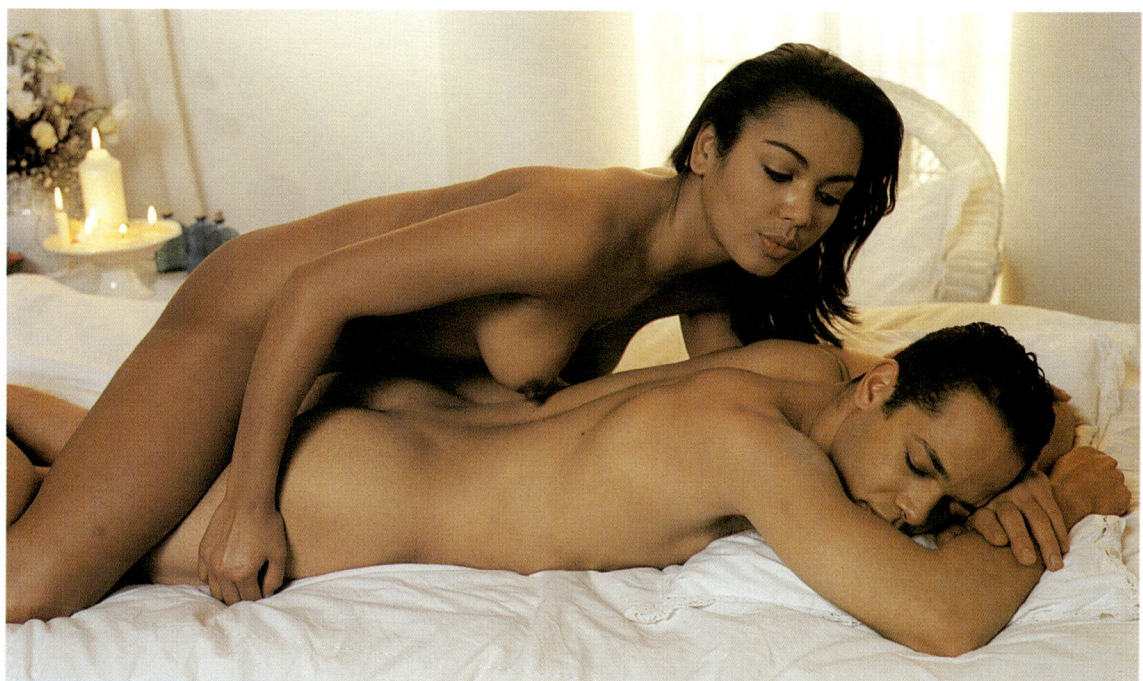

*In einer Atmosphäre gegenseitiger Zuwendung läßt sich
jeder Körperteil spielerisch in die sinnliche Massage
einbeziehen.*

Füßen des Partners ruhen, um ihm allein durch ihre
Anwesenheit eine heilsame Ruhe zu vermitteln.

Stellen Sie bei dieser Art der Massage außer mit
Ihren Händen mit jeglichem Körperteil Kontakt
her, der bequem in der Lage ist, Berührungen,
Liebkosungen und Streichbewegungen zu vermitteln. Bringen Sie sich so weit wie möglich in die
Massage ein, und nehmen Sie etwa zu den Händen
auch die Unterarme hinzu. Falls Sie langes Haar
haben, lassen Sie es über die Haut des Partners
fallen. Verwöhnen Sie Ihren Partner, indem Sie
mit Ihren Händen einen beruhigenden Druck kör-
peraufwärts ausüben und Spannungen in den Ge-
weben lösen und daraufhin die Finger in einer glei-
tenden, rechenartigen oder federleichten Bewegung zurückführen, gefolgt vom kaum wahrnehm-
baren Vorbeistreichen der Haare. Hauchen Sie auf
soeben massierte Zonen, so daß sich die entste-
hende Wärme wie ein sanftes, über die Haut strei-
chendes Lüftchen anfühlt. Die wechselnde Inten-
sität der Berührungen stimuliert die in großer Zahl
vorhandenen Nervenrezeptoren der Haut.

DIE SINNLICHKEIT WAHREN

Wenn die Massage ganz auf Sinnlichkeit konzentriert ist und nicht oder vorerst nicht auf Sexualität
abzielt, Sie also so lange wie möglich in jener auf-
wühlenden »Grauzone« verweilen wollen, gilt es
einiges zu beherzigen. Die sinnliche Massage kann
– und sollte – sämtliche Körperteile einschließlich
der Genitalien und der Brüste umfassen, doch im
Falle einseitiger sexueller Erregung sollten Sie sich
sanft aus diesen Regionen zurückziehen, um die
Erregung in einen sanften Strom sinnlicher Gefühle zurückzuleiten. Gleiten Sie von den Schenkeln
über die Genitalien hinauf zu Bauch und Brust,
oder lassen Sie die Hände beinabwärts gleiten, um
die Füße zu massieren. Die Liebkosung der Brüste
sollte auf Brustraum, Schultern, Hals, Kopf und Gesicht ausgeweitet werden. Empfinden Sie das Berühren und Berührtwerden als Selbstzweck, und
verabschieden Sie sich von Wunschgedanken und
Phantasien, die zu einem sexuellen Ziel vorpre-
schen. Massieren Sie den Partner ausgiebig, solange
er die Massage sichtlich genießt. Eine Ganzkörpermassage kann eine Stunde oder länger dauern – es
besteht also kein Grund zur Eile, und es bleibt
nichts zu tun, als die Sinne zu erwecken und sich
der unverfälschten Sinnlichkeit und spielerischen
Verehrung des Partners zu widmen.

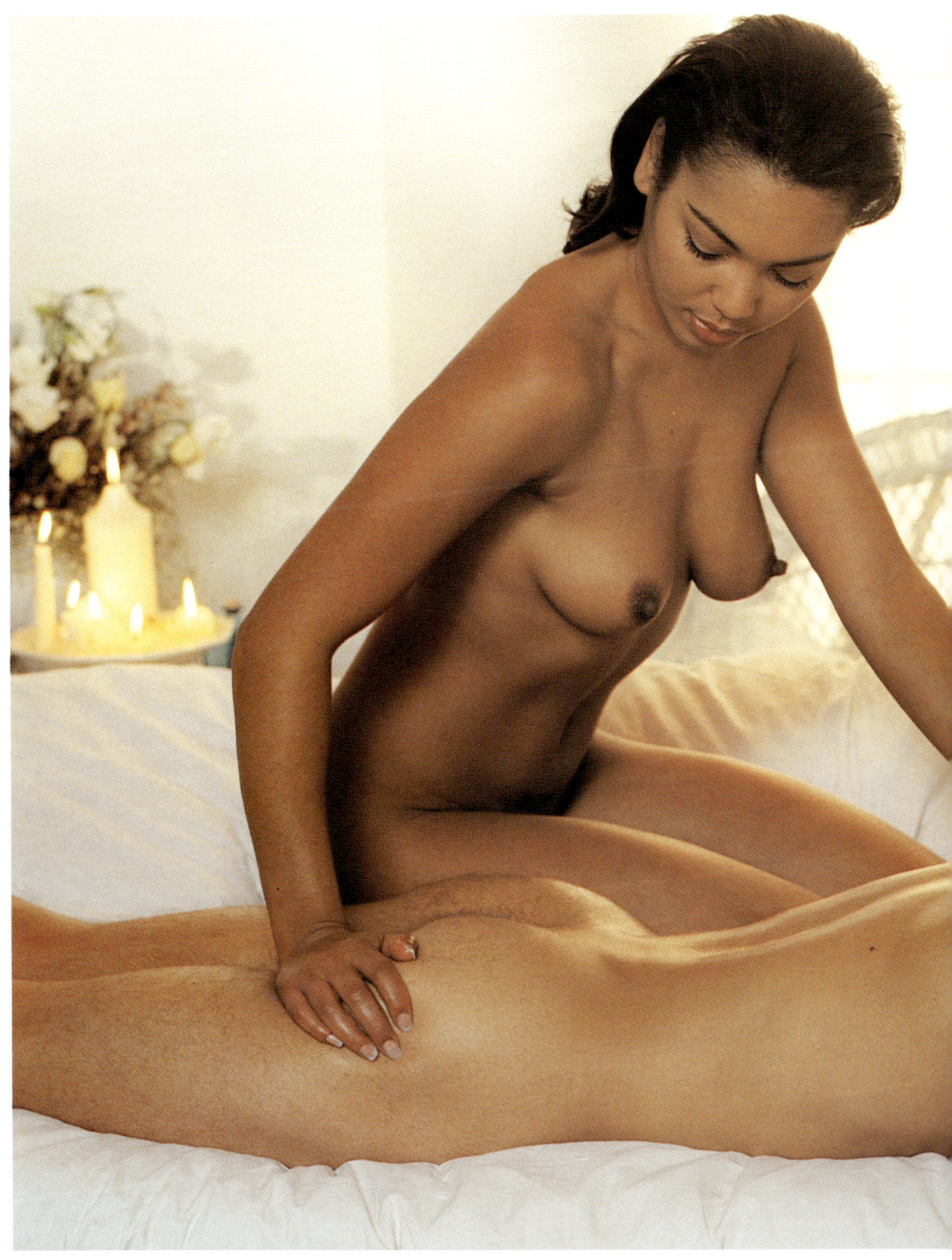

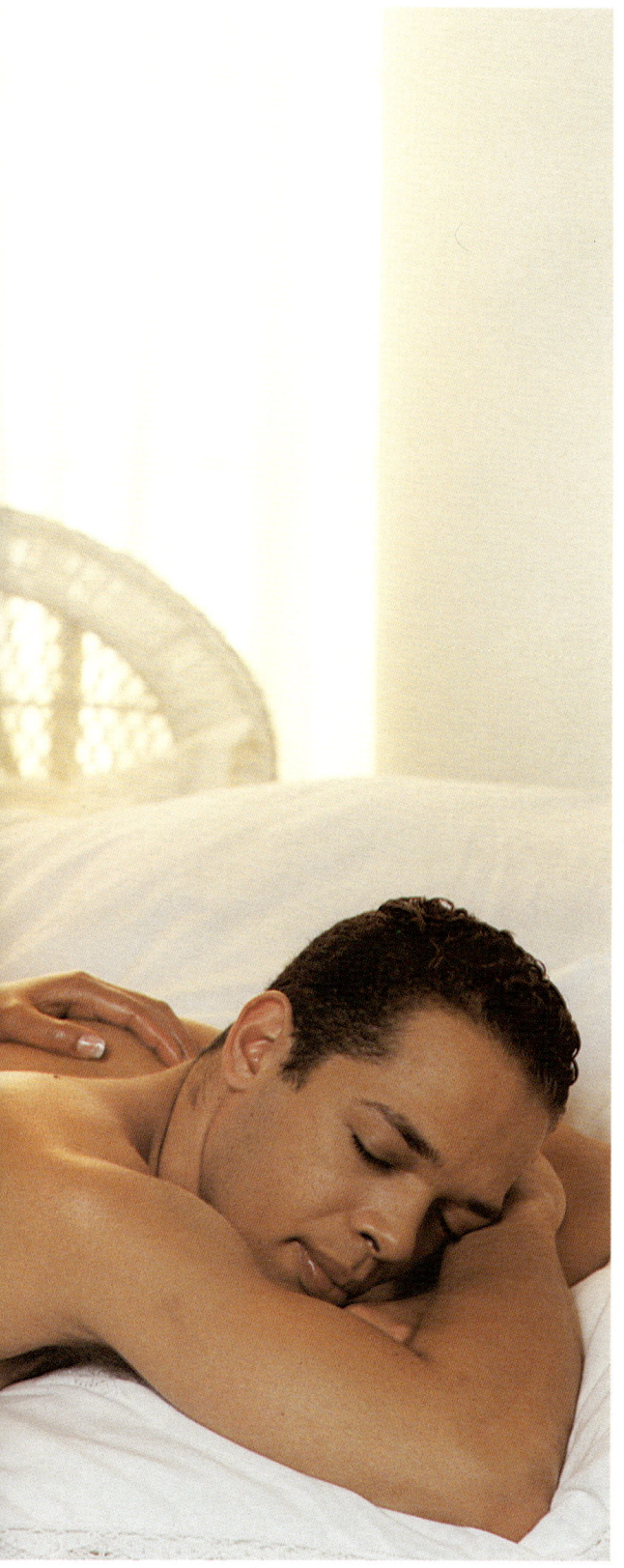

MASSAGE DER KÖRPERRÜCKSEITEN

1. Helfen Sie Ihrem Partner, sich zu entkleiden und auf der Unterlage eine bequeme Bauchlage einzunehmen. Geben Sie ihm Zeit, sich einzustimmen und zu entspannen, und lassen Sie Ihre Hände währenddessen sanft auf den beiden Enden der Wirbelsäule ruhen. Werden Sie sich Ihrer eigenen Atmung bewußt; machen Sie sich von allen Gedanken, Erwartungen und Zielvorstellungen frei, um ganz im Jetzt und Hier zu sein und sich vollständig in die Massage einbringen zu können.

2. Verreiben Sie ein wenig Öl zwischen den Händen und verteilen Sie es auf dem Rücken und den Beinen Ihres Partners. In der therapeutischen Massage ist es üblich, nur die unmittelbar zu massierenden Regionen einzuölen. In der sinnlichen Massage hingegen sind die Hände auf dem gesamten Körper ständig aktiv.

Verlagern Sie Ihr Körpergewicht in die Bewegungen, und wählen Sie einen Druck, der zugleich sanft und spürbar wohltuend ist. Bewegen Sie die Hände rhythmisch-fließend, und lassen Sie sie alle Konturen, Rundungen, Spalte und Hautfalten erkunden. Machen Sie Ihre Hände zunehmend geschmeidiger, so als wollten sie mit der Haut eine innige Verbindung eingehen und nicht nur Muskeln, Gewebe, Knochen und Gelenke erfassen, sondern das Wesen der Person, die Sie lieben.

Das Einreiben mit Öl ist unverzichtbarer Bestandteil der sinnlichen Massage und hilft dabei, mit dem Körper intim vertraut zu werden. Schaffen Sie eine Komposition aus fächerförmigen, kreisenden und das Gewebe dehnenden Bewegungen, um die Muskeln aufzuwärmen und Rumpf und Gliedmaßen miteinander zu verbinden. Währenddessen wird sich die Atmung Ihres Partners vertiefen, der Körper entspannt und belebt sich und wird aufnahmefähiger für Ihre Berührungen.

3. Versehen Sie den gesamten Körper mit abwärtsgerichteten, rechenartigen und daraufhin mit federleichten Streichbewegungen, um die Haut zum Prickeln zu bringen.

Beim Einreiben mit Öl in einer sinnlichen Massage sollten Sie Ihre Hände in sanften Fließbewegungen über den Körper Ihres Partners streichen lassen.

1

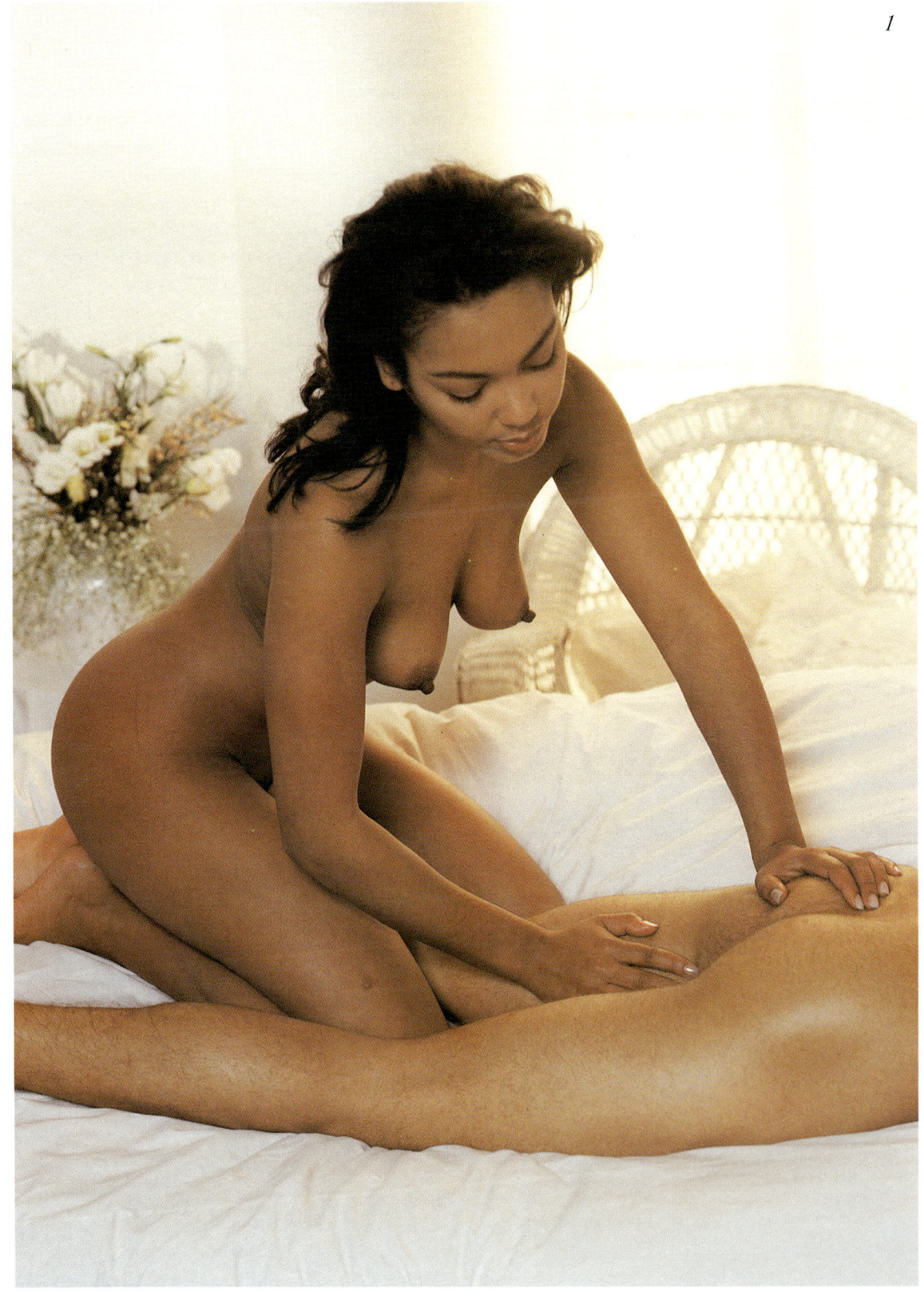

DIE BEINE

1. Zur Erzielung einer wirklich sinnlichen, ganzheitlichen Wirkung werden beim Massieren der Beine stets auch Gesäß, Becken und Hüften berücksichtigt. Knien Sie sich neben die Füße Ihres Partners, und streichen Sie in einer fließenden Bewegung über die gesamte Region hinweg. Hierzu legen Sie beide Hände mit hüftwärts weisenden Fingern in Höhe des Knöchels auf die Ferse des linken Fußes. Mit festem, stetem Druck aufwärts gleiten und beim Passieren der Kniekehle etwas nachgeben. Nachdem die Rechte das Ende des Oberschenkels erreicht hat, gleitet sie unterhalb der Genitalien auf den Innenschenkel. Die Hand verweilt an dieser Stelle, während die Linke über Gesäß, Becken und Hüfte weiterfährt und zum Außenschenkel hinabgleitet. Beide Hände ohne Unterbrechung druckvoll beinabwärts bis zum Knöchel hinabziehen und dies einmal wiederholen.

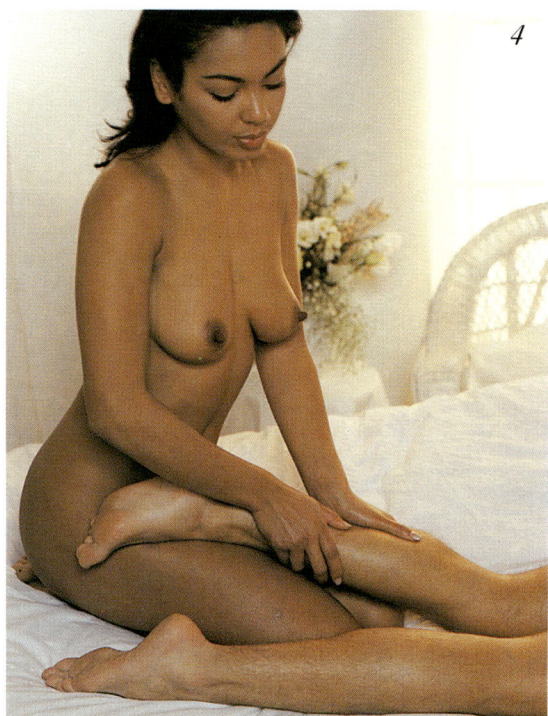

4

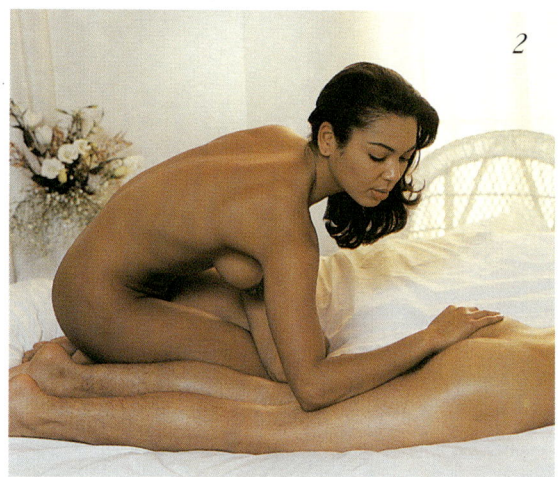

2

2. Die rechte Hand mit beinaufwärts weisendem kleinen Finger quer auf die Ferse legen, in voller Länge über das linke Bein streichen, über dem Po ausfächern lassen und sanft über das rechte Bein zurückführen. Diese Sequenz mehrmals wiederholen und dabei abwechselnd Handteller und Unterarm auflegen.

3. Beugen Sie das linke Bein Ihres Partners, und legen Sie seinen Unterschenkel auf Ihr Knie. Beide Hände vom Knöchel bis dicht unter die Kniekehle die Waden entlangstreichen lassen, zu den Seiten hin ausfächern und bis zum Fußrücken zurückführen. Diese Sequenz zum Entspannen und Aufwärmen der Wadenmuskulatur mehrmals wiederholen.

4. Nun mit beiden Händen in Fächerbewegungen den Unterschenkel massieren. Der Druck wird durch Daumenballen und -rand ausgeübt, während die übrigen Finger über das Schienbein streichen. Nachdem beide Hände bei der Kniekehle angelangt sind, fahren sie seitlich am Bein zum Knöchel zurück. Mit den Fingern den Knöchel umkreisen und die Hände in die Ausgangsposition zurückführen. Sequenz zweimal wiederholen.

5. Zum Kneten des Unterschenkels wählen Sie eine bequeme sitzende oder kniende Position neben dem Bein und legen beide Hände im Abstand von mehreren Zentimetern auf die Wade, so daß sie in Richtung auf das andere Bein weisen. Die Muskeln gründlich aufwärts und abwärts durchkneten.

6. Wechseln Sie Ihre Position, so daß Sie zunächst die Wade und daraufhin das ganze Bein mit ausgreifenden Streichbewegungen massieren können. Halten Sie zwischendurch inne, um über der Kniekehle zärtlich zu verweilen, da diese Zone überraschend berührungsempfindlich ist. Lassen Sie Ihre Hände so sanft wie irgend möglich über die Kniekehle streichen. Allmählich kommen auch die Fingerspitzen zum Einsatz, deren Druck Sie nach und nach so weit verringern, daß sie kaum mehr spürbar sind.

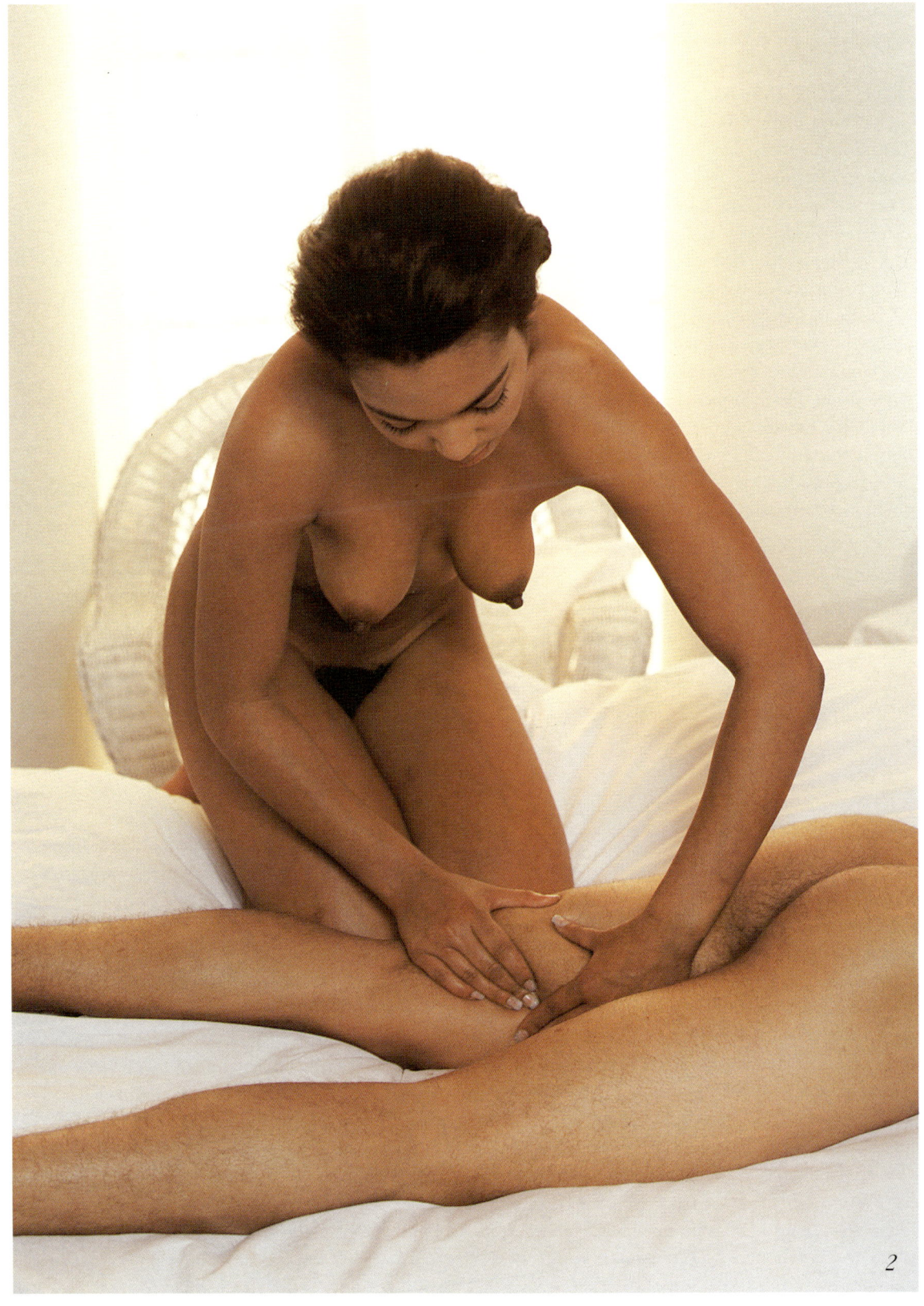

2

OBERSCHENKEL UND GESÄSS

1. Wenden Sie sich nun Po und Schenkeln zu, um mit Ihrer Massage die Muskeln im Umfeld der Genitalien zu lockern und zu stimulieren. Mit sanften Streichbewegungen beschreiten Sie den schmalen Grat zwischen sinnlicher und sexueller Erregung, indem Sie Ihre Hände über die Innenschenkel, in die Gesäßfalten und über die Leisten streichen lassen. Bedenken Sie Schenkel und Po mit ausgreifenden, abwechselnden Fächergriffen und mit kreisenden Bewegungen.

2. Versehen Sie zunächst die Innenschenkel und dann die übrigen Schenkelpartien bis hinauf zum Po mit einer gründlichen Knetmassage, indem Sie die Muskelwülste aufnehmen und rollend von einer Hand in die andere überführen.

3. Anschließend die Hände in einer langen, weichen Dehnbewegung auf dem Schenkel auseinandergleiten lassen, so daß die linke Hand über den ganzen Rücken hinwegfährt, während die rechte Hand am Fuß zum Stillstand gelangt. Die linke

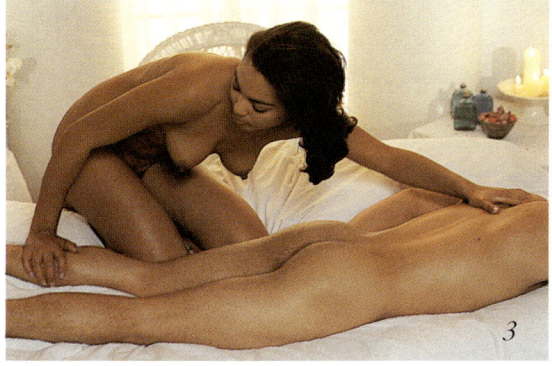

Hand umkreist die Schulter, gleitet den linken Arm hinab und verweilt über der Hand.

4. Lendenbereich, Po, Beine und Füße zunächst mit rechenartigen, dann mit streichelnden Bewegungen massieren. Lassen Sie Ihr Haar über die untere Körperhälfte gleiten, und hüllen Sie die Haut in einen sanften Atemstrom, der sich gleich einer warmen Brise über dem Po konzentriert. Abschließend die gesamte Sequenz mit der rechten Körperpartie wiederholen.

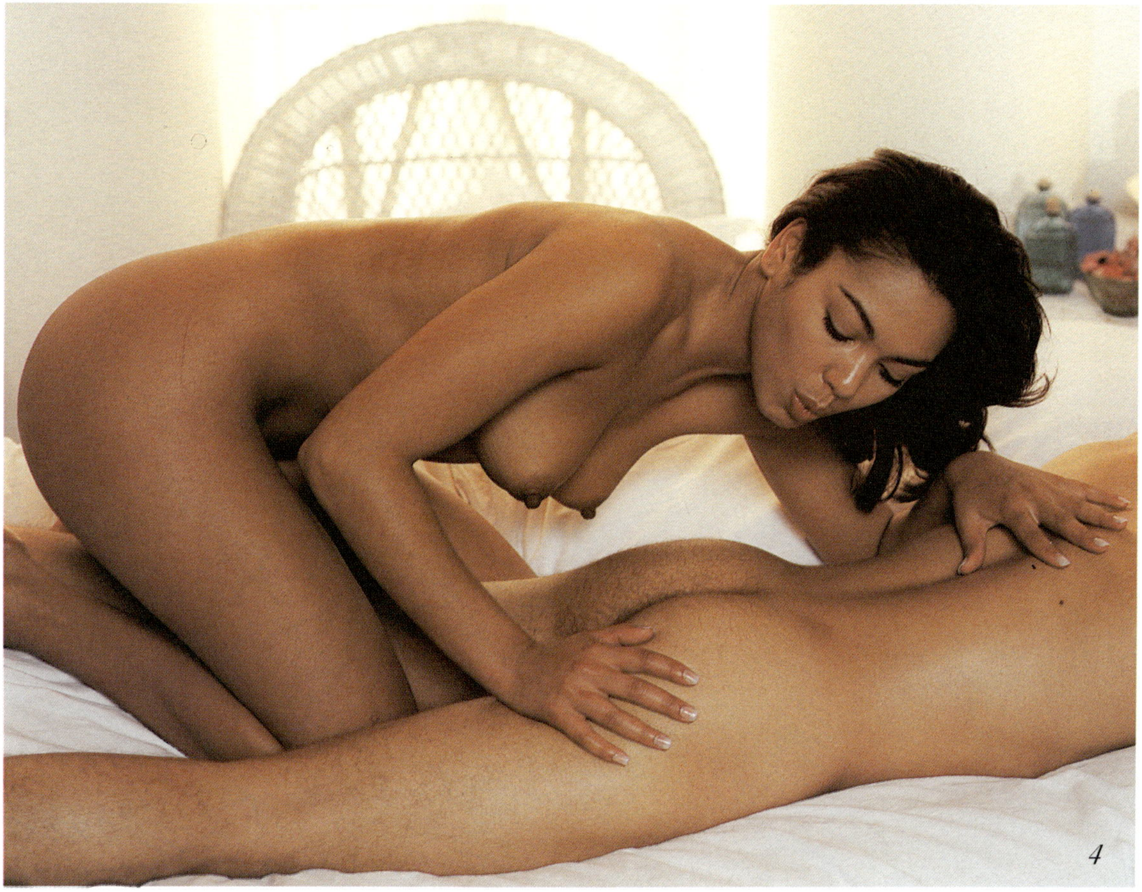

73

DER RÜCKEN

1. Hocken Sie sich auf die Oberschenkel Ihres Partners, und stützen Sie sich mit einem Fuß auf der Unterlage ab, um sich während der Rückenmassage mit nach vorn und hinten bewegen zu können.

Die Schenkel können sich zwar an den Partner anschmiegen, sollten aber nicht auf seinem Körper lasten. Nun mit fließenden Bewegungen noch etwas Öl auf dem Rücken verteilen und dabei wiederum sämtliche Konturen nachzeichnen.

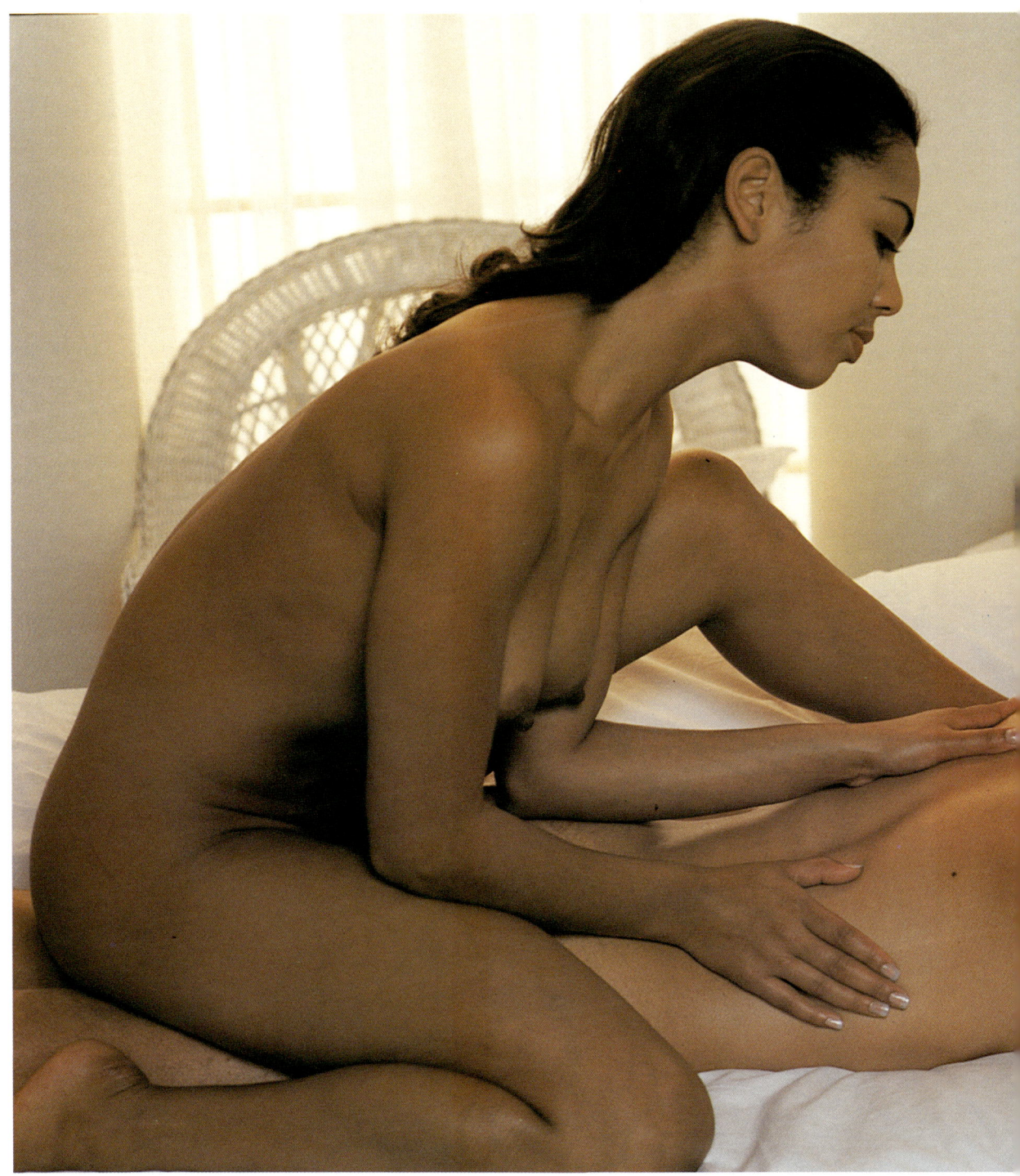

2. Beide Hände mit kopfwärts weisenden Fingern im Lendenbereich links und rechts der Wirbelsäule auflegen und mit sanftem, doch stetem Druck aufwärts gleiten lassen, um Verspannungen der Stützmuskulatur zu lockern. Die Hände über den Schultern ausfächern und seitlich am Brustkorb nach unten führen. Nach Erreichen der Taille die Hände behutsam Richtung Rückgrat kreisen lassen und diese Grundsequenz zweimal wiederholen.

3. Den Rücken fächerförmig hinaufstreichen und die Hände auf dem Rückweg dicht an den seitlichen Brustkorb anschmiegen. Nach Erreichen des Schultergürtels über die Schultern ausfächern, dann die Hände entlang den Flanken ans Ende der Wirbelsäule zurückführen. Diese Sequenz zweimal wiederholen.

4. Erhöhen Sie den Druck Ihrer Hände, um mit einer Reihe alternierender Fächergriffe Verspannungen der Lendenregion zu lösen. Massieren Sie Hand über Hand entlang der Wirbelsäule bis dicht unterhalb der Schulterblätter, bevor Sie über den Flanken zurückfahren.

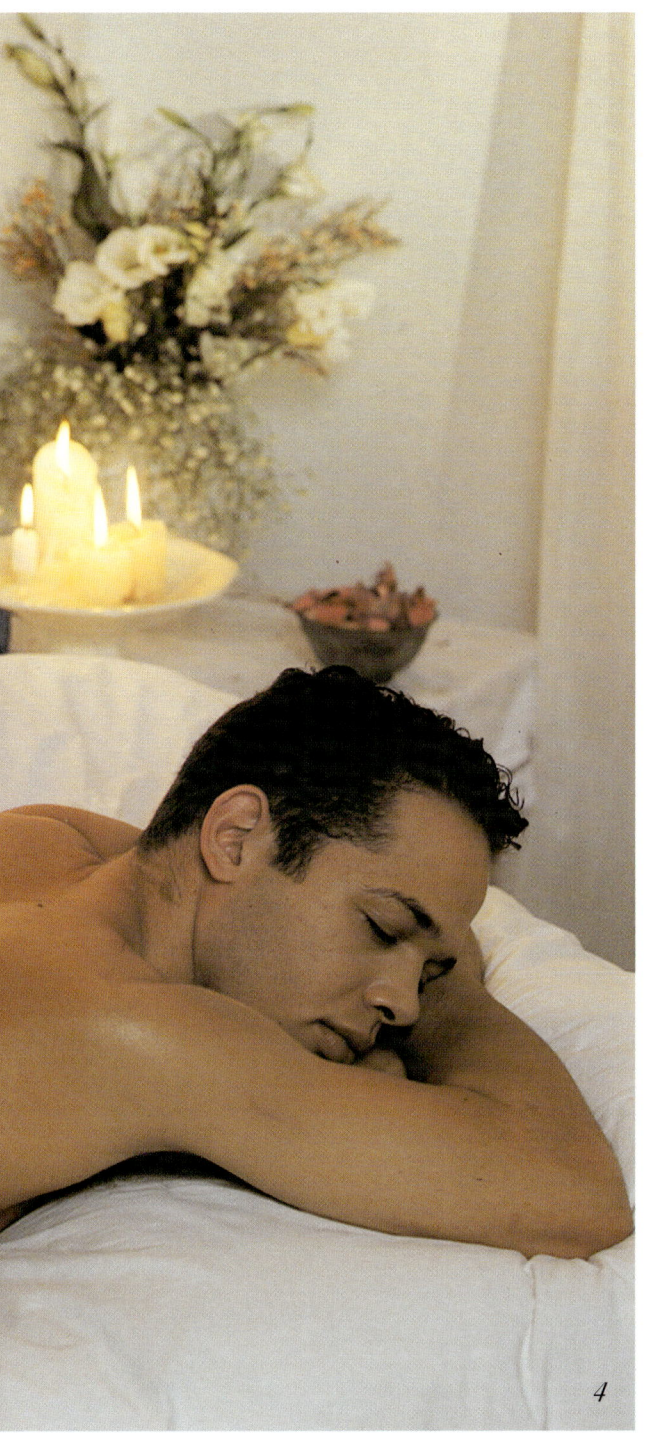

4

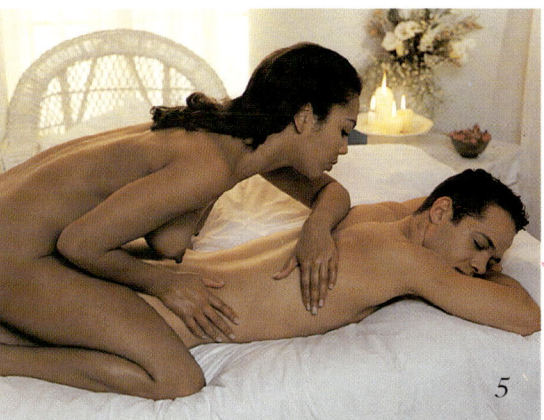

5

5. Beugen Sie sich über Ihren Partner, um einen engen Körperkontakt herzustellen, und lassen Sie Ihre Unterarme mit ausladenden Bewegungen über den Rücken kreisen. Nun beide Unterarme parallel quer über die Lendenregion legen und mit leichtem Druck den Rücken hinauffahren. Nach Erreichen des Schultergürtels die Hände über Schultern und Armen ausfächern.

6. Falls es Ihr Gewicht zuläßt, legen Sie sich sanft auf Ihren Partner, so daß Sie seinem Körper mit Brust und Bauch gleichsam eine schützende Hülle bieten. Finden Sie einen gemeinsamen entspannten Atemrhythmus, der Sie miteinander verschmelzen läßt. Fühlen Sie die Dehnung beim Einatmen und das Zusammensinken beim Ausatmen, und erfahren Sie dieses Auf und Ab wie das Kommen und Gehen einer Welle, die Sie umspült.

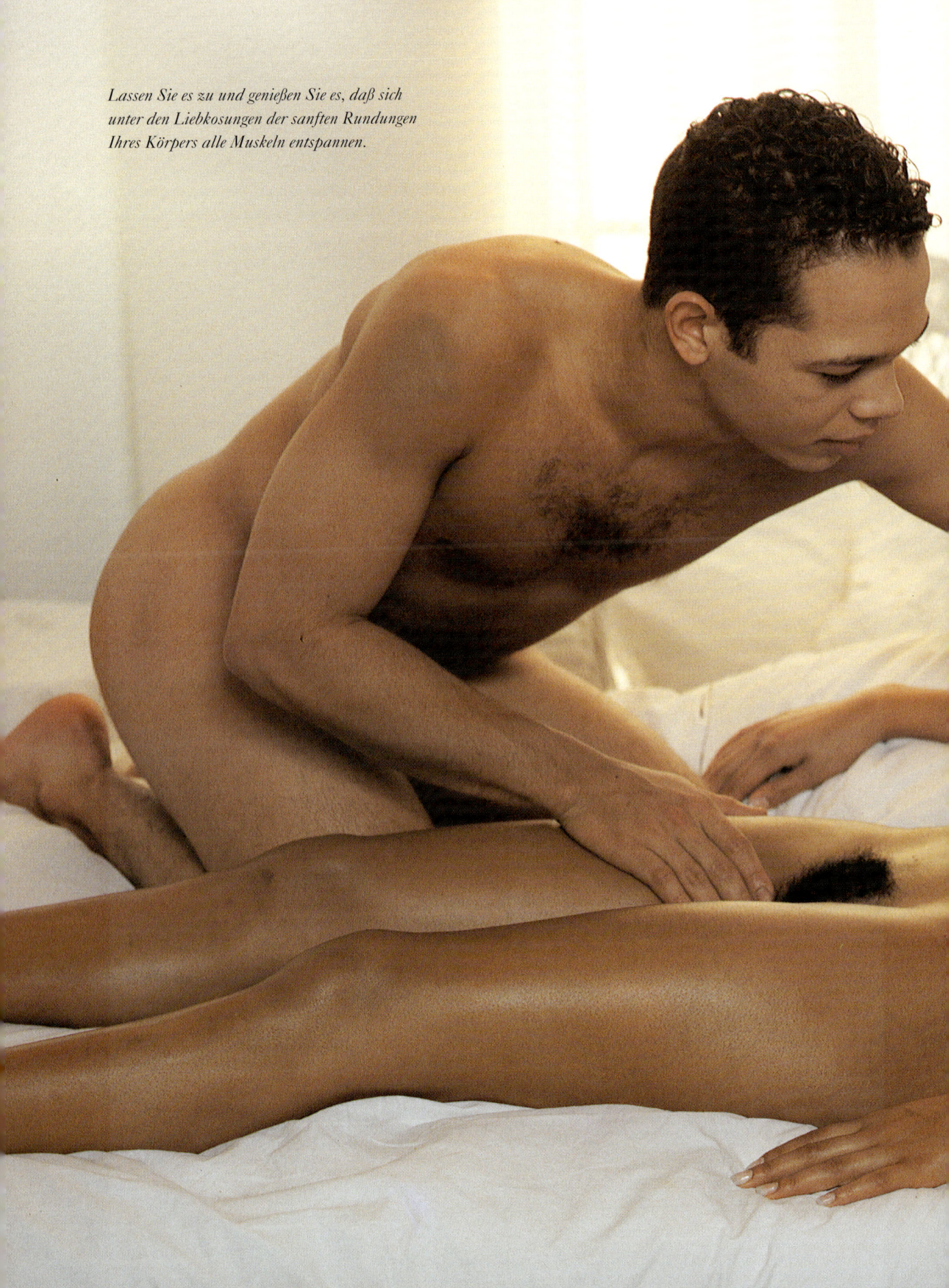

Lassen Sie es zu und genießen Sie es, daß sich
unter den Liebkosungen der sanften Rundungen
Ihres Körpers alle Muskeln entspannen.

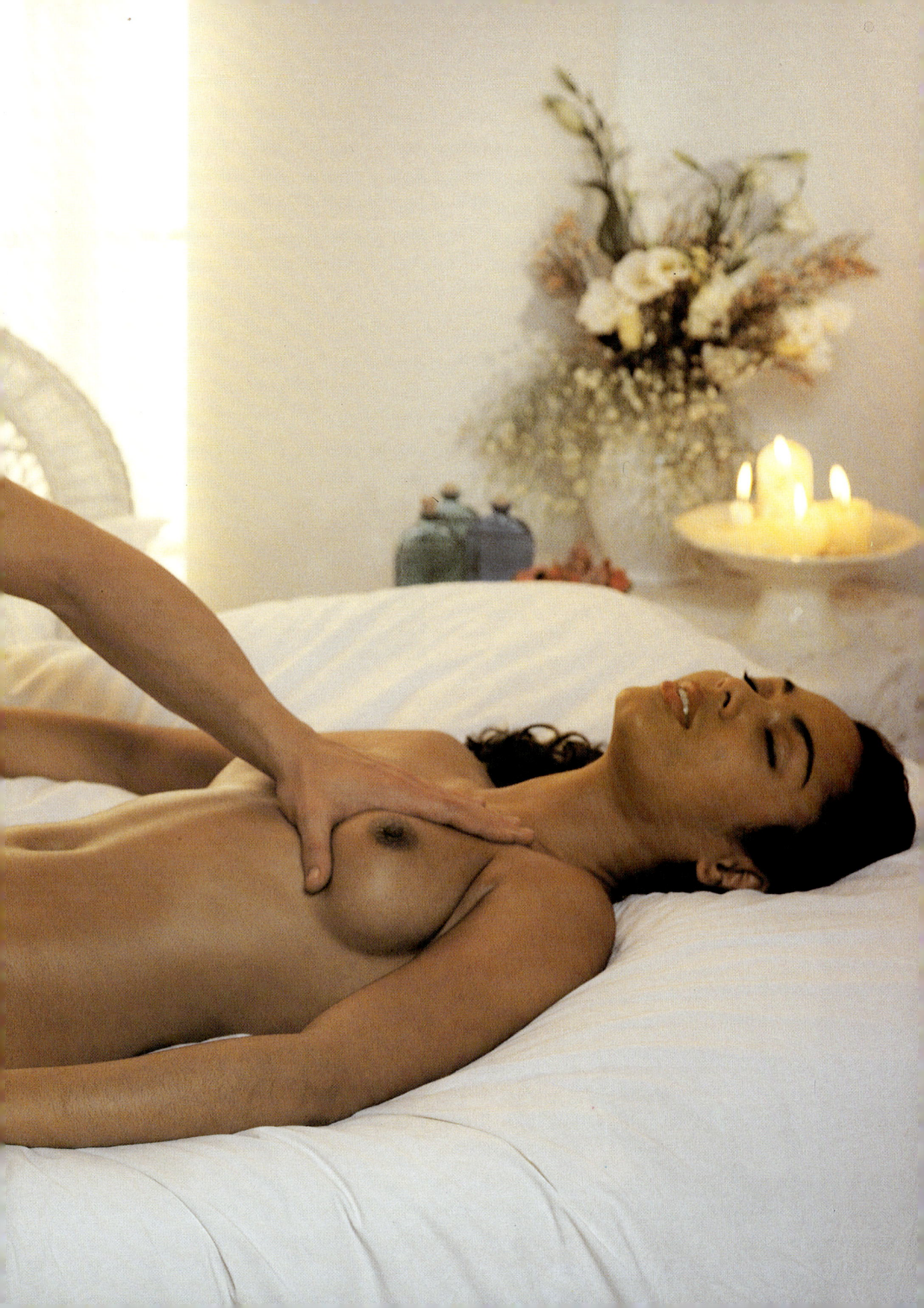

MASSAGE DER KÖRPERFRONT

Die Massage der Körperfront unterscheidet sich aus anatomischen und psychologischen Gründen recht stark von der des Rückens und erfordert ein noch höheres Maß an Einfühlungsvermögen. Mit nachlassender Anspannung und steigender Empfindsamkeit treten zarte, verletzliche Gefühle auf, denen mit jeder liebevollen Berührung Rechnung zu tragen ist. Zwar ähneln zahlreiche Bewegungsabläufe den von der Rückenmassage her bereits bekannten Sequenzen, doch werden sich Ihre Hände erst einmal in den verschiedenartigen Verlauf der Rundungen, die Empfindlichkeit der Brüste, die Weichheit des Bauches, die Feinheiten des Gesichts und die Intimität der Genitalien neu einfühlen müssen.

Legen Sie die rechte Hand auf das Herz und die linke Hand auf den Unterleib Ihrer Partnerin, und versuchen Sie, durch Berührung und Atmung mit ihr eins zu werden. Reiben Sie Brust, Bauch, Arme und Beine mit Öl ein. Lassen Sie Ihre Hände fächerförmig in frei fließenden Bewegungen über sämtliche Rundungen gleiten. Verknüpfen Sie die einzelnen Körperregionen durch ausladende, fließende Streichbewegungen, mal mit auseinanderstrebenden, mal mit locker kreisenden Händen.

Verwenden Sie nach Belieben fächer- oder kreisförmige Bewegungen, die gleitend in lange Dehnungen übergehen. Intensivieren Sie den Körperkontakt, indem Sie sich über Ihre Partnerin lehnen und die Unterarme mit ihrer gesamten Fläche zum Einsatz bringen. Brüste und Genitalien sind zwar nicht tabu, sollten jedoch buchstäblich nur kurz gestreift werden. Schließen Sie die Sequenz ab, indem Sie die Bewegungen gleichsam zu den Enden hin aus dem Körper herausführen.

FÜSSE, BEINE UND BAUCH

Dieser Teil der sinnlichen Massage konzentriert sich zunächst auf die Füße und Beine und geht dann zum Unterleib über. Fließende Bewegungen, neckende Berührungen und viele andere bislang dargestellte Griffe lassen sich frei miteinander kombinieren. Für die Füße verwenden Sie einige Griffe aus dem Kapitel »Fußmassage« (Seite 58), denen Sie beinaufwärts einige fließende Bewegungen aus dem Kapitel »Entspannen der Schenkel

und Leisten« (Seite 37) folgen lassen. Wenn Sie nun Ihre Position ändern und sich mit Hilfe des Kapitels »Massage des Bauches« (Seite 36) dem Unterleib zuwenden, lassen Sie all Ihre Liebe in Ihre Hände einströmen. Gut gepolsterte Zonen (Schenkel, Hüften) vertragen eine Knetmassage.

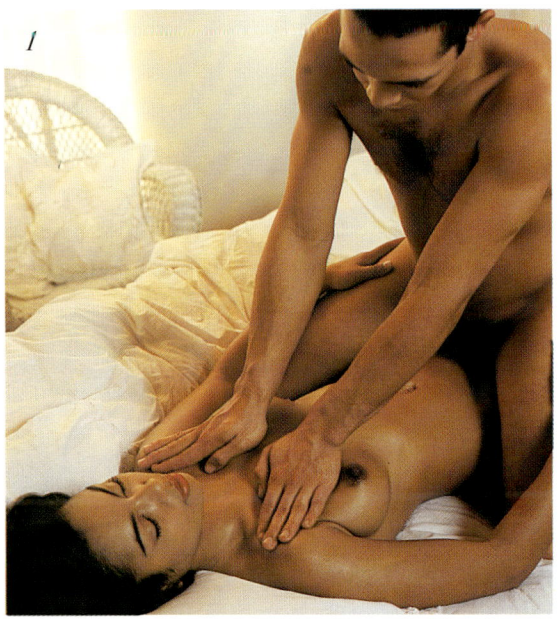

BRUST UND ARME

1. Verreiben Sie etwas Öl zwischen den Händen, und lassen Sie sie mit geschlossenen, Richtung Hals weisenden Fingern das Brustbein hinaufgleiten und unterhalb des Schlüsselbeins in Richtung auf beide Schultern ausfächern, wobei Sie Ihr Gewicht in die Bewegung hineinverlagern, um die Muskeln zu entspannen und die Atmung zu intensivieren. Dies ermöglicht eine Weitung des Brustkorbs und bringt eine etwaige Beklommenheit zum Abklingen. Führen Sie die Hände um die Schultern herum bis dicht unter die Achselhöhlen. Umfassen Sie die Flanken, so daß die Finger den Rücken entlangfahren, während Sie die Hände bis zum unteren Ende des Brustkorbs gleiten lassen. Nun die Hände abwinkeln, quer zum Brustbein zurückführen und die Sequenz wiederholen.

Die Kombination von zärtlicher Berührung, Spannungsabbau und intensivierter Atmung kann bei Ihrer Partnerin bestimmte Emotionen zutage treten lassen. Zeigen Sie Verständnis für eventuelle Tränen der Trauer oder der Freude, und lassen Sie diesen Gefühlen freien Lauf.

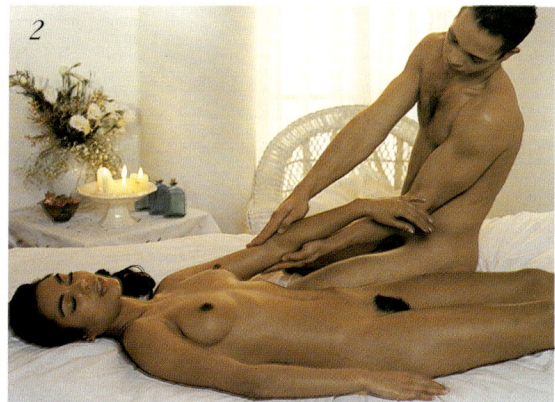

2. Knien Sie sich rechts neben Ihre Partnerin, und verteilen Sie das Öl mit sanften, überlappenden Bewegungen von der Brustmitte über die Schultern und die beiden Seiten des Arms. Nun den Oberarm zwischen beide Hände legen und langsam nach unten bis zu den Fingern ausstreichen.

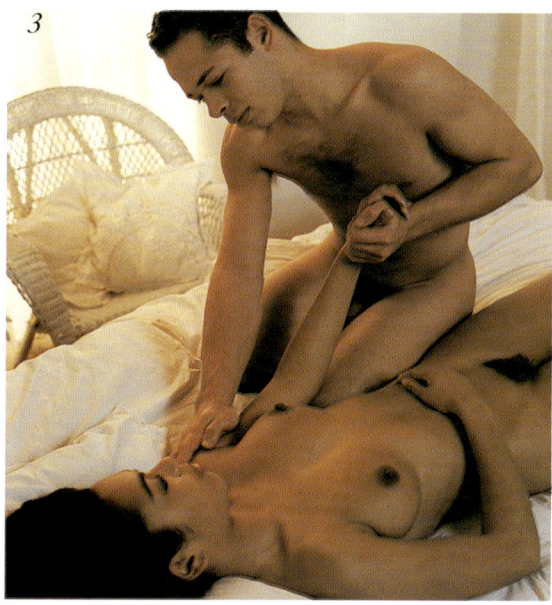

3. Streicheln Sie den Arm mit langen Fließbewegungen, um die Haut zu beleben und die Blutzirkulation zu fördern. Ergreifen Sie die linke Hand Ihrer Partnerin mit Ihrer Linken, und legen Sie die rechte Hand auf ihr Handgelenk. Mit der Rechten über den Arm fahren, die Schulter umkreisen und auf der anderen Armseite zum Handgelenk zurückgleiten. Nachdem Sie die Position Ihrer Hände vertauscht haben, streichen Sie entlang des Innenarms bis dicht unter die Armbeuge und gleiten auf der anderen Seite wieder zum Handgelenk zurück.

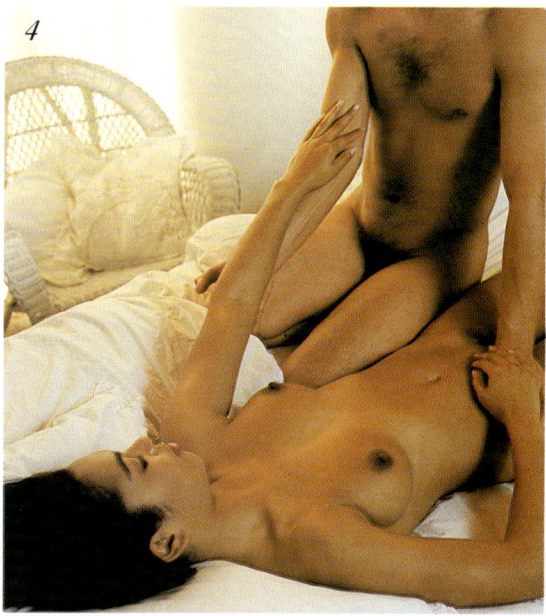

4. Legen Sie die linke Hand Ihrer Partnerin auf Ihre rechte Schulter, so daß sich beide Arme an der weichen Innenseite Ihres rechten Arms berühren. Lassen Sie Ihren Arm langsam unter den Arm Ihrer Partnerin hinwegfahren, bis dieser Ihnen sanft entgleitet. Streichen Sie mit Ihrer Hand sanft über den Handteller Ihrer Partnerin, und lassen Sie sie eine Zeitlang auf ihren Fingerspitzen ruhen.

5. Massieren Sie in drei Sequenzen alternierender Fächergriffe vom Handgelenk bis zur Schulter, wobei Sie den Arm jeweils mit der freien Hand abstützen. Nun den Unterarm anheben, auf dem Ellbogen auflegen und mit der rechten Hand das Handgelenk Ihrer Partnerin umgreifen. Mit der Linken den Arm dicht über dem Handgelenk umfassen und Richtung Ellbogen gleiten.

Den Ellbogen anheben, um ihn mit den Fingern ganz umfahren zu können und bis zum Handgelenk zurückstreichen. Beim nachfolgenden Kneten und Bestreichen des Oberarms immer darauf achten, daß die Hände abschließend die Schultern umkreisen und zurück zum Ellbogen fahren, bevor die Sequenz wiederholt wird. Zum Schluß den Arm in voller Länge auf- und abstreichen.

6. Mit den Fingern in überlappenden, rechenartigen Bewegungen von der Schulter bis zur Hand den Arm entlangfahren. Abschließend die Fingerspitzen federleicht den gesamten Arm hinabgleiten lassen.

DIE HAND

1. Die eingenommene Position eignet sich gut für eine Massage der Hand (siehe Seite 23). Nachdem Sie die Hand Ihrer Partnerin im Handgelenk leicht abgewinkelt haben, können Sie sich der Innenhand gründlich zuwenden. Hierzu unterstützen Sie den Handrücken mit Ihren Fingern und lassen abwechselnd beide Daumenkuppen mit winzigen Kreisen über den Handteller streichen.

2. Um die Massage von Brust, Armen und Händen abzuschließen, heben Sie den Arm Ihrer Partnerin etwas an, so daß er leicht abgewinkelt mit dem Ellbogen auf Ihrem Knie ruht. Legen Sie die linke Hand flach auf Ihr Herz. Lassen Sie Ihre Linke sanft auf die Brust Ihrer Partnerin gleiten, so daß sie auf ihrem Herzen ruht. Spüren Sie diesem »herzlichen« Kontakt mit geschlossenen Augen und aufeinander abgestimmter Atmung nach.

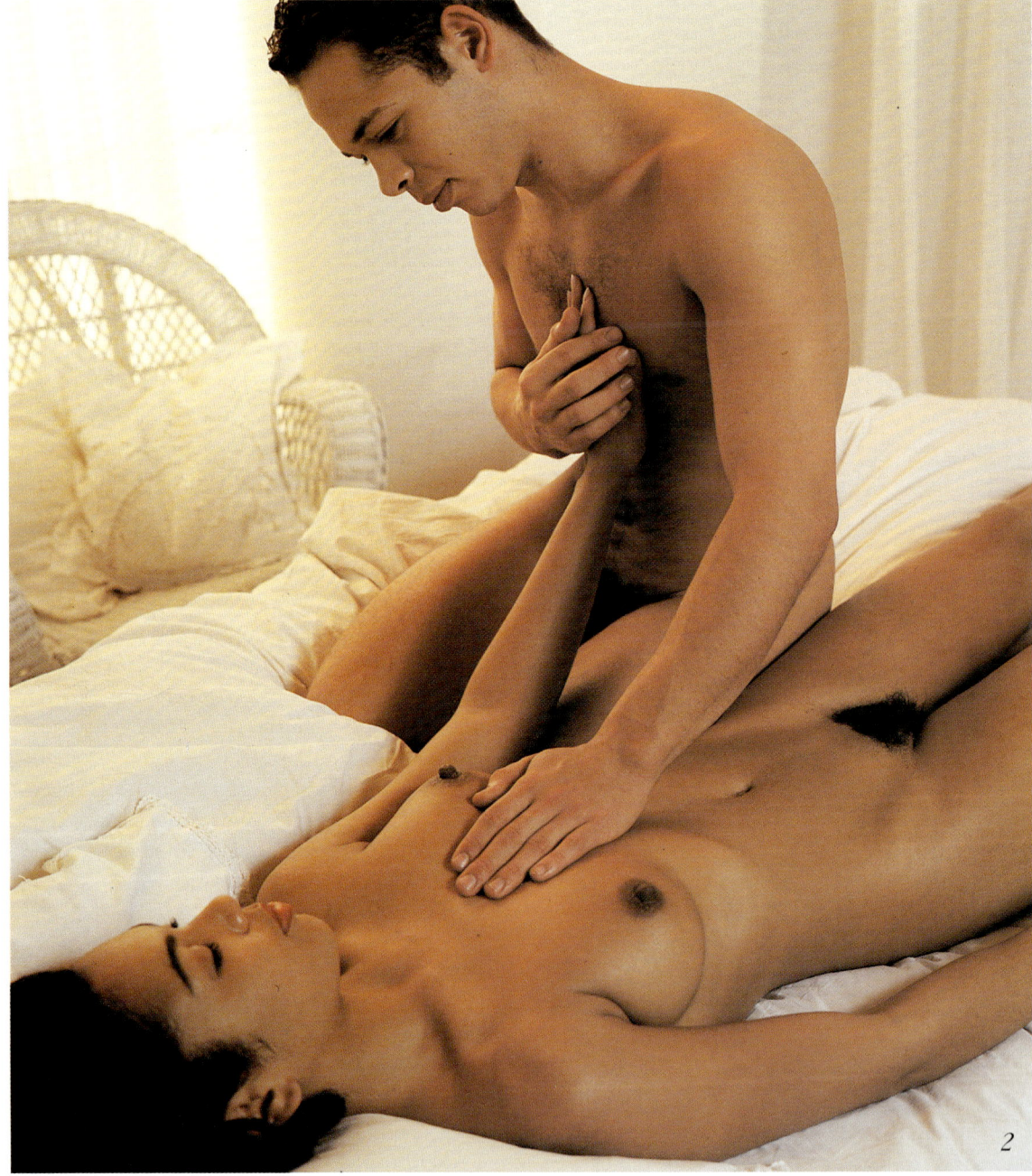

2

DAS GESICHT

Beweisen Sie Ihrer Partnerin, wie sehr Sie sie lieben, indem Sie während der Gesichtsmassage ein Gefühl der Wertschätzung in Ihre Hände einfließen lassen. Konzentrieren Sie sich bei jeder Berührung. Die nachfolgende Sequenz besteht aus äußerst sanften, fließenden Bewegungen, die Sie mit den beruhigenden Verweilgriffen im Kapitel »Im Mittelpunkt: Gesicht und Kopf« (Seite 27) kombinieren können. Die Gesichtsmassage erfordert nur geringe Mengen Öl, aber es verhindert Hautreizungen und garantiert eine bessere Geschmeidigkeit.

1. Setzen oder knien Sie sich hinter den Kopf Ihrer Partnerin, so daß er auf Ihren Schenkeln ruht. Zur Entspannung des Nackens können Sie auch ein flaches Kissen unterlegen. Machen Sie es sich selbst mit Hilfe von Kissen oder Polstern ebenfalls bequem. Verreiben Sie etwas Öl oder Lotion zwischen den Händen, und streichen Sie mit der Leichtigkeit einer Feder von der Brust bis zum Hals Ihrer Partnerin. Streicheln Sie ihren Kiefer, indem Sie beide Hände abwechselnd vom Kinn bis zum Ohr gleiten lassen.

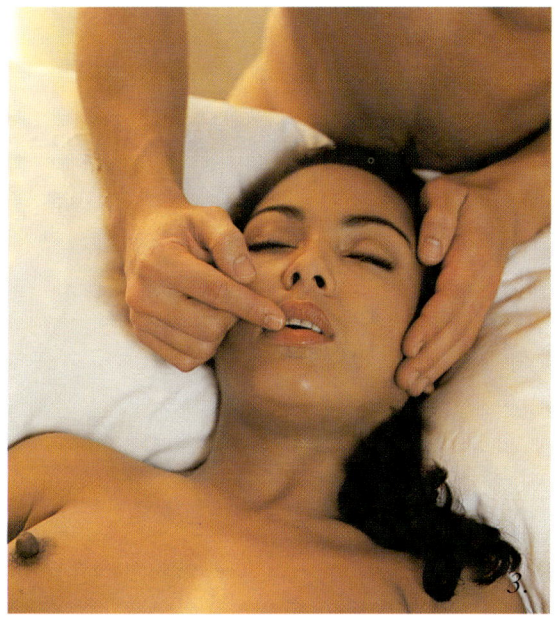

3. Beide Wangen mit den Fingerspitzen in winzigen Kreisen sanft massieren. Nun in einer gleichsam nur angedeuteten Berührung mit den Fingerspitzen die Konturen der Lippen nachzeichnen.

4. Die Ohren sind sehr berührungsempfindlich. Mit den Fingerspitzen stützend hinter die Ohren fassen und die Daumenkuppen über sämtliche Flächen und Ränder kreisen lassen.

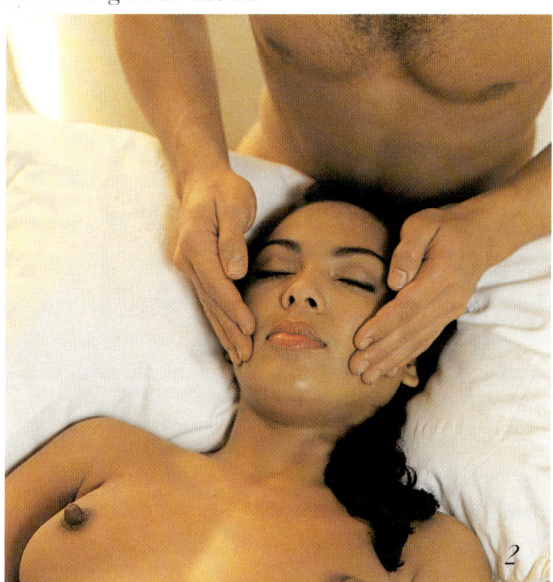

2. Mit beiden Händen den Kiefer umfassen, so daß sich die Finger am Kinn treffen. Mit den Händen zum Kiefergelenk hinaufstreichen, die Wangen umfahren und sanft Richtung Kinn zurückgleiten. Diese Fließbewegungen fortsetzen, bis sich Kiefer, Wangen und Mund unter der Einwirkung Ihrer Hände entspannt haben.

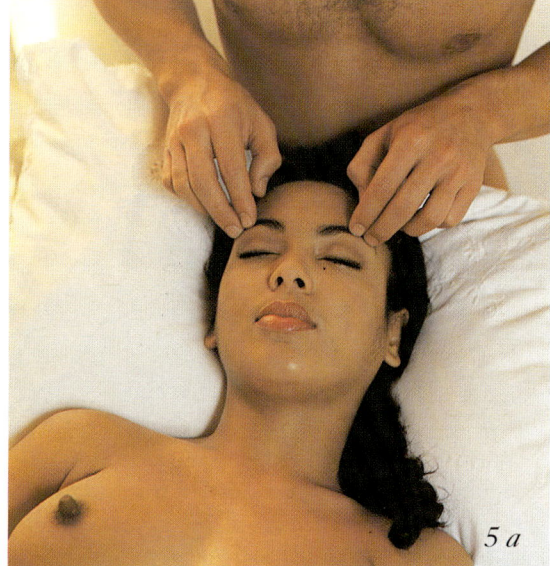

5 a. Mit Zeige- und Mittelfinger beider Hände mehrmals behutsam die Augenhöhlen umfahren und anschließend vom inneren Ende der Augenbrauen zum Schläfenrand streichen.

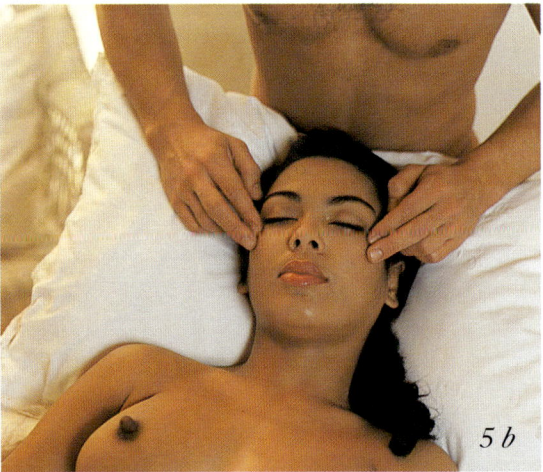

5 b

5 b. Anschließend mit beiden Fingern über die Wangenknochen Richtung Nasenrücken streichen. Wie alle Einwärtsbewegungen erfolgt auch diese unter verringertem Druck.

6. Im Anschluß an die letzte Umkreisung der Augenhöhlen gleiten die Finger vom Nasenrücken über die Nasenflügel und Wangenknochen allmählich nach außen und umfahren dort mehrmals die Schläfen.

7. Mit einer Fingerspitze sollten Sie ganz sanft über die Wimperenden streichen. Das erhöht das Empfinden Ihres Partners.

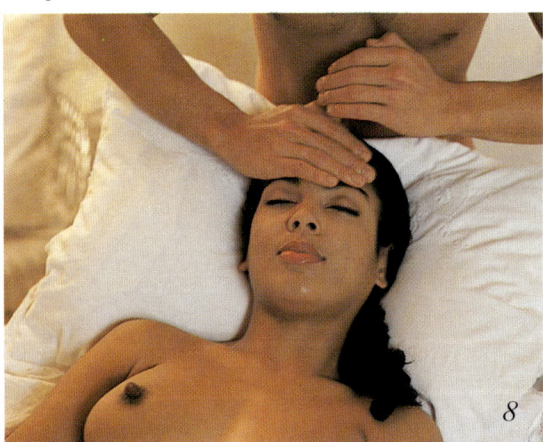

8

8. Legen Sie Ihre rechte Hand quer auf die Stirn Ihrer Partnerin, so daß die Finger nach links weisen. Lassen Sie die Hand behutsam bis zum Haaransatz über die Stirn gleiten. Während Sie die rechte Hand sanft entfernen, beginnt die Linke, diese Bewegung zu wiederholen. So mehrmals über die Stirn streichen. Abschließend mit den Fingern, das Haar durchstreifend, über die Kopfhaut fahren.

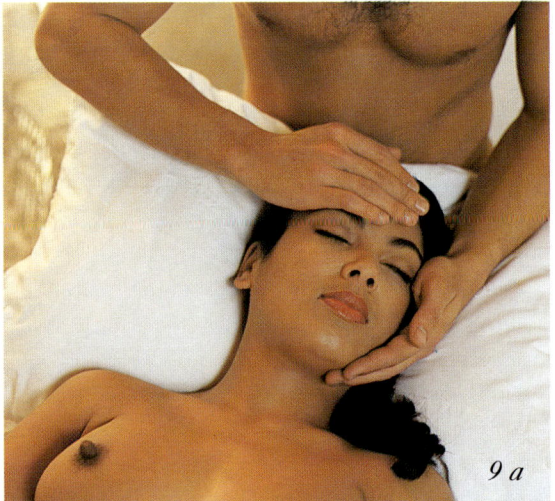

9 a

9 a. Den Kopf leicht drehen und mit der ausgestreckten linken Hand zärtlich abstützen. Die rechte Hand flach auf die Stirn legen, so daß die Finger zur linken Augenbraue weisen.

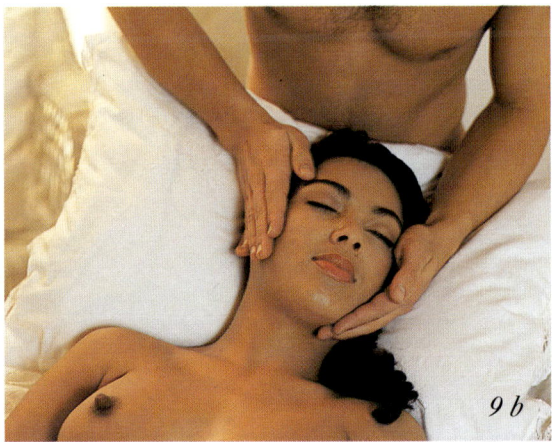

9 b

9 b. Die rechte Hand über die Stirn und die rechte Gesichtshälfte gleiten lassen, abwinkeln und Richtung Kinn streichen.

9 c. Die rechte Hand schmiegt sich mit leicht zur linken Körperhälfte weisenden Fingern dem Halsansatz an und vermittelt den Muskeln eine sanfte Dehnung mit Hilfe des Handballens, während sie zur Schulter hinabgleitet.

9 d. Die Finger umkreisen die Schulter und fahren zärtlich über den Nacken und durchs Haar. Diese Sequenz zweimal wiederholen und auf der anderen Hälfte nachvollziehen. Danach den Kopf wieder gerade ausrichten und zur vollständigen Entspannung des Gesichts die Sequenz mit einer Reihe von Verweilgriffen ausklingen lassen.

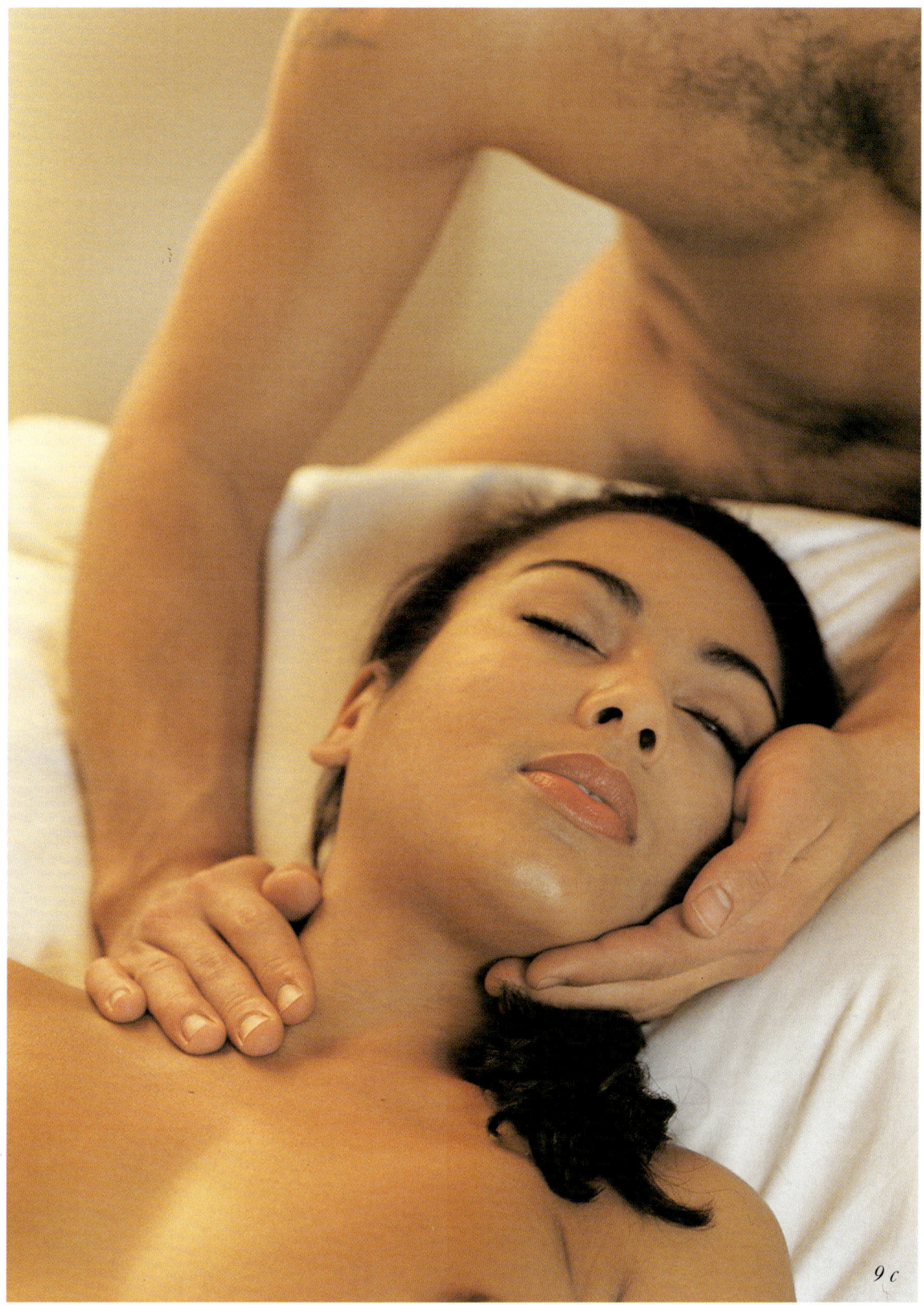

9 c

ERGÄNZUNG DER SINNLICHEN MASSAGE

Was geschieht, nachdem Sie dem Körper Ihrer Partnerin mit anhaltenden, sinnlich-liebevollen Berührungen gehuldigt haben, hängt ganz von Ihrer beider momentanen Gefühlen ab. Vielleicht möchten Sie Ihre Partnerin in eine Decke hüllen, sich neben sie kauern und das Gefühl angeregter Entspanntheit genießen. Falls Sie die Massage erhielten, möchten Sie Ihrem Partner vielleicht mitteilen, wie kostbar Sie jeden einzelnen Moment des Kontakts empfunden haben. In jedem Fall ist dies die Zeit intimer Zweisamkeit und Wertschätzung.

Falls Sie beide während der Massage erotisch gestimmt wurden, haben Sie vielleicht bereits einige der erotischeren Sequenzen des nächsten Kapitels eingesetzt. Die sinnliche Massage verwandelte sich dann möglicherweise in ein langes, genießerisches Vorspiel.

SAFER SEX

Körperliche Liebe ist heutzutage ohne Safer Sex nicht mehr denkbar, zumal sich das HIV-Virus in homosexuellen wie heterosexuellen Kreisen weiter ausbreitet. Das Virus kann in einem gesund erscheinenden Menschen jahrelang symptomlos verweilen, doch jede sexuelle Handlung, bei der ein Kontakt mit Blut, Samen oder Scheidensekret auftritt, birgt eine entsprechende Ansteckungsgefahr. Safer Sex bedeutet, angemessene Vorkehrungen gegen den Austausch dieser Körperflüssigkeiten zu treffen und auf risikoreiche Sexualpraktiken zu verzichten. Die sinnliche und die erotische Massage sind praktizierter Safer Sex. Bei jeglicher Form von Geschlechtsverkehr ist die Benutzung von Kondomen zu erwägen.

Möglicherweise haben Sie den Eindruck, Kondome hemmten die Spontaneität des Liebesspiels, doch das legt sich, wenn Sie bedenken, daß Sie sich selbst und auch Ihrem Partner durch Safer Sex wie auch mit der Massage beweisen können, wie wichtig Ihnen das Wohlergehen von Körper, Geist und Seele ist.

Zum Ausklang Ihrer nicht enden wollenden Liebkosungen kosten Sie diese wertvollen Momente der Ruhe und Intimität in entspanntem Miteinander aus.

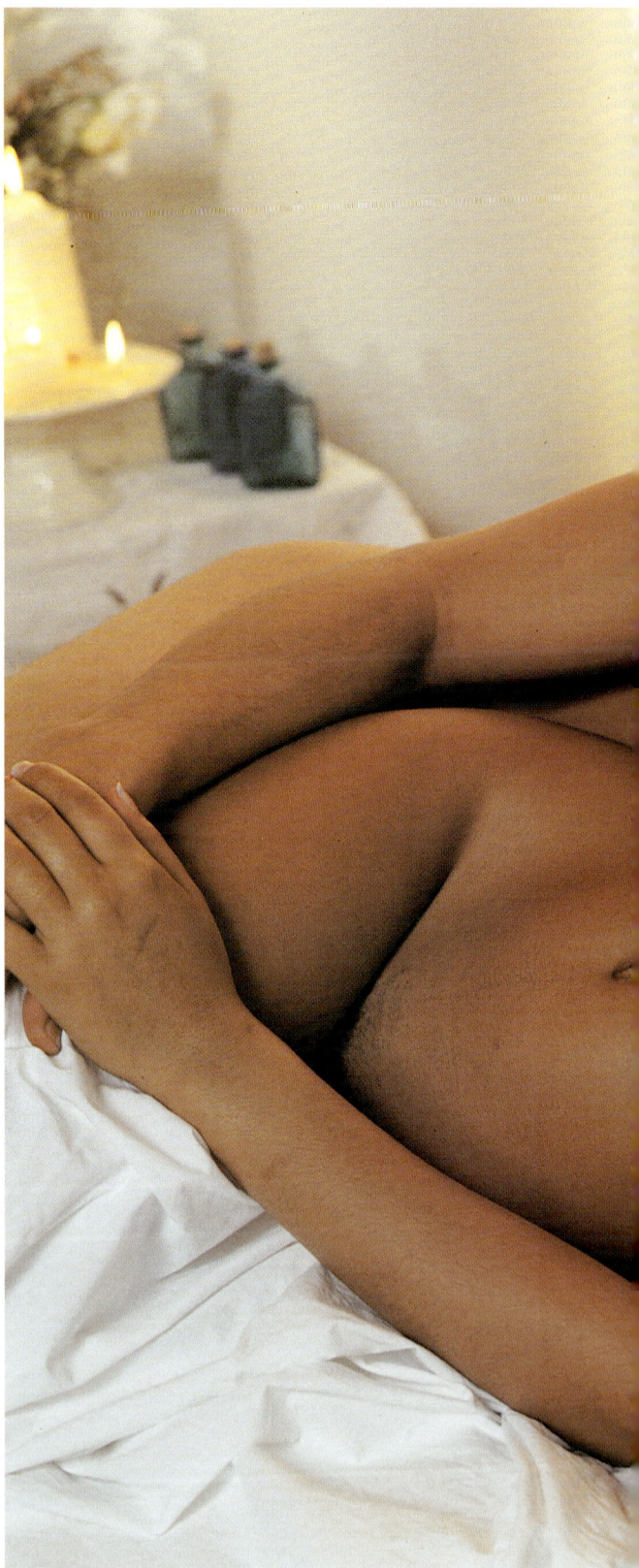

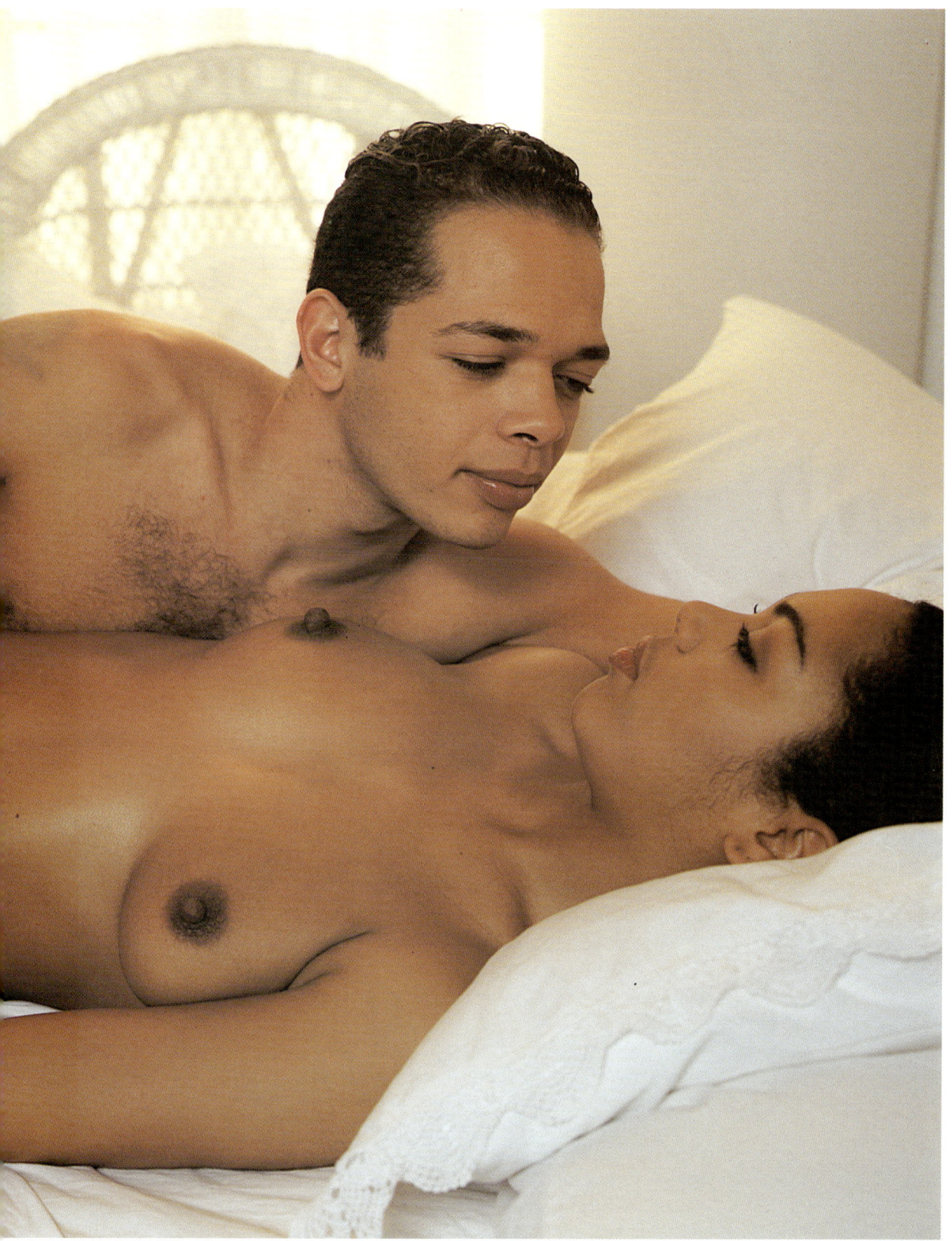

Die erotische Kraft der Berührung

Erotik wurde in der Geschichte von zahlreichen Kulturen zelebriert. In Gemälden, Gedichten, Sexualpraktiken und spirituellen Lehren wird Erotik als ein kreativer Akt dargestellt, durch den Männer wie Frauen sexuelle Ekstase und ein Gefühl des Einsseins erreichen können.

DIE ALTEN TEMPEL von Khajuraho in Indien ziehen mit ihren herrlichen erotischen Wandskulpturen auch heute noch Tausende von Menschen an. Auch das Kamasutra als Schrift über die Freuden des Liebesspiels ist heute unvermindert aktuell. Von den Duftgärten und der Poesie Persiens bis zu den Lehren der taoistischen Meister in China wurden die Geheimnisse der sexuellen Freuden von den Altvordern stets als transzendentale, mystische Tradition angesehen.

Vor 2 000 Jahren wiesen chinesische Gelehrte ihre Schüler in die Geheimnisse der sexuellen Erfüllung ein, die sie als Voraussetzung für die Herstellung eines gesunden Gleichgewichts zwischen Leib und Seele annahmen. Doch als der Psychologe Wilhelm Reich (siehe »Den Orgasmusreflex entdecken«, Seite 40) in unserem Jahrhundert von einer Verbindung zwischen sexueller Repression und Neurose sprach, erntete er Verachtung. Heute aber, im Lichte einer offeneren Einstellung zur Sexualität, versuchen viele Menschen wiederzuentdecken, wie man in einer sexuellen Beziehung eine tiefe emotionale und körperliche Befriedigung erlangt.

Die Erkundung der erogenen Zonen hilft, die körperliche und emotionale Zusammengehörigkeit zu vertiefen.

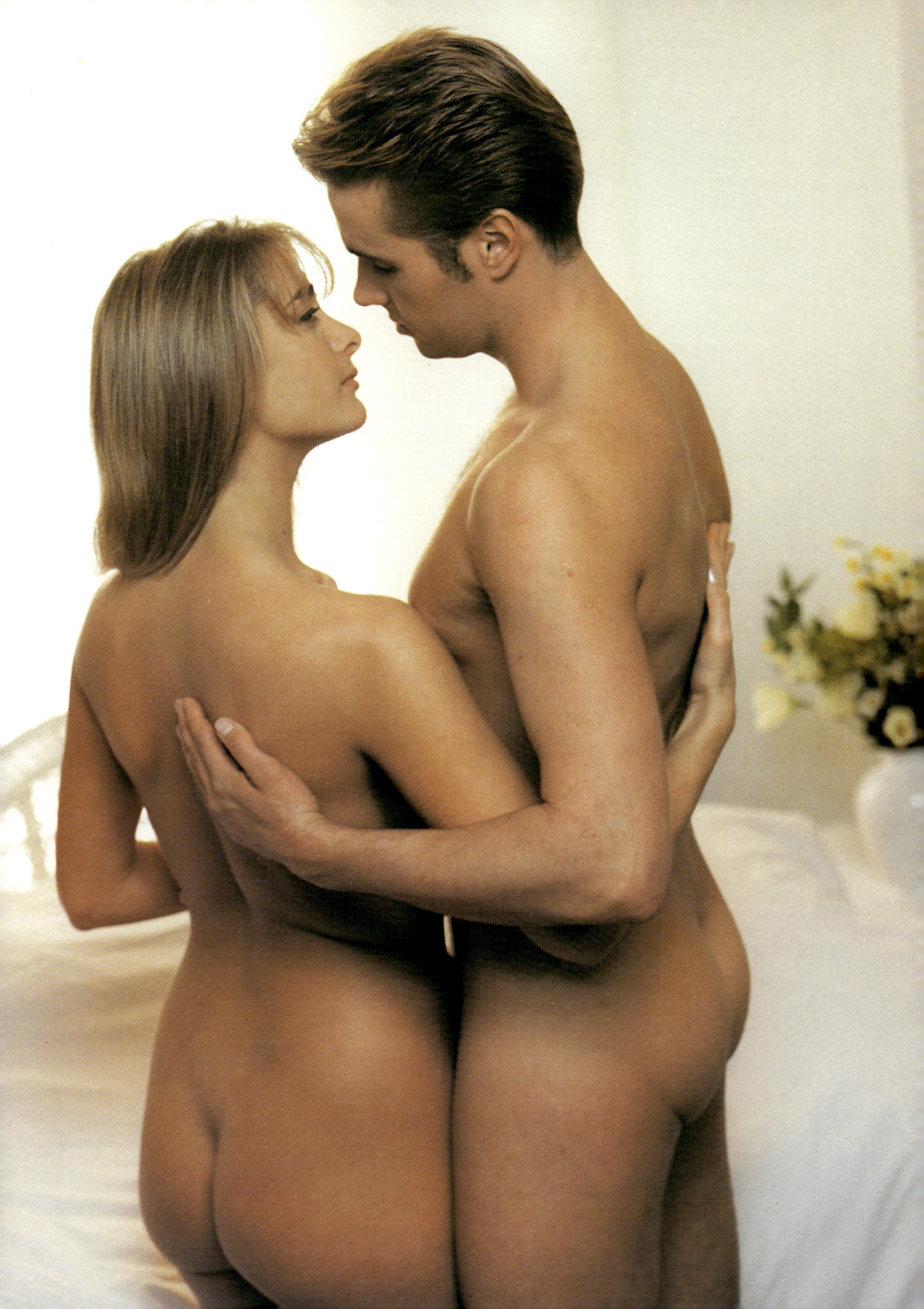

Berührung und Massage sind diesbezüglich perfekte Elemente des Vorspiels. Durch das Streichen über die Haut werden überall im Körper Nervenrezeptoren aktiviert. Sigmund Freud sah den gesamten Körper als erogene Zone an – schließlich ist es die Haut, die die taktilen Botschaften der Liebe, Zärtlichkeit und des Verlangens empfängt.

VORBEREITUNG EINES EROTISCHEN ERLEBNISSES

ANREGENDE SPEISEN

Die Art, wie wir uns bewegen und kleiden, unsere Lieblingsfarben und Einrichtung, all dies hat eine sinnlich-erotische Komponente; daher ist jedes Detail von Bedeutung, wenn Sie beide sich auf einen Abend der erotischen Massage vorbereiten.

Das Vorspiel kann bereits am Eßtisch beginnen, denn schließlich sind Nahrung wie auch Sex überlebensnotwendig, und ihr Zusammenhang ist klar

erwiesen. Bereiten Sie ein Mahl vor, das optisch anspricht, anregend duftet und Gaumenfreuden bereitet. Wählen Sie Ihr kostbarstes Besteck und Geschirr, zünden Sie eine Kerze an, und schmücken Sie eine Vase mit Orchideen, Rosen oder ande-

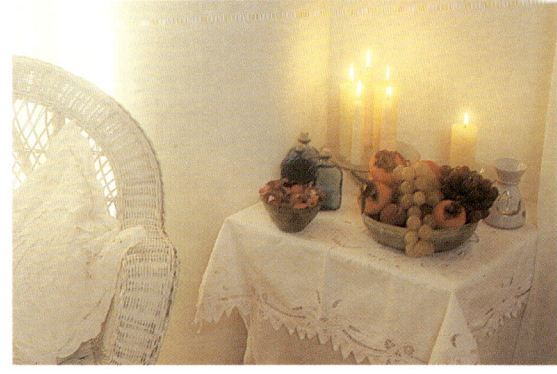

Früchte, Blumen, aromatische Öle und Kerzen können die Stimmung intensivieren. Verwöhnen Sie Ihren Partner mit köstlichen Häppchen solcher Früchte, die traditionell mit Sexualität in Verbindung gebracht werden.

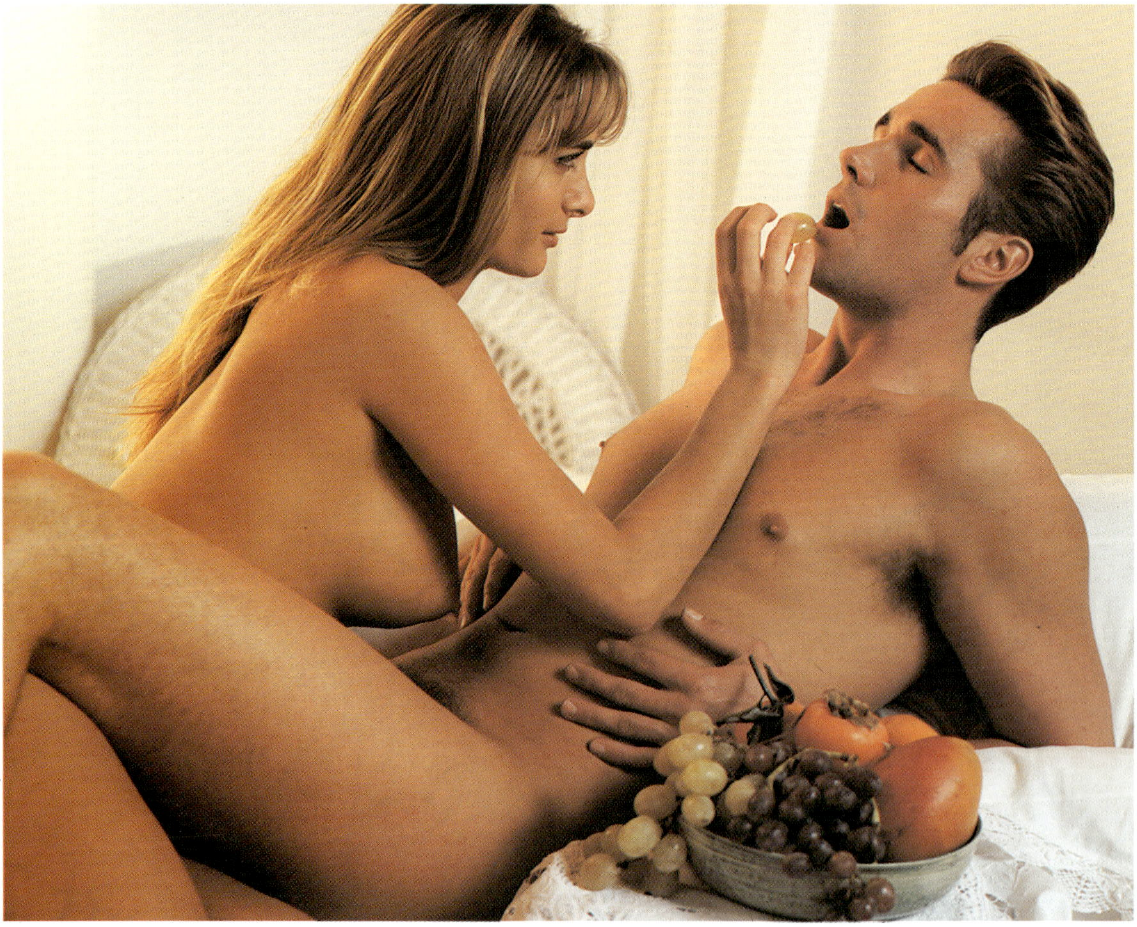

ren erlesenen Schnittblumen. Die Speisen sollten saftig, schmackhaft und leicht verdaulich sein. Achten Sie besonders auf Farbharmonie, und wählen Sie Nahrungsmittel mit eher kräftiger Farbgebung. Bestimmten Speisen wie Austern, Trüffeln und Schokolade wird nachgesagt, sie hätten romantisierende und aphrodisierende Eigenschaften. In einigen strengen klösterlichen Gemeinschaften Indiens sind Knoblauch und Zwiebeln verboten, da sie angeblich die Libido fördern!

Viele Früchte assoziiert man traditionell mit Sexualität, etwa weil ihre Farbe und Gestalt an das männliche oder weibliche Geschlechtsteil erinnern. In der griechischen Mythologie galten gewisse Früchte als Symbol des Lebenskeims, der Männlichkeit und der Fruchtbarkeit. Bei Tempelritualen wurden Früchte wie Granatäpfel, Feigen und Trauben verwendet, um die Kraft der Schöpfung und Regeneration, wie sie in der sexuellen Vereinigung von Mann und Frau zum Ausdruck kommt, zu versinnbildlichen.

Bereiten Sie für Ihren Partner einen exotischen Fruchtcocktail, den Sie nach sinnlichen Kriterien zusammenstellen: So etwa ruft die Mango mit ihrer tiefroten Farbe und fleischigen Saftigkeit unweigerlich erotische Bilder hervor. Warten Sie mit der Verabreichung der geschälten und in mundgerechte Stücke zerteilten Früchte, bis sich mit dem Appetit Ihres Partners auch sein Geruchs- und Geschmackssinn verstärkt hat. Bitten Sie ihn, die Augen zu schließen und sich ganz auf den Duft und Geschmack der Früchte, die Sie ihm verabreichen, zu konzentrieren. Lassen Sie ihn an den Leckerbissen riechen, bevor Sie ihm diese Stück für Stück zu kosten geben, damit er ihrem individuellen Geschmack in aller Ruhe nachspüren kann.

Aromatherapie-Rezepte für Romantik und Erotik

Gerüche spielen eine wichtige Rolle in der Erotik. Wenn es dem Menschen nach sexuellen Aktivitäten gelüstet, scheidet er ähnlich zahlreichen Tieren über die Schweißdrüsen hochwirksame Sexualduftstoffe, die sogenannten Pheromone, aus. Diese Geruchssubstanzen wirken unterschwellig und sollen das Verhalten der Mitmenschen ohne deren Wissen beeinflussen.

Von Parfümeuren und Drogisten wurden jahrhundertelang die ätherischen Öle von Kräutern, Blüten und Pflanzen eingesetzt, um eine vergleichbare sinnlich-erotische Wirkung zu erzielen. Aus den Ölen lassen sich effiziente Mischungen herstellen, die je nach Zutaten sehr verschiedenartige heilende oder betörende Wirkungen entfalten. Zur Herstellung einer Ölmischung für die erotische Massage bietet sich eines der fünf folgenden Rezepte an. Informieren Sie sich über die Eigenschaften der einzelnen Zutaten, und halten Sie sich genau an das Rezept.

	Massage 15 Tropfen pro 25 ml. Basisöl	Duftlampe 7 Tropfen	Bad 7 Tropfen
1. Rosenholz	*7*	*3*	*3*
Neroli	*4*	*2*	*2*
Rose	*4*	*2*	*2*
2. Ylang-Ylang	*8*	*3*	*4*
Schw. Pfeffer	*4*	*3*	*2*
Patschuli	*3*	*1*	*1*
3. Rosenholz	*6*	*3*	*3*
Limette	*4*	*2*	*2*
Jasmin	*5*	*2*	*2*
4. Weihrauch	*6*	*3*	*3*
Bergamotte	*4*	*2*	*2*
Sandelholz	*5*	*2*	*2*
5. Ylang Ylang	*5*	*2*	*2*
Patschuli	*4*	*2*	*2*
Mandarine	*6*	*3*	*3*

Eigenschaften der ätherischen Öle
Rosenholz: Betörendes, blumiges, holzartiges Aroma. Stabilisiert und beruhigt die Stimmung. Die Kombination aus anregendem Duft und beruhigender Wirkung wirkt sexuellen Ängsten entgegen.
Neroli: Markantes, bitter-süßes Aroma. Erzeugt ein Gefühl der Friedlichkeit, lindert Ängste und ist extrem sinnlich.
Rose: Erlesen-sinnlicher Duft. Wird oft zur Behandlung sogenannter »Frauenleiden« eingesetzt und soll außerdem die Symptome sexueller Fehlfunktionen wie Impotenz und Frigidität lindern. Macht dank seiner beruhigenden Wirkung aufgeschlossen für Zärtlichkeiten.

YLANG YLANG: Der süße, blumige Duft wirkt entspannend und kann neben Ängsten angeblich auch sexuellen Spannungen entgegenwirken.

SCHWARZER PFEFFER: Das pfefferig-süße Aroma vermittelt einen Hauch Vitalität und Würze und fördert Tatkraft und Wachheit.

PATSCHULI: Das moschusähnliche, erdig-exotische Aroma verleiht der Komposition einen sinnlichen Touch. Dämpft die Emotionen, lindert Verdruß und schafft einen meditativen Geisteszustand.

LIMETTE: Der süße, appetitanregende Duft verleiht der Mischung eine verspielte Leichtigkeit.

JASMIN: Das betörend-exotische und nachhaltige Blumenaroma verstärkt die Gefühle, erhöht die Selbstsicherheit und wirkt gegen Lethargie. Ein sinnliches Öl für Partner, die sich unerfahren, beklommen, kalt oder angespannt fühlen.

WEIHRAUCH: Das markante, harzig-würzige Aroma erzeugt eine Stimmung meditativer Gelassenheit, die eher den Augenblick genießen läßt, statt der Vergangenheit nachzuhängen.

BERGAMOTTE: Das volle, köstlich-süße Aroma hat eine sehr erhebende, entspannende Wirkung. Lindert Streß und verleiht beiden Partnern ein Element des Hochgefühls.

SANDELHOLZ: Der süße, holzartige und irgendwie männliche Duft wirkt Anspannungen und Streß entgegen und galt lange Zeit als aphrodisierend.

MANDARINE: Das markant-fruchtige Zitrusaroma vermittelt ein Gefühl jugendlicher Vitalität und kann die Ausdauer der Liebenden erhöhen.

DIE EROTISCHE MASSAGE

Intimer Kontakt läßt sich nicht nur durch Einbringen des ganzen Körpers herstellen, sondern auch durch neckendes Erregen mit Hilfe von Lippen, Zunge und Zähnen. Jeder Mensch zeigt ganz spezielle erotische Reaktionen, und während Sie mit dem Körper des Partners vertraut werden, entdecken Sie auch die geheimen Orte des Vergnügens. Es folgen einige Anregungen, die sich auf bekanntermaßen erogene Zonen konzentrieren. Selbstverständlich werden Sie selbst ebenfalls erregt, während Sie Ihren Partner mit streichenden, reibenden, küssenden, knabbernden, leckenden und saugenden Liebkosungen bedenken. Konzentrieren Sie sich daher nicht übermäßig auf eine bestimmte

Region, sondern verteilen Sie Ihre Zuwendung, um den ganzen Körper zu erregen. Indem Sie den intimen Kontakt mit zärtlichen Streichbewegungen über die gesamte Haut hinweg kombinieren, wird die sexuelle Erregung ständig zu- und wieder abnehmen und Ihren Partner in Wellen der Exstase einhüllen. Gleichsam jede einzelne Körperzelle wird erbeben, wenn Sie ständig zwischen Entspannung und Erregung wechseln. Widerstehen Sie der Versuchung, gleich zur Sache zu kommen.

Zwar konzentriert sich dieses Kapitel auf spezielle erogene Zonen, diese sind aber unbedingt in eine Ganzkörpermassage zu integrieren. Beginnen Sie mit entspannenden und belebenden Streichbewegungen, die Sie mit einigen im vorangehenden Kapitel vorgestellten sinnlichen, fließenden Massagen kombinieren.

Die nachstehend beschriebene Ganzkörperintegration ist ebenfalls hervorragend geeignet, den gesamten Körper einzubeziehen.

GANZKÖRPERINTEGRATION

DIE RÜCKSEITE DES KÖRPERS

Knien Sie sich zwischen die Füße Ihres Partners, wobei ein Fuß aufgestellt wird und Ihnen Halt gibt, um den gesamten Körper in einer ausgreifenden, nach oben und wieder nach unten zurückfließenden Bewegung überstreichen zu können. Um die Schultern ganz erreichen oder zu den Füßen zurückgleiten zu können, werden Sie Ihre Position zwischendurch eventuell ändern müssen.

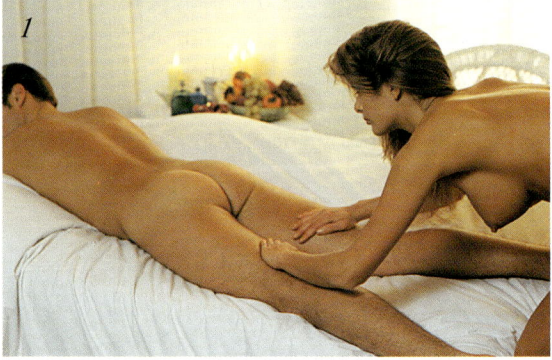

1. Legen Sie Ihre Hände mit nach innen weisenden Fingern auf die Fersen Ihres Partners, und lassen Sie beide sich dicht dem Körperverlauf anschmiegenden Hände simultan über Beine und Gesäß bis zum Rücken gleiten.

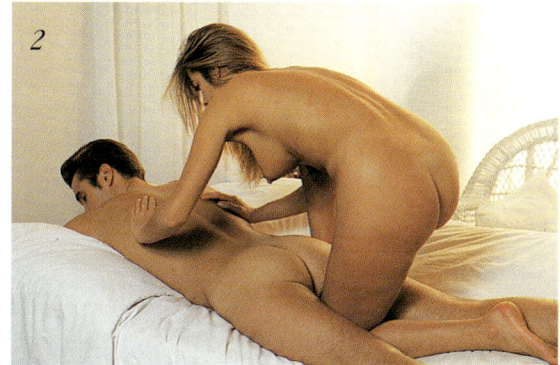

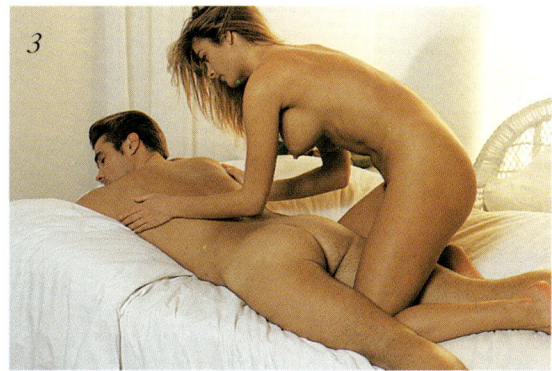

2. Ändern Sie eventuell Ihre Position. Stützen Sie sich nicht auf Ihrem Partner ab, doch beugen Sie sich so weit vor, daß Sie sich in engem Kontakt befinden, während Ihre Hände Richtung Schultern gleiten. Vielleicht möchten Sie auch Ihr Haar über den Rücken Ihres Partners streichen lassen.

3. Die Hände über den Schultern ausfächern und das eigene Gewicht langsam in die Hüften zurück-

verlagern, während die Hände zärtlich die Flanken hinabgleiten.

4. Ändern Sie Ihre Position nochmals, und fahren Sie mit den Fingerspitzen ganz sanft die Beine hinab. Wiederholen Sie die gesamte Sequenz dreimal, um dem Partner das druckvolle Wogen der Wärme und Nähe auf dem Hinweg und das sanfte Nachgeben auf dem Rückweg zu vermitteln.

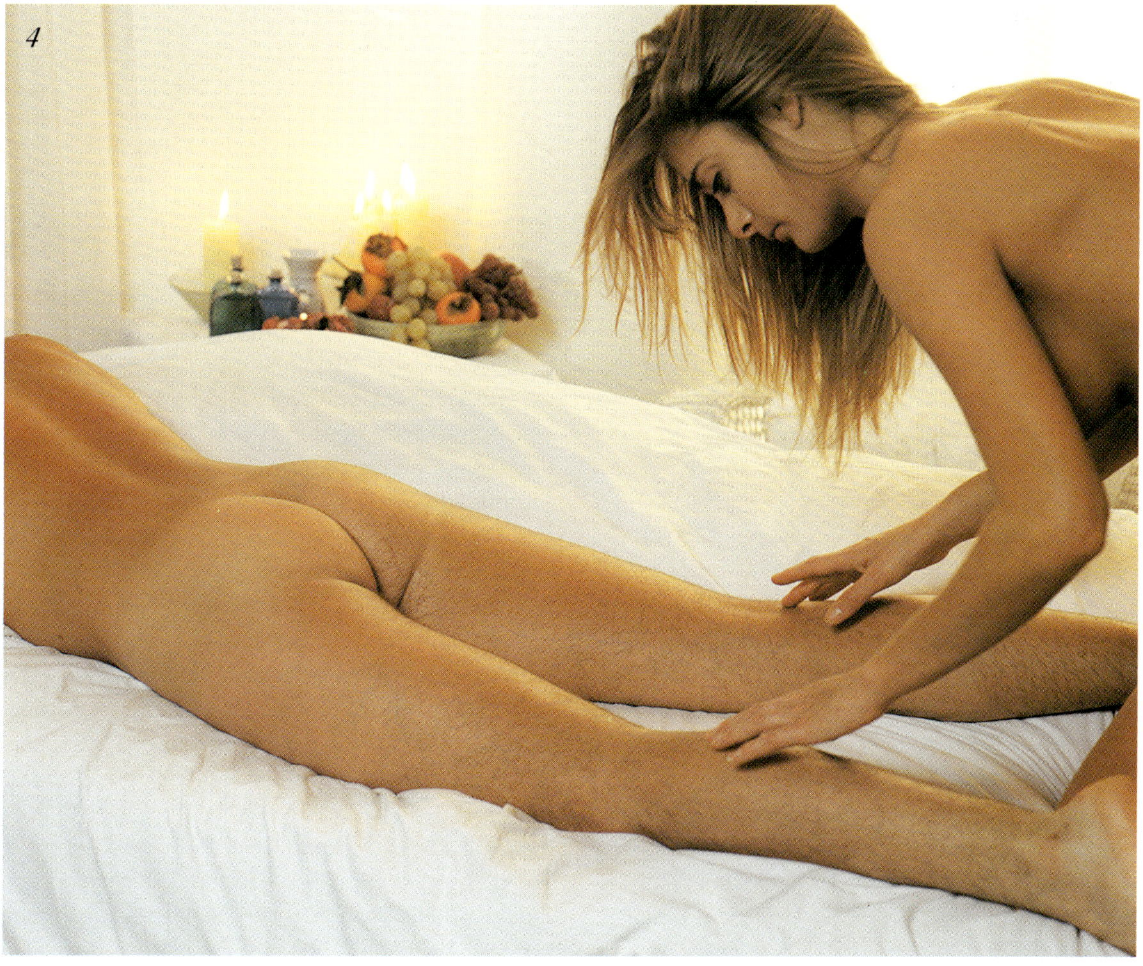

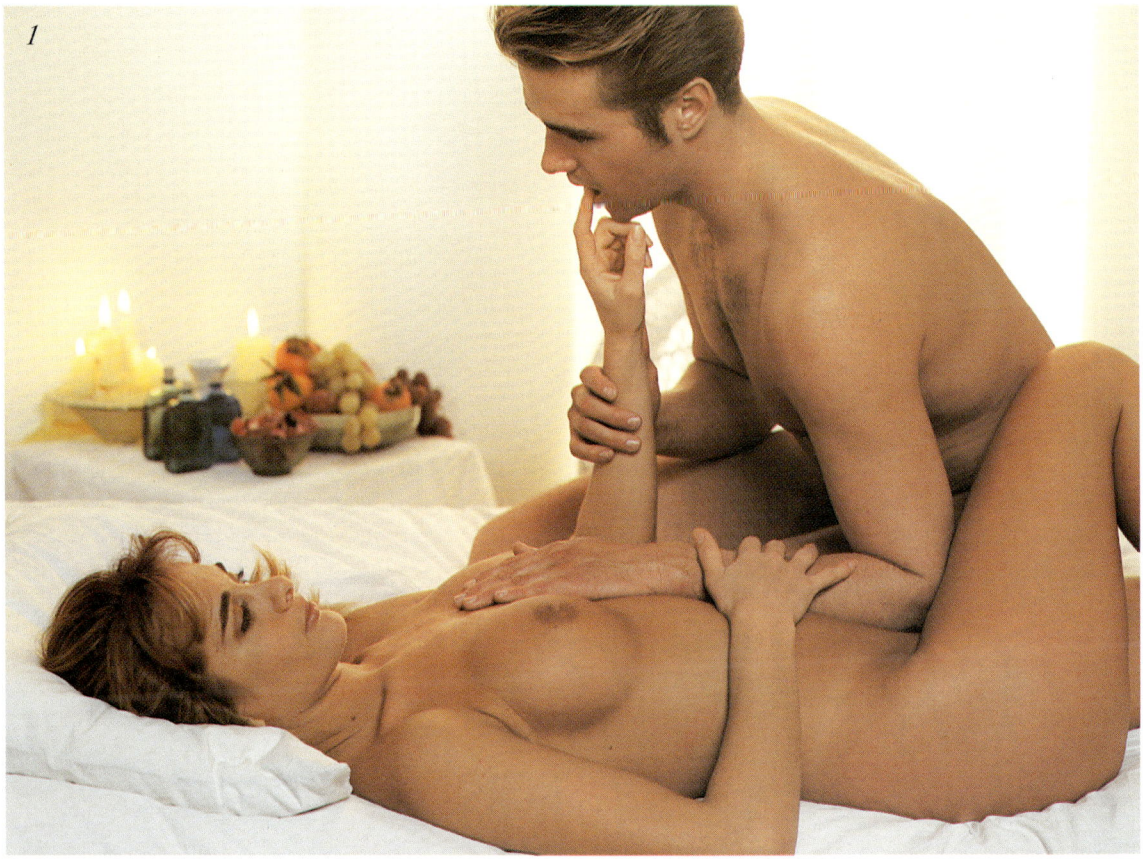

1

DIE VORDERSEITE DES KÖRPERS

Mittels einer ähnlichen Bewegungsfolge läßt sich auch der vorderen Körperhälfte ein herrliches Gefühl des Einsseins vermitteln. Beim Passieren von empfindlichen Regionen wie Bauch und Brust nie zuviel Druck ausüben.

Umfassen Sie die Fußrücken Ihrer Partnerin, und lassen Sie die Hände die Beine hinaufgleiten, wobei der kleine Finger jeweils nach vorn weist und Sie beim Passieren der Kniescheibe den Druck verringern. Die Hände gleiten in engem Kontakt über Hüften und Taille, streichen mit kopfwärts eingedrehten Fingern gemeinsam das Brustbein hinauf und fächern über den Brustmuskeln zu den Schultern aus, bevor sie an den Armen und Händen hinabgleiten und nach Übergang zu den Beinen bis zu den Füßen hinabfahren. Nun die Hände abwinkeln, erneut die Füße umfassen und die Integrationssequenz wiederholen. Die Hände können alternativ auch über die Flanken zurückgeführt werden. Ihre Partnerin wird am Ende von Kopf bis Fuß ein waches Körperbewußtsein erreichen.

HÄNDE UND FINGER

Wenn man weiß, daß die Fingerspitzen Tausende von Nervenendigungen beherbergen, überrascht es nicht, daß sie auch auf erotische Stimulation stark reagieren.

1. Erregen Sie Ihre Partnerin, indem Sie je einen Finger in Ihren Mund führen und, ihn mit Lippen und Zunge massierend, in die feuchte Wärme der Mundhöhle einhüllen. Lassen Sie Ihre Zunge locker um den Finger herumfahren, und saugen Sie zärtlich an der Fingerspitze.

2. Knabbern Sie neckisch an Fingern und Handrücken. Nun nehmen Sie ihre Hand und lassen sie behutsam über Ihr Gesicht gleiten, damit sie während dieser erotisierenden Berührung die Wärme Ihres Gesichts in sich aufnehmen kann. Lassen Sie die Finger abschließend zärtlich über Ihre Lippen streichen.

3. Legen Sie die Hand Ihrer Partnerin auf ihren Bauch, so daß die Finger locker auf der Schamregion ruhen. Versehen Sie die Hand mit einem zarten Hauch, und übersäen Sie sie mit Küssen.

BRUST UND BRUSTKORB

Die Brust, speziell die Brustwarzen, zählt bei Männern und Frauen zu den erogensten Zonen überhaupt. Brustwarzen und Warzenhof verfügen über Nervenendigungen, die den emotionalen und sexuellen Zentren des Gehirns starke Impulse übermitteln, wenn sie durch Streicheln, Küssen, Reiben, Lecken oder Saugen stimuliert werden. Dies gilt speziell für Frauen, deren Brustwarzen bei sexueller Erregung sichtbar anschwellen und sich aufrichten. Die weibliche Brust – sie besteht aus Milchdrüsen und Fettgewebe – stellt ein wesentliches Element der Weiblichkeit dar und sollte daher auch im Stadium höchster Erregung nur mit rücksichtsvoller Achtung berührt werden. Bei der Massage der Brüste ist das Ausüben starken Drucks stets zu vermeiden. Bevor die Brust erotisch ins Blickfeld rückt, ist der gesamte Brustraum mit sinnlichen Streichbewegungen zu massieren, speziell die oberhalb der Brüste verlaufenden Brustmuskeln, um Atmung und Gefühlen der Partnerin Raum zu geben und sie für Ihre Berührungen aufgeschlossener zu machen. Eine hervorragende Ergänzung der erotischen Brustmassage bietet eine sinnliche Massage von Gesicht, Kopf und Hals (siehe »Das Gesicht«, Seite 81).

1. Setzen oder knien Sie sich hinter Ihre Partnerin, und verwenden Sie Kissen oder Polster zur Stabilisierung. Legen Sie die Arme Ihrer Partnerin neben sich, so daß Sie Ihre Hände ausgehend vom seitlichen Brustkorb über ihre Achselhöhlen und Arminnenseiten gleiten lassen können. Reiben Sie Brustkorb und Arme mit Öl ein.

2. Beginnen Sie die Massage mit einem sanften Verweilgriff, indem Sie beide Hände übereinander locker über dem Herzen ablegen. Erspüren Sie das Schlagen des Herzens und das Auf und Ab des Brustkorbs, und versuchen Sie, Ihre Atmung entspre- chend anzupassen.

3. Die erste, ausgreifende Bewegung ist ein langes, fließendes Streichen, das den gesamten Brustraum umfaßt. Obwohl sich diese Sequenz in mehrere Phasen untergliedert, sollte Sie quasi »aus einem Guß« sein und mehrmals wiederholt werden.

3 a. Beide Hände mit körperabwärts weisenden Fingern dicht nebeneinander flach auf den oberen Brustkorb legen.

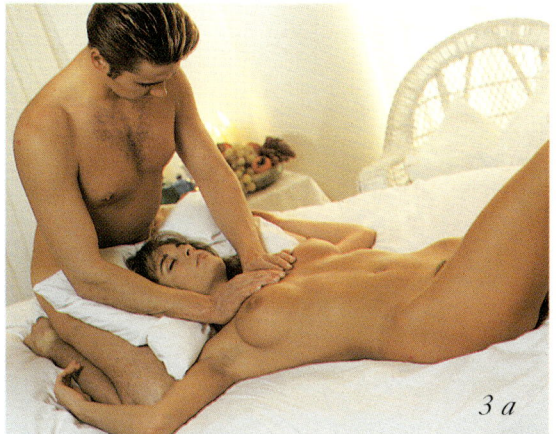

3 a

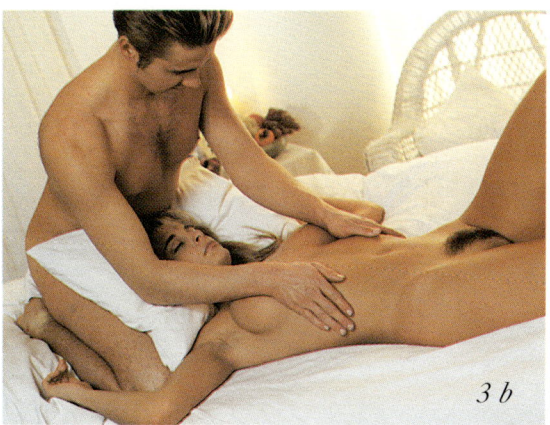

3 b

3 b. Lassen Sie die Hände das Brustbein hinabgleiten und an dessen unterem Ende zu den Flanken hin ausfächern.

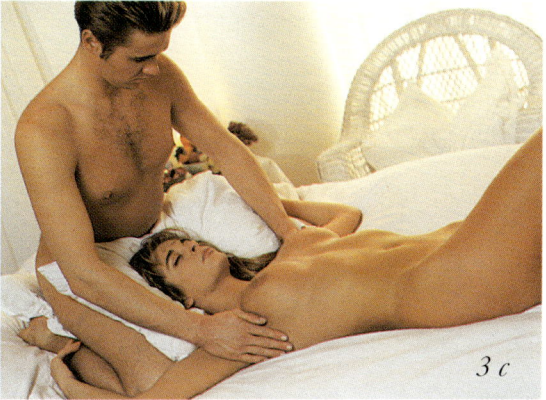

3 c

3 c. Die Hände gleiten seitlich am Brustkorb hinauf, über die Achselhöhlen und über die Arminnenseiten zu den Ellbogen.

3 d. Winkeln Sie die Hände ab, und führen Sie sie über die Oberarme zu den Brustmuskeln. Sequenz mehrmals wiederholen.

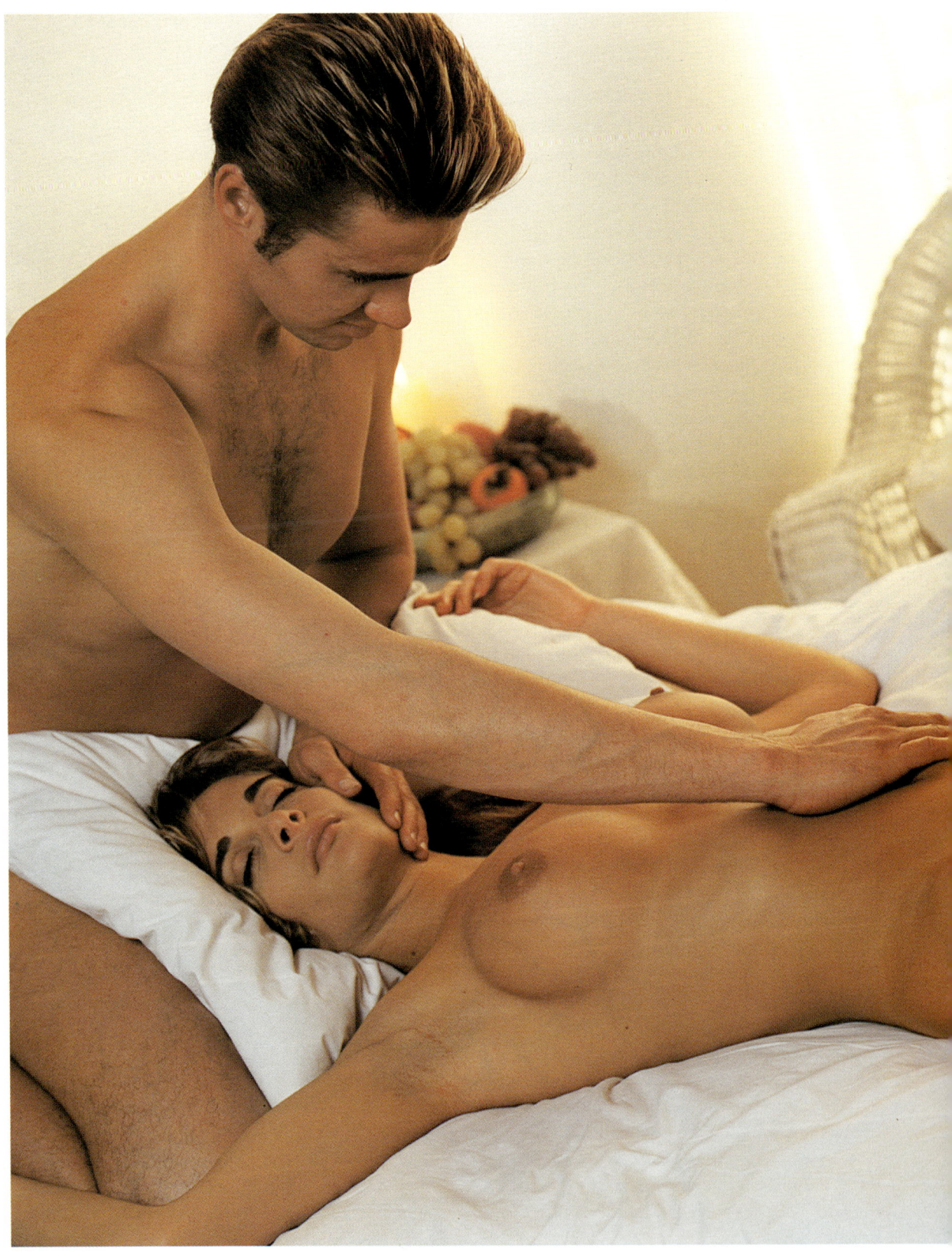

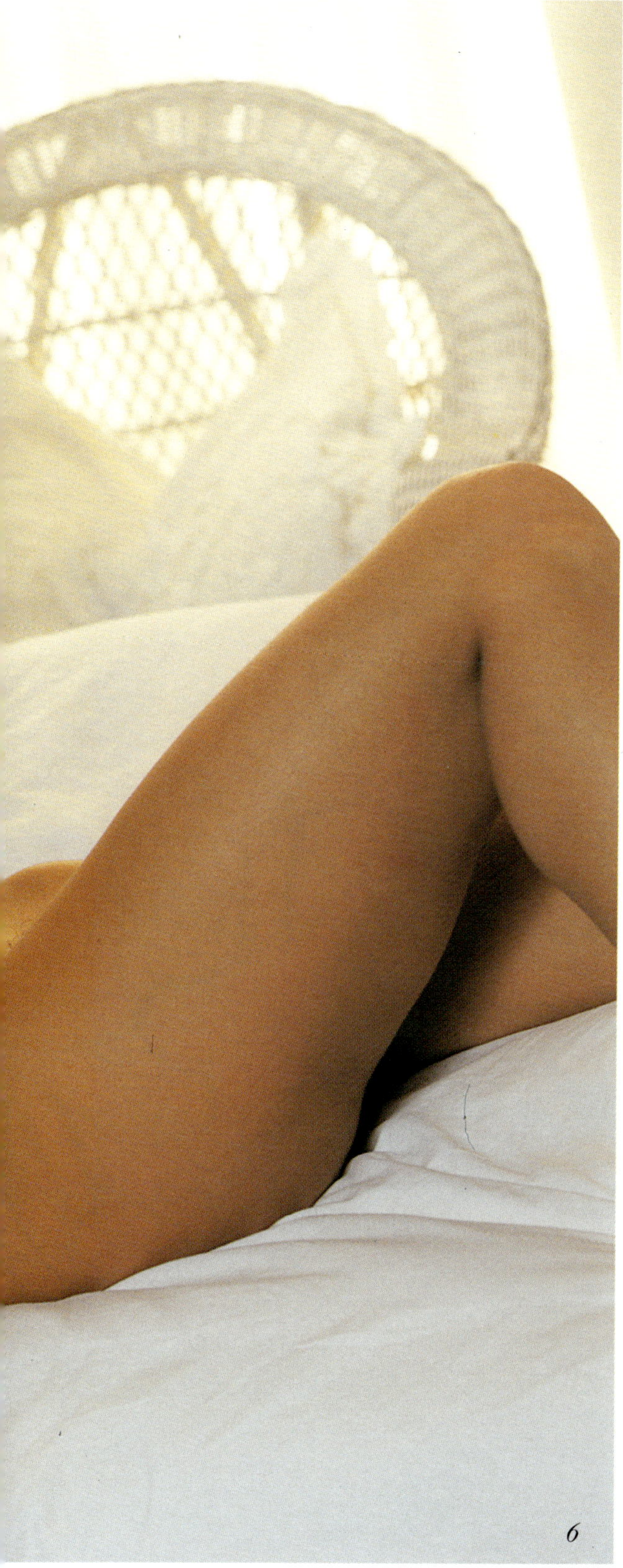

4 a. Legen Sie die rechte und darüber die linke Hand auf die Basis des Brustbeins, und ziehen Sie beide Hände mit einer festen, schaukelnden Bewegung, die sich dem Brustkorb und dem Herzen mitteilt, über das Brustbein.

4 b. Oben am Brustkorb angelangt, verringern Sie den Druck der linken Hand und heben den Handteller der rechten Hand derart langsam an, daß der Druck förmlich in die Fingerspitzen sickert. Lassen Sie die Fingerspitzen beider Hände sanft zu den Armen streichen.

5. Beide Hände gleiten das Brustbein hinab und fächern zu den Flanken hin aus. Mit der flachen Hand in spiralförmigen Aufwärtsbewegungen den seitlichen Brustkorb massieren, während die Finger über den Rücken streichen. Über die Achselhöhlen bis zu den Armen streichen.

6. Lassen Sie Ihre linke Hand sanft auf dem Gesicht Ihrer Partnerin ruhen, während die rechte Hand mit fließenden Kreisbewegungen das Brustbein und so weit zum Bauch hinabgleitet, wie Sie bequem gelangen können.

7. Bringen Sie die Haut mit Hilfe sanftester Berührungen, die sich über Brustkorb, Brüste, Flanken und Arme erstrecken, zum Prickeln. Diese Griffe sollten so leicht sein, wie Ihre Partnerin es aushalten kann!

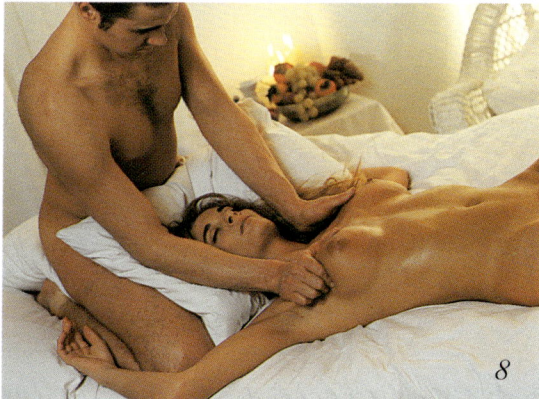

8

8. Verstärken Sie den Druck, indem Sie die Brustmuskeln durchkneten. Die Fingerspitzen greifen zur Verankerung der Bewegung in die Achselhöhlen. Abwechselnd mit beiden Händen arbeitend, verlagern Sie den Druck in die Daumenballen und -seiten und rollen den Muskelwulst nach außen. Pressen und Druck wieder lösen, wenn die Tätigkeit der anderen Hand einsetzt.

6

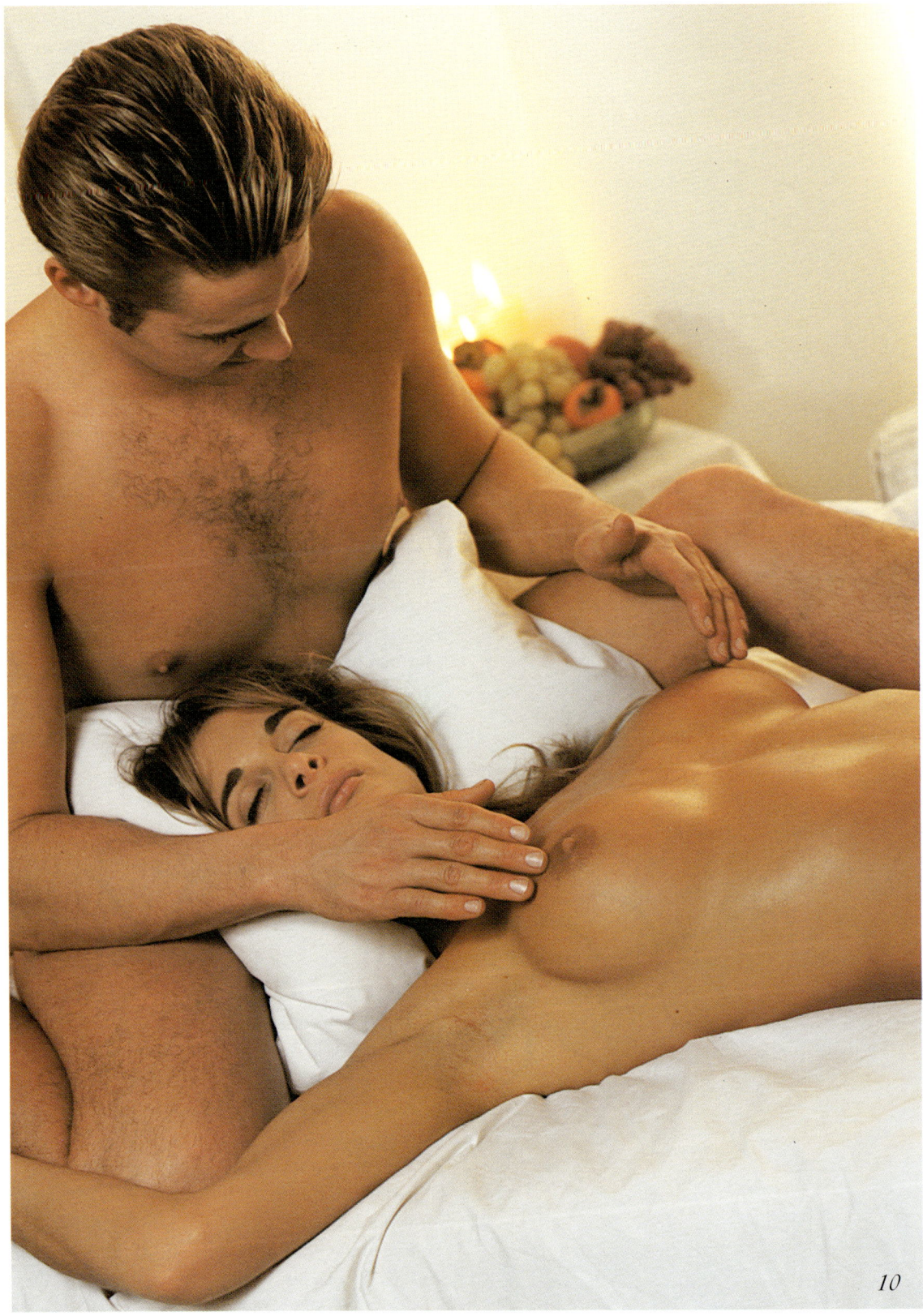

10

9. Die Hände oberhalb der Brüste ablegen und mit den Fingerspitzen in Kreisen locker zu den Brustwarzen fahren. Auf dem Warzenhof verweilen.

10. Zeige- und Mittelfinger mit der Zunge anfeuchten und zärtlich über die Brustwarzen streichen lassen. Wenn diese sich aufrichten und die Atmung Ihrer Partnerin schwerer wird, wissen Sie, daß Sie alles richtig gemacht haben.

11. Um die aufkeimende sexuelle Energie über den ganzen Körper zu verteilen, lassen Sie die Finger langsam über die Brüste nach außen auf den Brustkorb kreisen und nahtlos in eine fließende Streichmassage des Brustkorbs übergehen, die Sie mit unterschiedlichem Druck und Tempo mehrmals wiederholen, wobei Sie mit einer kräftigeren Bewegung beginnen und langsamer enden.

Im Visier: Die Brüste

Wenn Sie sich auf Höhe der Schenkel über Ihre Partnerin gehockt haben, um ihre Brüste zu massieren, greifen Sie auf die Darstellung im Kapitel »Brust und Arme« (Seite 78) zurück.

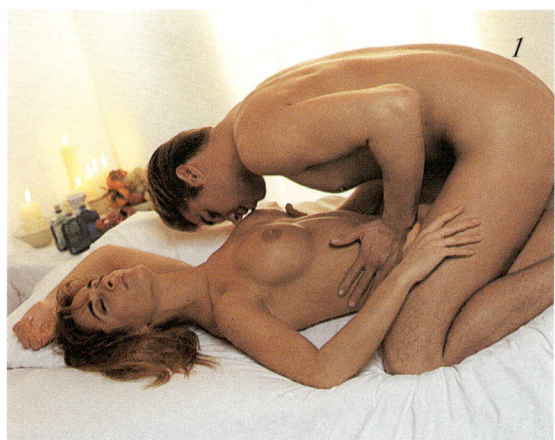

1. In dieser Position können Sie sich bequem nach vorn lehnen, um Brüste und Brustwarzen in aller Zärtlichkeit zu liebkosen. Wie sehr Sie dieser intime Kontakt mit den Brüsten auch erregen mag, orientieren Sie sich stets an den Reaktionen Ihrer Partnerin, deren Atmung, Geräusche und Bewegungen Signale darstellen, auf die Sie achten sollten. Lassen Sie sie spüren, daß Sie ihren Körper und ihre Sexualität respektieren. Treiben Sie auch hier die Erregung nicht zu weit, sondern wenden Sie sich rechtzeitig dem ganzen Körper zu, um ihn mit einem konstanten Strom der Lust zu speisen.

Der Unterleib

Ein durch Massage entspannter Unterleib ist ein wahrer Hort der Sinnlichkeit. Die nicht von Knochen gestützten weichen Rundungen sind besonders berührungsempfindlich, beherbergen tiefe Emotionen und sexuelle Gefühle, und ihre Nähe zu den Genitalien bedeutet, daß jeder noch so sanfte Kontakt sexuell stimulierend wirkt.

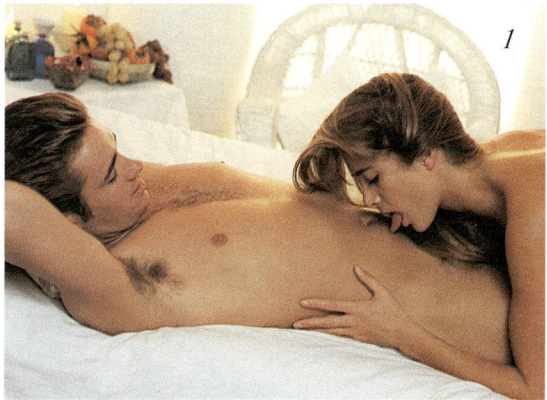

1. Lehnen Sie sich zwischen den Beinen Ihres Partners kniend nach vorn, umfassen Sie seine Flanken, und lassen Sie Ihre Zungenspitzen wieder und wieder um seinen Bauchnabel kreisen.

2. Lassen Sie Ihr Gesicht behutsam über seinen Unterleib gleiten, und streichen Sie mit Wangen, Lippen und Haaren über die Haut.

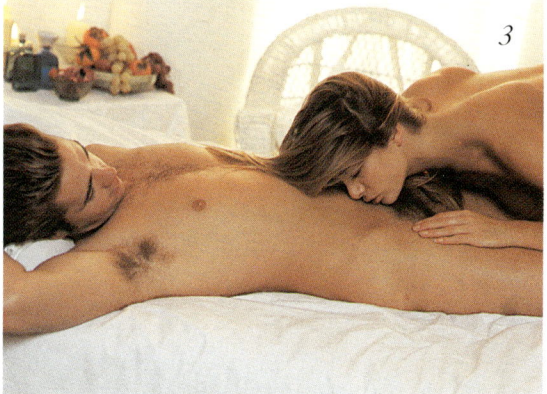

3. Übersäen Sie den Unterleib mit lockeren Küssen, dicht unterhalb des Brustkorbs beginnend und neckend am Rand der Schamregion endend. Falls Ihr Partner Zeichen der Erregung zeigt, bedenken Sie seinen Penis und die gesamte Schamregion ebenfalls mit zärtlichen Küssen. Anschließend führen Sie Ihre Küsse wieder über den Bauch bis an den unteren Rand des Brustkorbs zurück.

SCHENKEL UND GENITALBEREICH

Das Schamhaar dient bei beiden Geschlechtern nicht allein dem Schutz der Genitalien vor den Auswirkungen der während des Geschlechtsakts erfolgenden Reibung, sondern mündet auch in einige der erogensten Zonen des Körpers überhaupt. Seine Erregbarkeit durch leichtes Ziehen, Zupfen oder Streichen ist bei Frauen größer als bei Männern. Ergänzen Sie die Massage dieser hochintimen Zone mit Liebkosungen von Bauch und Schenkeln.

1. Öffnen Sie den Leisten- und Genitalbereich Ihrer Partnerin, indem Sie ihren Unterschenkel bei gebeugtem Knie auf Ihrer rechten Schulter ablegen. Streichen Sie mit den Händen mehrmals den Oberschenkel hinauf, und lassen Sie sie hinter dem Bein zurückgleiten. Fahren Sie mit der körpernächsten Hand oder dem Unterarm kreisförmig in beide Richtungen über den Innenschenkel. Abschließend das Bein sanft auf die Unterlage zurücklegen und das andere Bein entsprechend massieren.

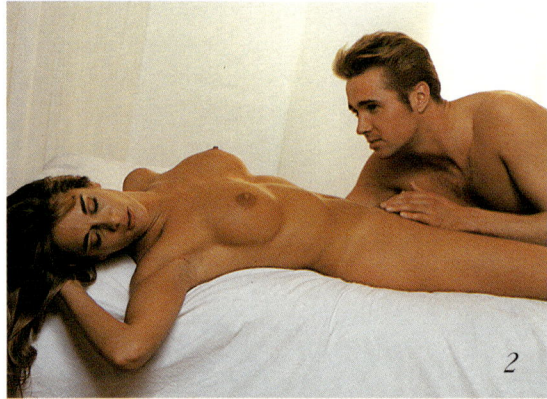

2. Knien Sie sich zwischen die Beine Ihrer Partnerin, und bedecken Sie ihren Bauch mit Küssen und Liebkosungen durch Ihre Zunge. Nachdem Sie den ganzen Genitalbereich wachgeküßt haben, streicheln Sie ihren Schamhügel, mithin das Fettpolster über dem Schambein. Falls sich Ihre Partnerin erregt zeigt, vermitteln Sie ihr mit Ihren Berührungen, wie sehr Sie die gewährte intime Nähe zu schätzen wissen. Aus Ihren Fingerspitzen sollte die Dankbarkeit sprechen, diesen geheimen Hort der Lust liebkosen zu dürfen. Ihr eigenes sexuelles Verlangen müssen Sie dabei nicht unterdrücken, sie sollten es Ihrer Partnerin jedoch nicht aufdrängen, sondern gleich einer Frucht langsam heranreifen lassen.

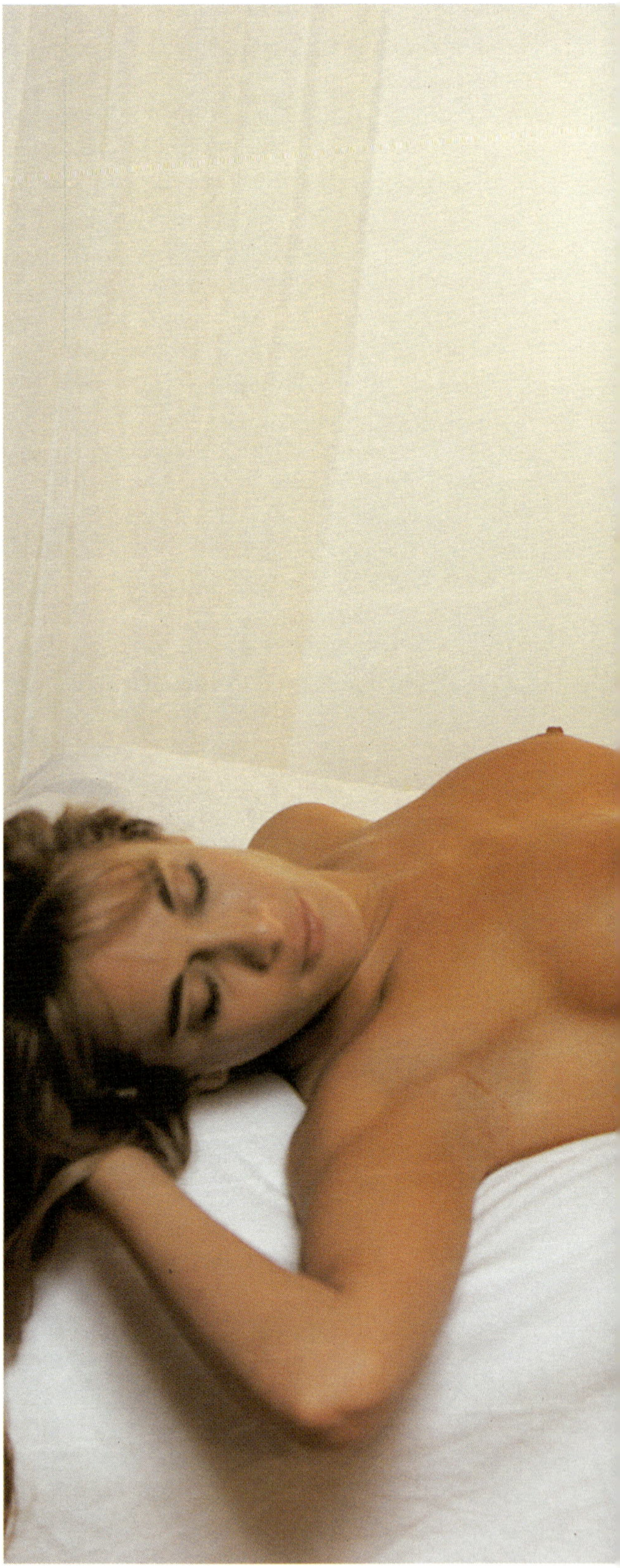

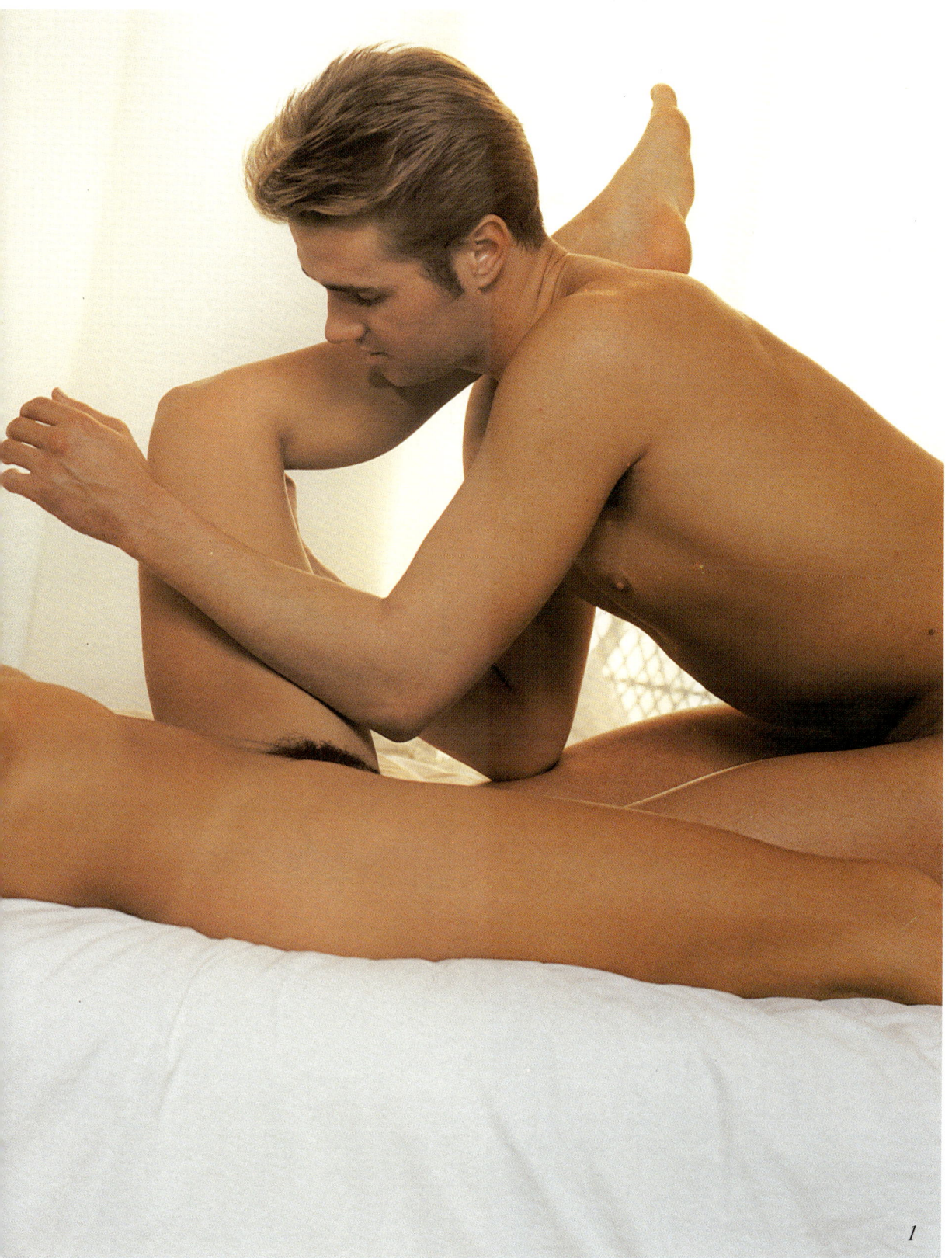

1

PENIS UND HODENSACK

Wenn der Penis zu sehr ins Zentrum der Aktivitäten rückt, mag dies Ihren Partner derart erregen, daß Sie die Massage abbrechen müssen! Eine länger anhaltende Reizung des Penis führt mit großer Sicherheit zur Ejakulation. Denken Sie daher daran, Ihre Zuwendung rechtzeitig auf die übrigen Körperregionen auszuweiten. Das Wasser muß kochen, soll aber nicht überkochen! Als sexuell am leichtesten erregbarer Körperteil des Mannes beherbergt der Penis in seiner weichen, empfindlichen Haut Tausende hochsensibler Nervenendigungen. Der Hodensack (Skrotum) umhüllt die beiden Hoden, also die männlichen Keimdrüsen. Streicheln des Hodensacks vermittelt Ihrem Partner ebenfalls äußerst angenehme, lustvolle Gefühle – doch seien Sie sehr behutsam, denn dies ist eine delikate Region.

1. Massieren Sie Schenkel und Bauch mit sinnlichen Streichbewegungen, und lassen Sie Penis und Hodensack einige frei improvisierte Liebkosungen zuteil werden.

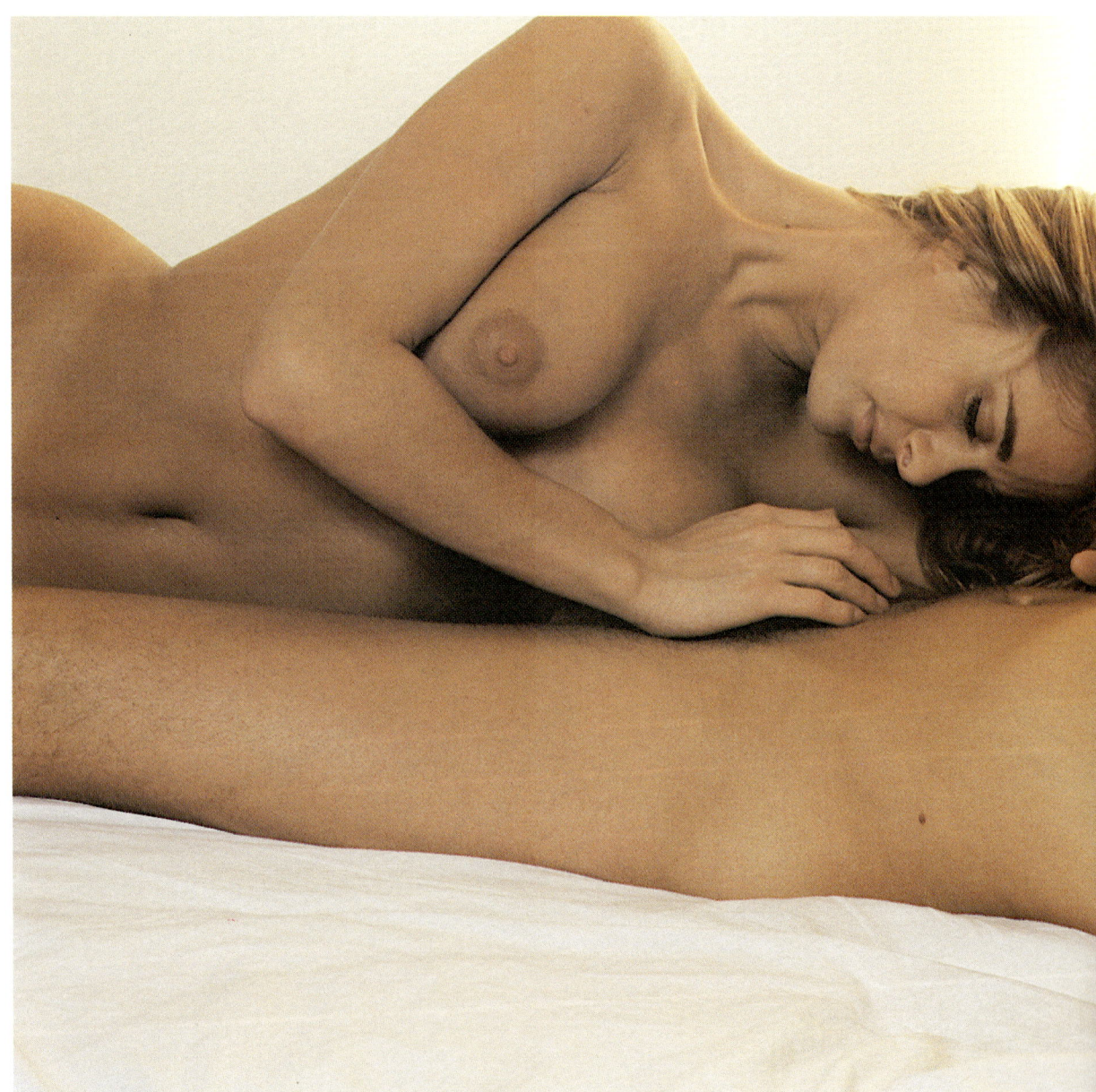

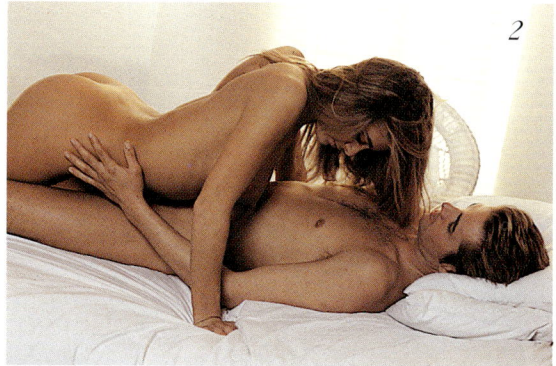

2. Umfassen Sie den anschwellenden und erigie-
renden Penis mit einer Hand, und lassen Sie sie von
der Eichel bis zur Wurzel den Schaft entlanggleiten. Beim Zurückfahren den Griff etwas lockern.
Wiederholen Sie diese Bewegung mehrmals, während die andere Hand den Hodensack streichelt.
Bedecken Sie den Penis mit zärtlichen Küssen.

3. Entfernen Sie Ihre Hand, bevor eine volle Erektion eintritt. Stützen Sie sich mit den Händen ab,
und lassen Sie Ihre Brüste sinnlich über seine Genitalien streichen.

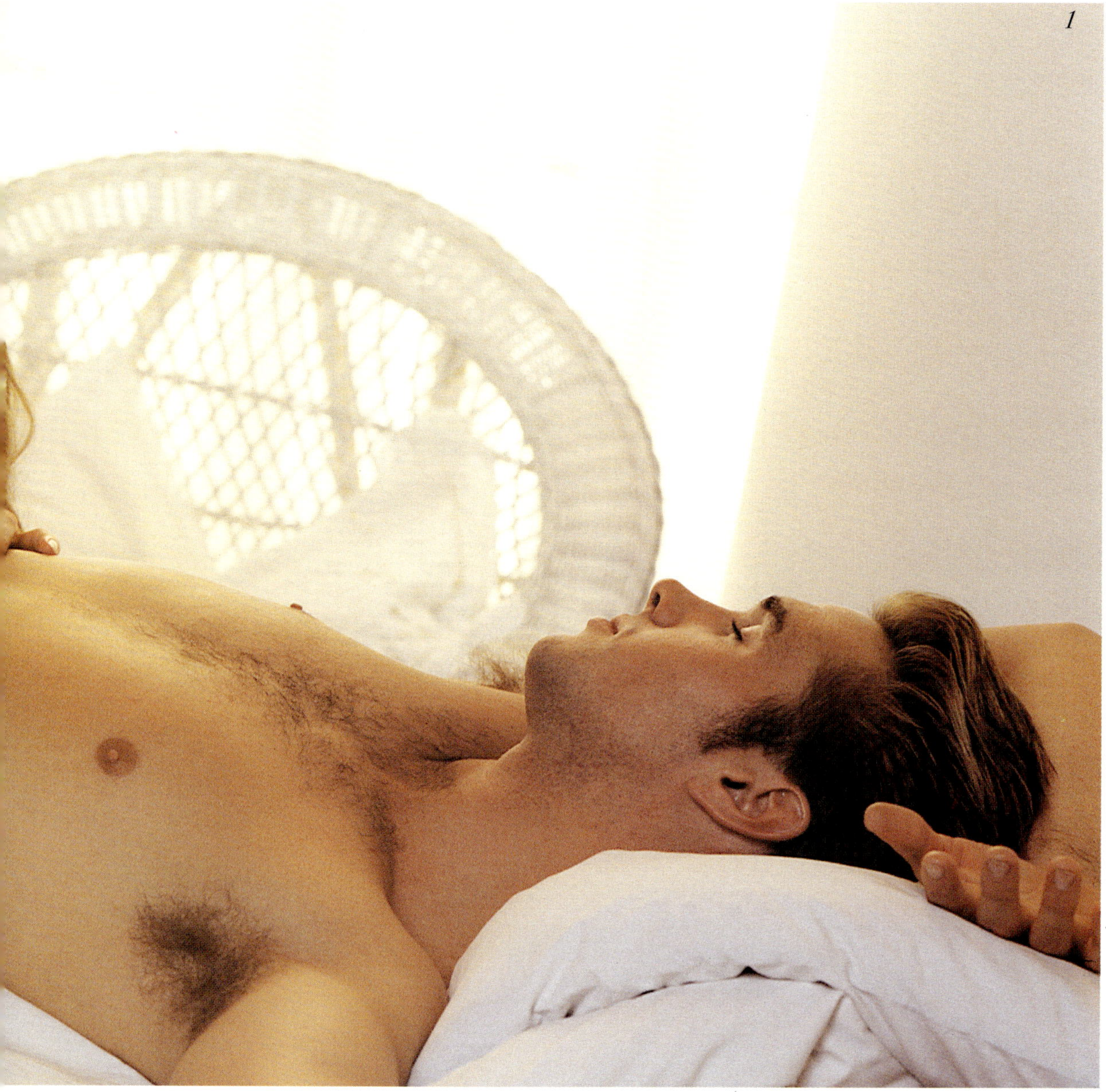

1

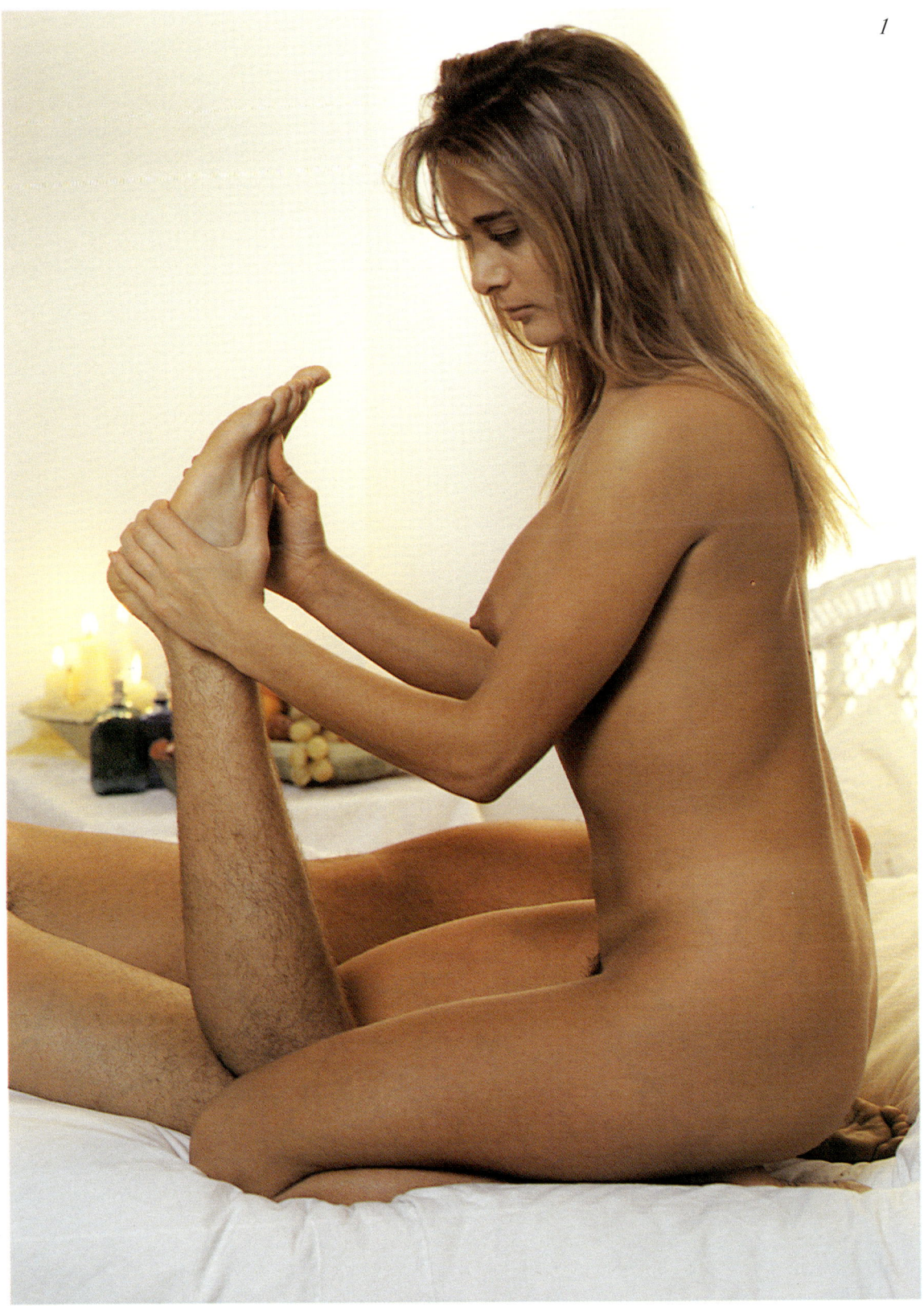

FÜSSE UND ZEHEN

Um der Fußmassage einen sinnlicheren, erotischen Touch zu verleihen, bringen Sie die Füße Ihres Partners in einen engeren Kontakt mit Ihrem Körper und lassen ihm alle erdenklichen Zuwendungen zuteil werden.

1. Winkeln Sie das Bein Ihres Partners ab, so daß Oberschenkel und Knie weiterhin aufliegen, und lehnen Sie den Unterschenkel gegen die sanften Rundungen Ihrer Brüste und Schultern. Umgreifen Sie den Fuß mit beiden Händen, so daß die Daumen über dem Fußrücken und die übrigen Finger auf der Fußsohle liegen. Lassen Sie beide Daumen abwechselnd druckvoll kreisen, wobei Sie den Druck während der Einwärtsbewegung verringern. Die übrigen Finger streichen gleichzeitig über die Fußsohle. Arbeiten Sie sich bis zum Zehenansatz vor, lassen Sie die Hände zurückgleiten und die Knöchel umfahren. Wiederholen Sie dies.

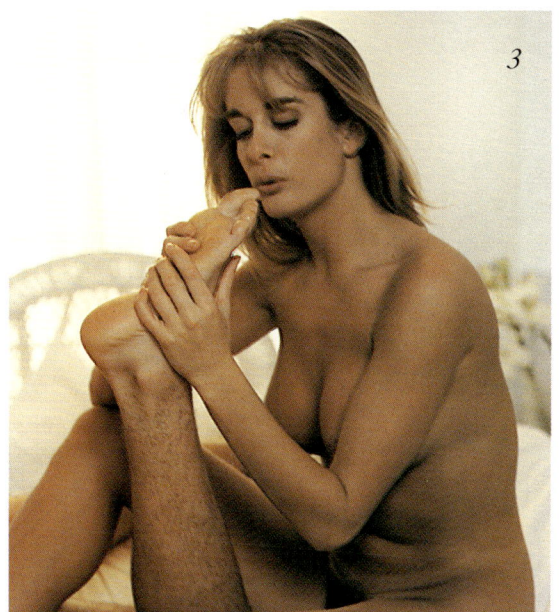

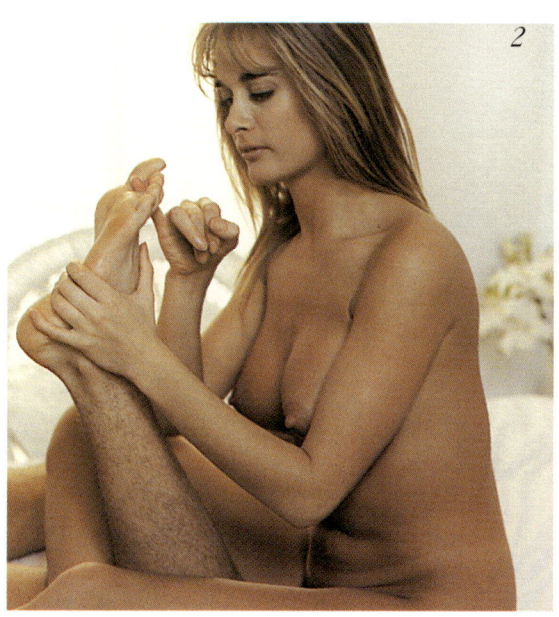

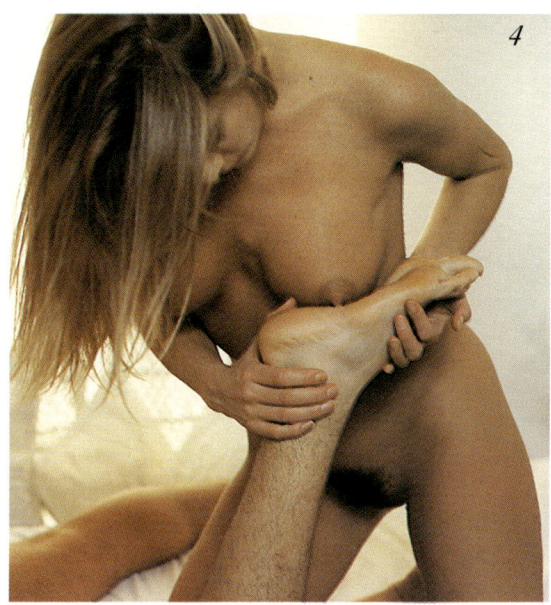

2. Eine Berührung der empfindlichen Zehenzwischenräume hat eine überraschend sinnliche Wirkung. Fahren Sie mit dem kleinen Finger zwischen die Zehen, und drehen Sie ihn korkenzieherartig vor und zurück.

3. Hüllen Sie den gesamten Fuß in den Hauch Ihres Atems ein. Wecken Sie die Zehenspitzen mit einem zärtlichen Biß oder mit Ihrer Zunge. Widmen Sie sich dem großen Zeh, und vertreiben Sie die Restfeuchte mit der Wärme Ihres Atems.

4. Lassen Sie Ihre Brüste und Brustwarzen sanft über die Fußsohle Ihres Partners streichen. Massieren Sie Fuß und Unterschenkel mit Hilfe von Brust und Bauch, indem Sie Ihren Körper sinnlich hin und her wiegen.

5. Legen Sie den Fuß zurück auf die Unterlage, so daß er zwischen Ihren Beinen ruht. Beugen Sie sich langsam hinab, lassen Sie ihren Genitalbereich sanft auf dem Fuß ruhen, und nehmen Sie nach einigen Augenblicken den Druck allmählich wieder zurück.

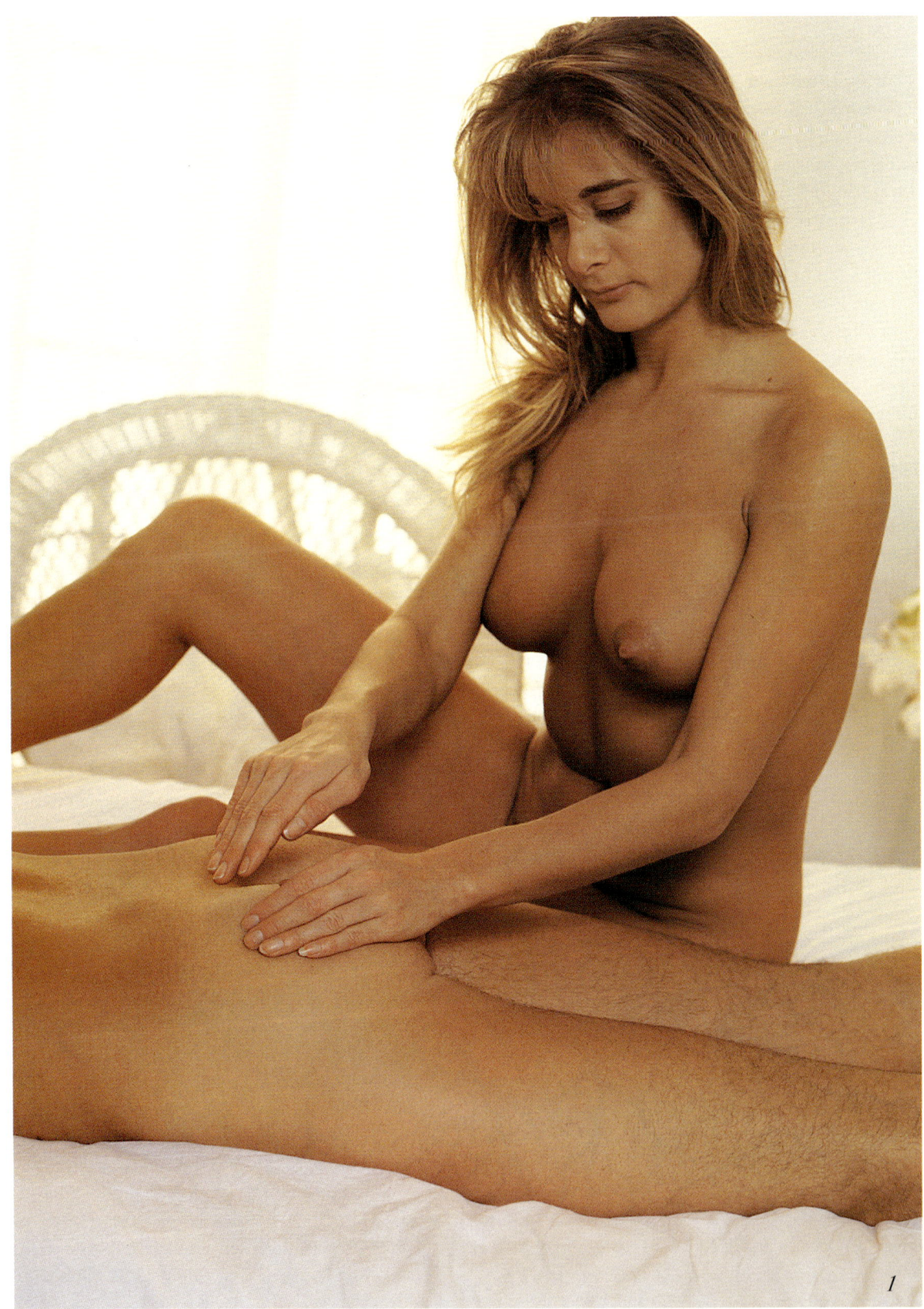

1

DAS GESÄSS

Die Tatsache, daß die Mehrzahl der in diesem Kapitel beschriebenen Sequenzen zärtlicher, liebkosender Natur ist, bedeutet nicht, daß die erotische Massage nicht auch durch einige kraftvolle Bewegungen einen Hauch vitaler Würze vertragen kann. Hierzu eignen sich am besten die Rückseite der Oberschenkel und der Po.

1. Streichen Sie mit gestreckten, sich eng anschmiegenden Händen über Schenkel und Po. Nun werden die gut gepolsterten Regionen unter Rückgriff auf die Sequenzen im Kapitel »Verspanntheit der Gesäßmuskulatur« (Seite 44) gründlich und kräftig durchgeknetet.

2. Knien Sie sich auf Hüfthöhe neben Ihren Partner, und führen Sie eine Reihe von Klopfmassagen durch. Beginnen Sie mit der Hackmassage (»Vielfältige Wirkungen«, Seite 17), und fahren Sie lebhaft über Po und Beinansatz, um die Durchblutung der Haut zu fördern.

3. Falten Sie die Hände, so daß sich die Handteller berühren und außer den nach innen gezogenen Daumen alle Finger ausgestreckt dicht nebeneinander liegen. Lassen Sie die Hände aus dem lockeren Handgelenk heraus in rascher Folge auftreffen und sofort wieder zurückschnellen. Hierbei sollte ein gedämpftes, schaurig-schönes Klatschen hörbar werden.

RÜCKEN, NACKEN UND OHREN

Verleihen Sie der Massage von Rücken, Nacken und Ohren Ihrer Partnerin eine erotische Komponente, indem Sie Lippen und Zunge spielerisch einbringen.

1. Lassen Sie sich über den Schenkeln Ihrer Partnerin nieder, und streichen Sie mit den Händen sinnlich über ihren Rücken. Gleiten Sie kreisend über ihren Körper, so daß sie das sanfte Streichen Ihrer Genitalien über ihrem Po und die Wärme Ihres Körpers spürt.

2. Erfüllen Sie den Rücken Ihrer Partnerin mit einem süßen Schauer, indem Sie mit der Zungenspitze vom Po aus bis zum Haaransatz über die gesamte Wirbelsäule fahren. Gehen Sie mit Ihrer Zunge nochmals auf große Fahrt über das gesamte Rückgrat, diesmal jedoch, indem sie über jeden einzelnen Wirbel hin- und herstreichen.

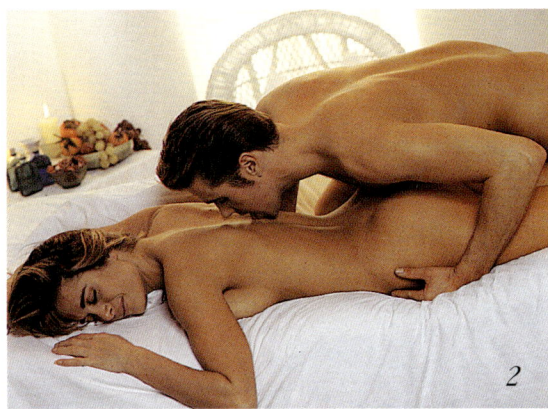

3. Ziehen Sie sich langsam zurück; bitten Sie Ihre Partnerin, sich auf der Ihnen abgewandten Seite zusammenzukauern. Streichen Sie ihr Haar behutsam von Nacken und Ohren aus nach oben.

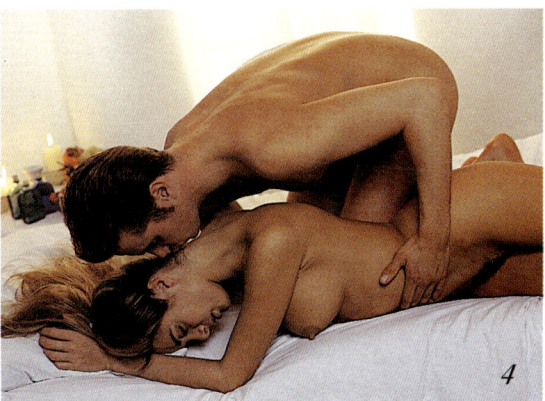

4. Ziehen Sie Ihre Partnerin dicht an sich heran, und verwöhnen Sie, bequem über sie gebeugt, Hals und Nacken mit vielen Küssen.

5. Führen Sie Ihre Lippen an das Ohr heran, und wenden Sie sich küssend und knabbernd dem Ohrläppchen und Ohrsaum zu. Zeichnen Sie das Gefüge des Ohrs mit Ihrer Zungenspitze nach, und lassen Sie Ihre Hände abschließend liebevoll über Bauch und Brüste streichen.

VORSPIEL

Die erotische Massage bietet eine prächtige Gelegenheit, dem Körper zu huldigen und die Grenze zwischen Sinnlichkeit und Sexualität aufzulösen. Mit wachen Sinnen und in pochender Erwartung werden Sie beide an dieser Stelle nicht abbrechen wollen. Was nun folgt, könnte die erlesenste Stufe Ihrer Erkundung und Erfahrung des Phänomens der liebevollen Berührung sein.

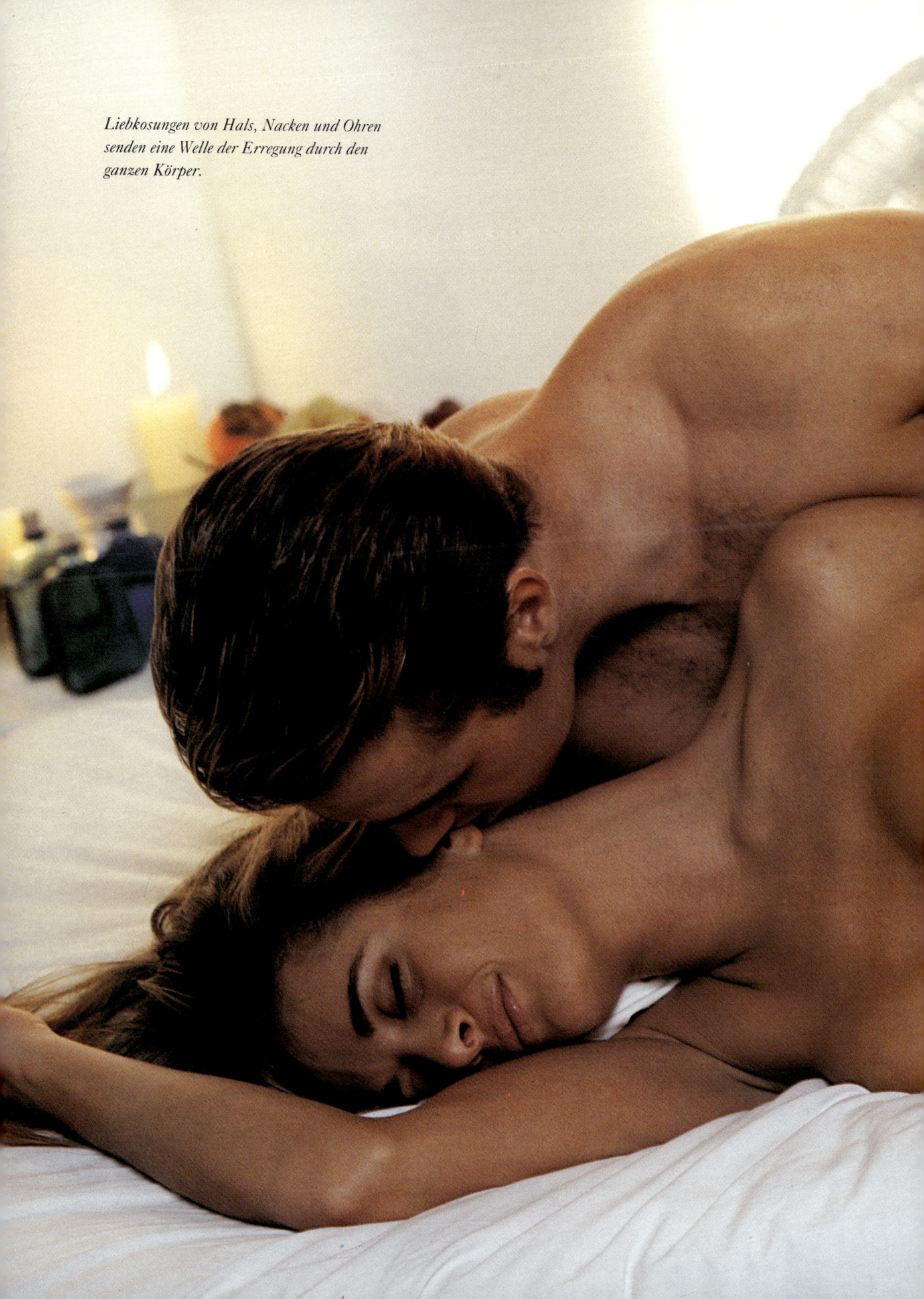

Liebkosungen von Hals, Nacken und Ohren senden eine Welle der Erregung durch den ganzen Körper.

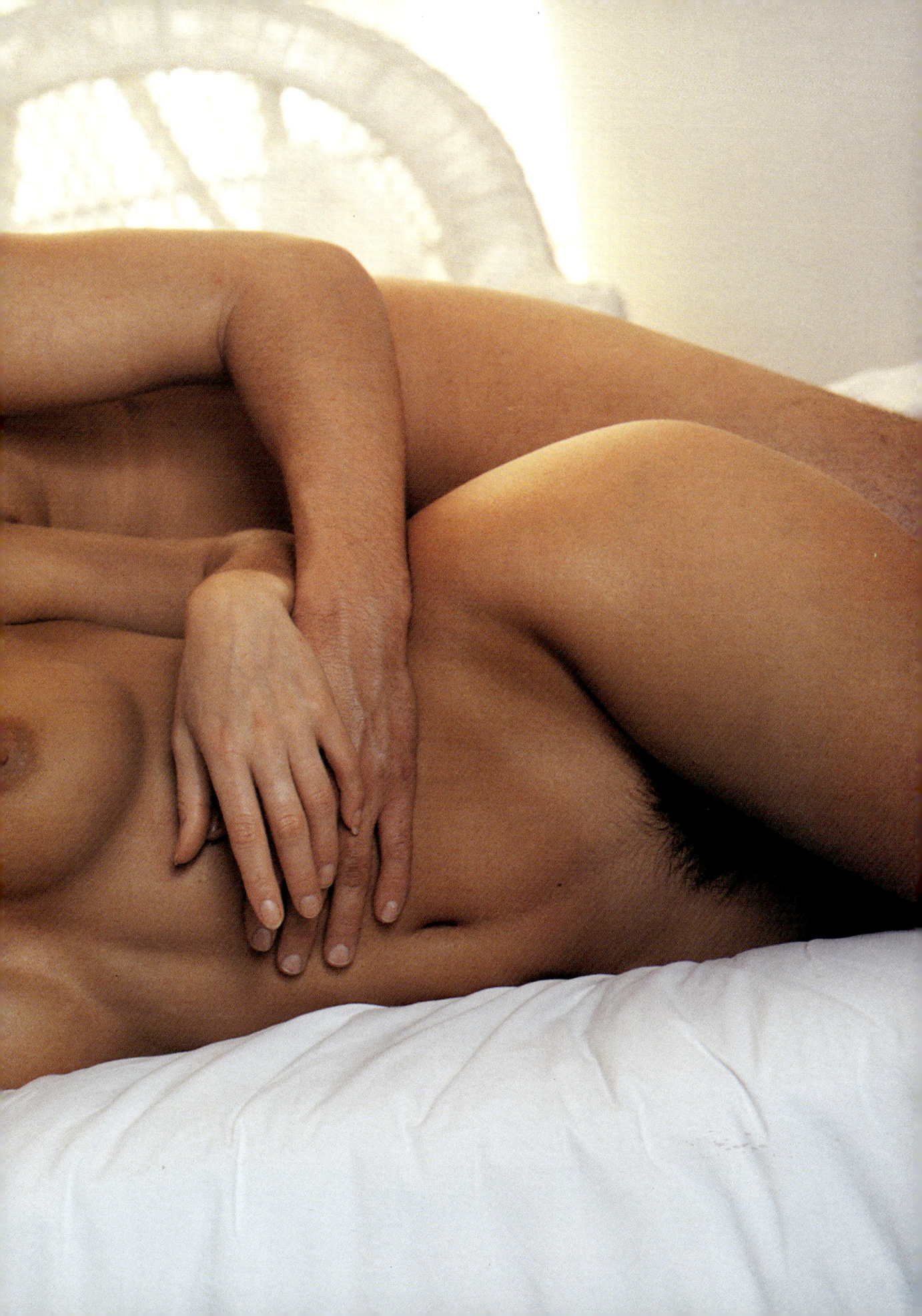

Der Tempel des Geistes

Wer seine sinnlichen und erotischen Massagetechniken in eine sexuelle Beziehung

einbringt, schafft es, in jenen besonderen Momenten höchster Intimität mit seinem

Partner in Einklang zu bleiben. Während Sinnlichkeit ohne Sexualität

auszukommen vermag, erfährt der Geschlechtsakt durch beständige Aufmerksamkeit

und Wertschätzung des ganzen Körpers, wie sie durch liebevolles Berühren

zum Ausdruck gelangt, stets eine Bereicherung.

DIE FREUDEN TAKTILER KOMMUNIKATION sollten auch während des Höhepunkts des Geschlechtsakts erhalten bleiben, also während die Partner verschiedene Stellungen einnehmen und die Penetration erfolgt. Dies mag eine gemächlichere, empfindsamere und bewußtere Vorgehensweise erforderlich machen, besonders dann, wenn Sie Vorspiel und Sinnlichkeit bislang nur als Auftakt für das »einzig Wahre« angesehen haben, indem Sie Ihre Erregung so weit steigerten, um eiligst einem erfolgreichen Orgasmus zuzustreben. Fragen Sie sich einmal, wie oft Sie während des Liebesspiels insgeheim das Gefühl hatten, Sie hätten Ihren Partner irgendwo vor der Ziellinie aus den Augen verloren.

Während sich bei der sexuellen Vereinigung die eigene Erregung und Phantasie steigert, wird der intime Kontakt zum Partner schnell abgebrochen. Sexuelle Phantasien können die eigenen Gedanken beherrschen, so daß der Sex sich fast ausnahmslos nur im Gehirn abspielt und man sich in rasende Aktivitäten stürzt, um durch Stimulieren der Geschlechtsorgane einen körperlichen Höhepunkt zu erreichen. Hierbei entstehen Spannungen in Kör-

Liebevolle Berührungen sollten stets zur sexuellen Vereinigung dazugehören.

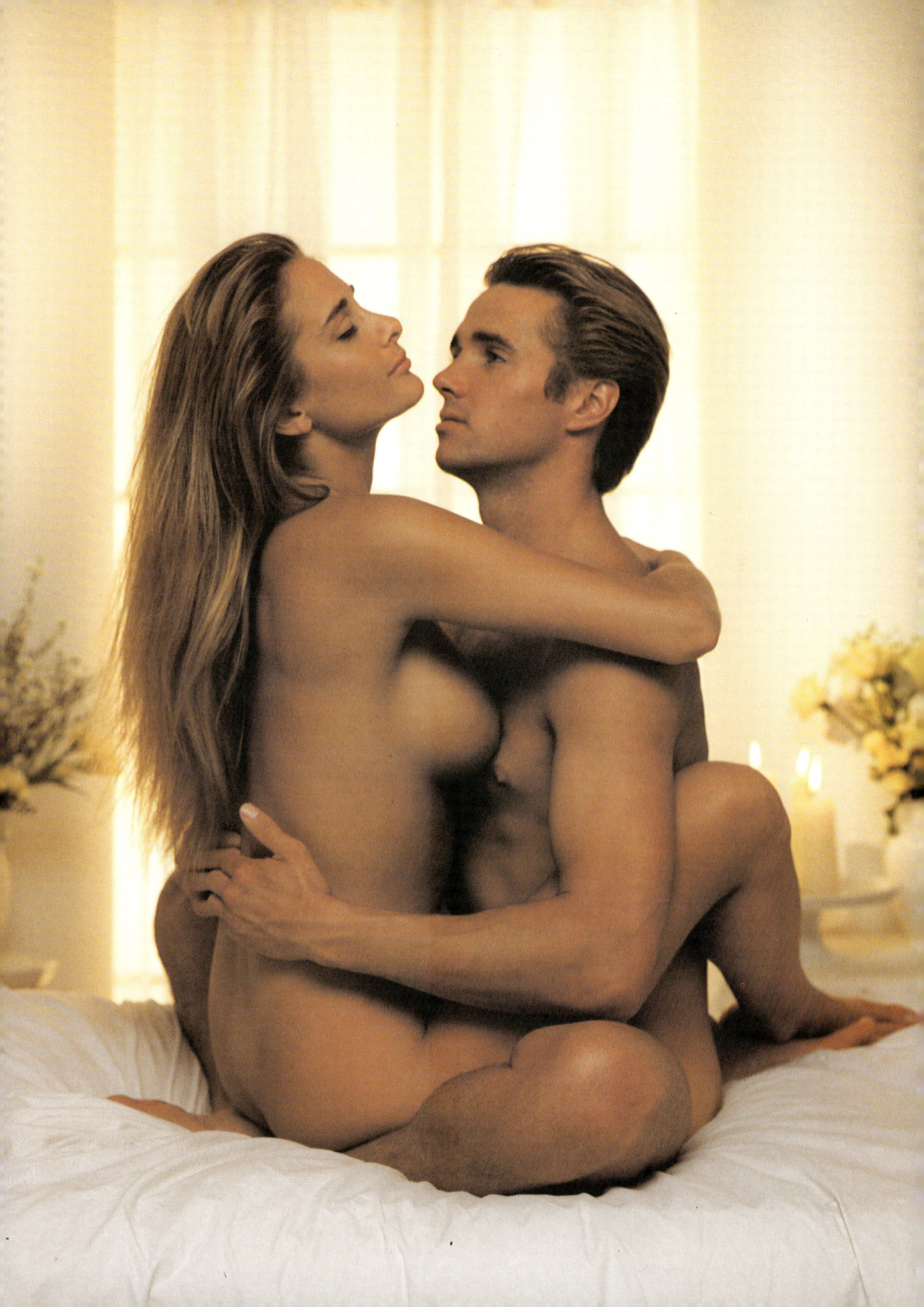

per und Geist, die später im Zuge der unwillkürlichen Kontraktionen der Beckenbodenmuskeln,
wodurch die wellenförmig verlaufenden Lustge-
fühle während des Orgasmus entstehen, abgebaut
werden.

Zwar können Phantasie und Sexualtechniken
dabei behilflich sein, den angestrebten Orgasmus
auch tatsächlich zu erreichen, doch sie können auch
dazu führen, daß beide Partner den offenen Austausch ihrer Gefühle vermissen, der in diesen Momenten intensiven Einsseins unverzichtbar sein
sollte. Männer fühlen sich nach der Ejakulation oft
bar aller Energien und sehen sich genötigt, sich
vorübergehend zurückzuziehen oder zu Bett zu
gehen. Frauen indes sind nach dem Orgasmus eher
energiegeladen und fühlen sich oft gerade dann
alleingelassen und unbefriedigt, wenn sie der Intimität am meisten bedürfen.

Wenn sich beide Partner unmäßig über den »Or-
gasmusfaktor« sorgen, vermag dies allein bereits
den während des Verkehrs möglichen spontanen
Ausdruck der Liebe und harmonischen Vereinigung zu verhindern. Der Mann mag sich über eine
etwaige vorzeitige Ejakulation ängstigen.

Möglicherweise versucht er, sich an Telefon-
nummern zu erinnern oder an seine Lieblingself zu
denken, um den Orgasmus hinauszuzögern. Währenddessen wird seine Partnerin vielleicht angestrengt versuchen, sexuelle Bilderwelten heraufzu-
beschwören, um ihre Erregung zu steigern. Es ist
denkbar, daß sie einen Orgasmus vortäuscht, um
sein Ego zu stärken, oder aber, daß sie ihn be-
schuldigt, sie nicht befriedigen zu können. So kann
es geschehen, daß beide Partner sich nach dem
Geschlechtsakt voneinander entfremdet haben.

Obgleich der Orgasmus den Höhepunkt des
Geschlechtsverkehrs darstellt, ist er doch nur eine
Dimension des Liebesspiels. So lautet die Botschaft dieses Kapitels denn auch: zur Ruhe gelangen, gemeinsam tief durchatmen, Blickkontakt
suchen, gemeinschaftlich langsame Bewegungen
vollziehen, verspielt sein und damit fortfahren,
nicht nur die bekanntermaßen erogenen Zonen,
sondern sämtliche Körperregionen zu berühren und
zu massieren, um gemeinsam in eine neue Welt
einzutreten, anstatt als einziges Ziel den Orgasmus
anzuvisieren und hierzu angestrengt diverse Kör-

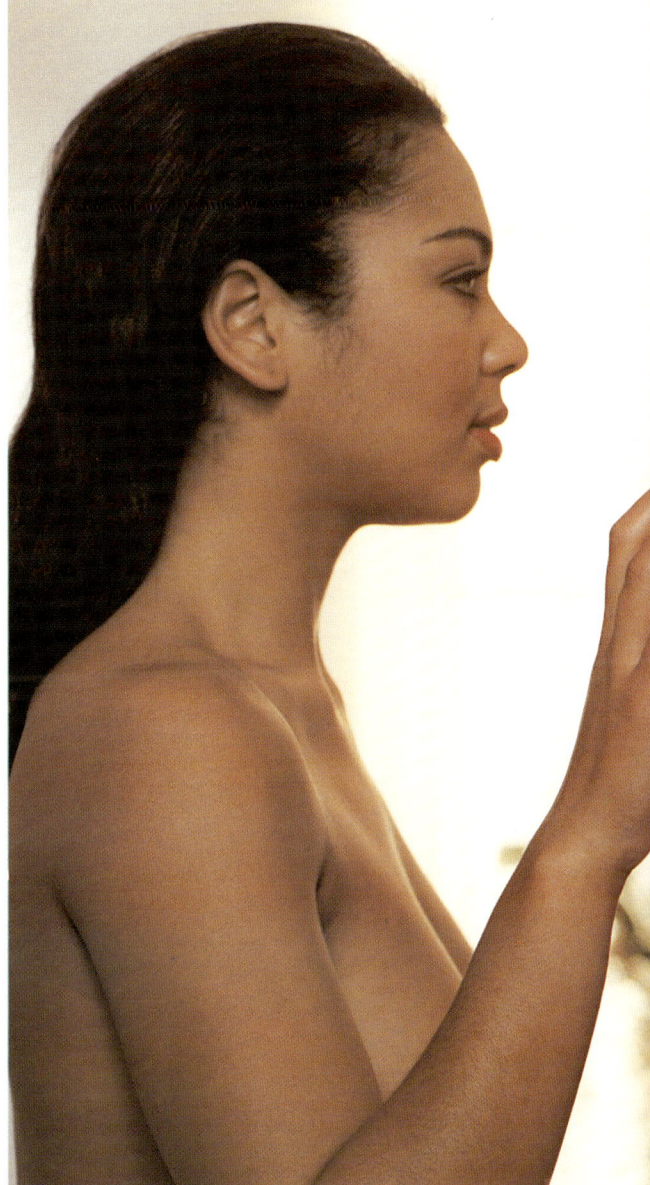

perpartien aneinanderzureiben. Lassen Sie die
Wellen Ihres sexuellen Vergnügens vom Beckenbereich aus den gesamten Körper durchströmen
und, auf Ihre Liebkosungen reagierend, bis auf die
Hautoberfläche gelangen.

Vergessen Sie eine Weile den allgegenwärtigen
Orgasmus, und freuen Sie sich lieber, durch jede
Berührung dem gesamten Körper Ihres Partners
nicht allein Ihr gegenseitiges sexuelles Verlangen,
sondern auch die hohe Wertschätzung der ganzen
Person, mit der Sie diesen besonderen Moment
verbringen, mitteilen zu können.

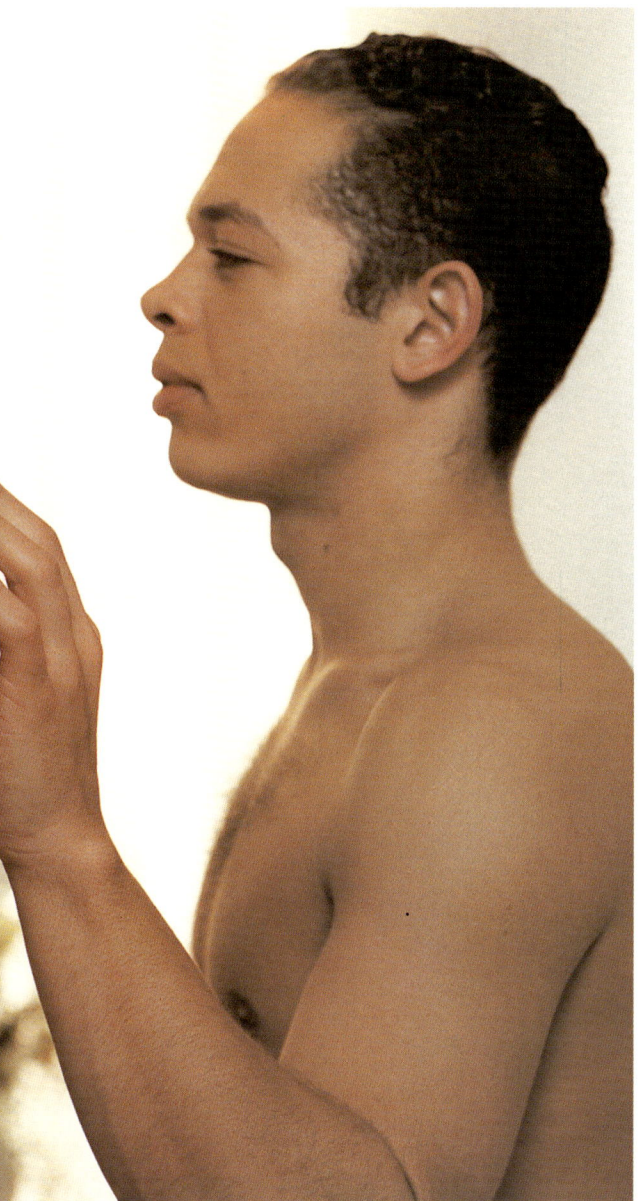

Im Zustand sexueller Erregung werden die Finger-spitzen zu Antennen des Lustempfindens, die einen fühlbaren Austausch der Lebensenergien ermöglichen.

Auch wenn Sie vielleicht anfangs Hemmungen haben, Ihre Gewohnheiten abzulegen, werden Sie beide rasch merken, daß es sich lohnt, falls beiderseitige Bereitschaft und gegenseitiges Vertrauen gegeben sind. Indem Sie im Hier und Jetzt verweilen, in ständigem Kontakt bleiben und es zulassen, daß Sie sich mit zunehmender sexueller

Erregung ent- und nicht verspannen, können Sie sich förmlich von den Wellen lustvoller sexueller Energien tragen lassen. Halten Sie einander dazu an, die Bewegungen zu verlangsamen, falls einer von Ihnen zu stark erregt wird. Bei Erreichen des höchsten noch kontrollierbaren Erregungszustands bewegungslos verharren. Verlangsamen und vertiefen Sie die Atmung, und leiten Sie die Gefühle mit Hilfe sanfter Handbewegungen aus dem Genitalbereich auf den Körper Ihres Partners über.

Lassen Sie Ihre Körper in der Umarmung miteinander verschmelzen, und stimmen Sie Ihren Atemrhythmus so vollkommen aufeinander ab, daß Sie beide gleichsam eine einzige Energiequelle verkörpern. Um die Erektion des Penis in der Scheide aufrechtzuerhalten, vollziehen Sie nötigenfalls einige Beckenbewegungen, doch geben Sie darauf acht, nichts zu übereilen. Als Frau können Sie Ihre Scheidenmuskulatur einsetzen, um durch abwechselndes Anspannen und Lockern die Erektion des Penis zu erhalten. Das ruhige Daliegen, die gegenseitigen Berührungen und das gemeinsame Atmen erzeugt aus sich heraus und ohne mentale Eingriffe eine Welle der sexuellen Energie. Warten Sie, bis sie sich so weit aufgestaut hat, daß sie Sie zur Fortsetzung des Liebesspiels drängt, das Sie auf diese Weise beträchtlich ausdehnen können.

DIE HEILIGKEIT DES SEX

Den alten östlichen Philosophien war die Vorstellung von der Heiligkeit des Sex beileibe nicht unbekannt. Der Taoismus lehrte die Menschen, in Einklang mit den unabänderlichen Naturgesetzen zu leben, hervorgegangen aus dem Gleichgewicht zwischen Himmel und Erde, und beherrscht durch Verschmelzung der hellen, aktiven, männlichen Yang-Energie des Himmels mit der dunklen, passiv-intuitiven, weiblichen Yin-Energie der Erde. Das alte taoistische Symbol des Yin und Yang ist heute in der westlichen Welt ein bekanntes Wahrzeichen universeller Harmonie. Die chinesischen Meister des Tao glaubten nicht an die Trennung irdischer und himmlischer Freuden, sondern riefen zur bewußten Erfahrung beider auf. Die sexuelle Vereinigung von Mann und Frau galt ihnen gleichsam als verkleinertes Ebenbild einer umfassenden kosmischen Gesetzmäßigkeit. Sie diente nicht nur der Gesundheit und dem Wohlbefinden von Mann und Frau, sondern, richtig praktiziert, auch der Stärkung des Seelenlebens. Die Gelehrten waren eifrige Befürworter einer kontrollierten Ejakulation, die dem Mann durch Verlängerung des Liebesspiels die volle Befriedigung der Frau und zugleich den Erhalt seiner Lebenskraft ermöglicht. Entsprechend wurden zahlreiche Texte über die Kunst des Liebens verfaßt.

Auch die tantrischen Meister Indiens und Tibets glaubten an die universelle Harmonie, basierend auf dem Wechselspiel und der Einheit der kosmischen Kräfte der männlichen und weiblichen Energien. Die Hindus verehren seit Jahrtausenden den Gott Shiva und seine Gattin Durga, die durch Linga und Yoni, Steinskulpturen der Vereinigung von Penis und Vagina, personifiziert werden. Tantraschüler erlernten die Sexualpraktiken des Yoga, in denen Stellungen und Atemtechniken miteinander kombiniert werden, um die Zentren der sexuellen Energien zu aktivieren. Die tantrische Lehre besagt, daß der als Kundalini bezeichnete vibrierende Fluß der Lebenskraft von einem Sexualzentrum an der Basis der Wirbelsäule ausgeht und, einmal freigesetzt, durch die als Chakren bezeichneten Energiezentren des Körpers Richtung Scheitel strömt und dabei das gewöhnliche Bewußtsein in einen Zustand ekstatischer Wachheit verwandelt. Die tantrische Sexuallehre schreibt vor, bei jedem Liebesakt die ihm innewohnenden Götter und Göttinnen uneingeschränkt anzuerkennen. Auch die Mystiker Ägyptens und Griechenlands priesen den Geschlechtsakt als Sinnbild der immerwährenden Wiederholung von Leben, Tod und Neuentstehung.

Tantrische wie taoistische Lehren werden heute im Westen zunehmend populärer, vor allem bei Menschen, die danach streben, ihr Leben um eine spirituell-ekstatische Ebene zu bereichern. Zahlreiche Bücher haben inzwischen die alten Lehren in eine moderne Begrifflichkeit übersetzt.

Erweitern Sie das Liebesspiel um meditative Phasen der Ruhe und Stille, in denen Sie Ihre Körper miteinander verschmelzen lassen.

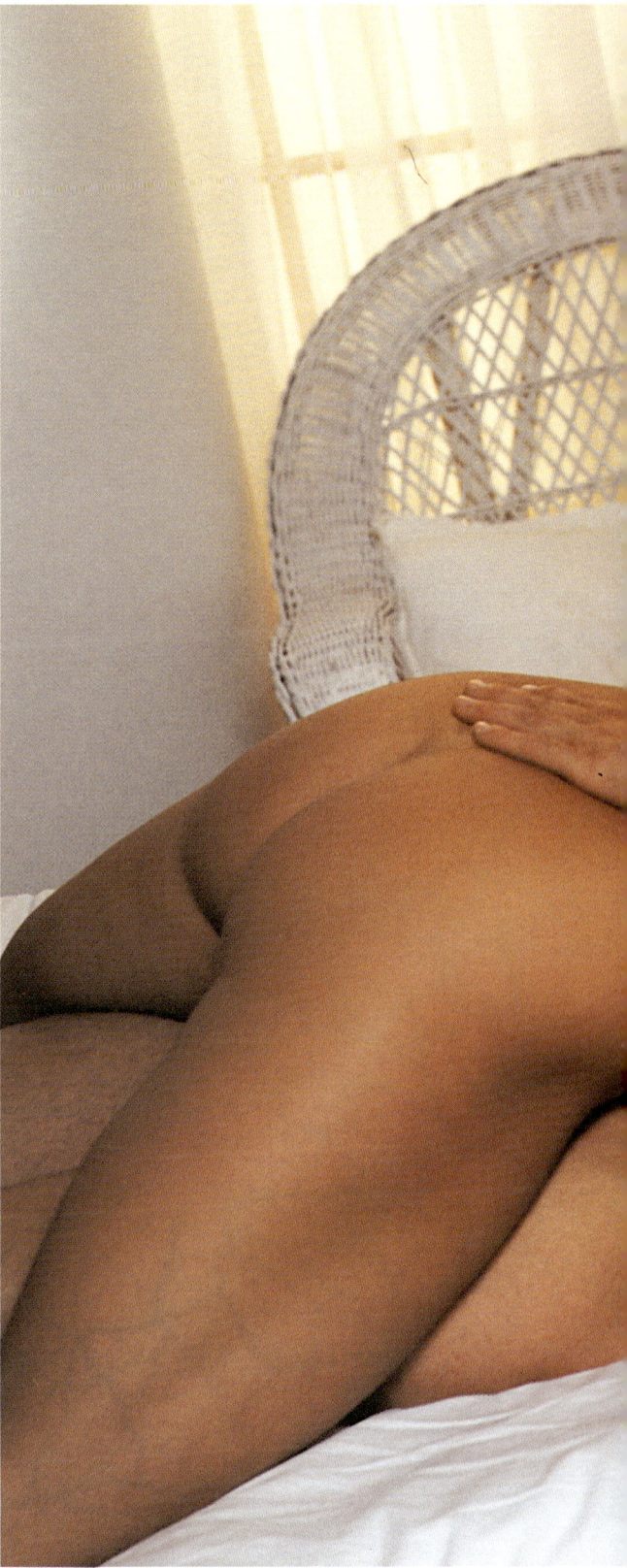

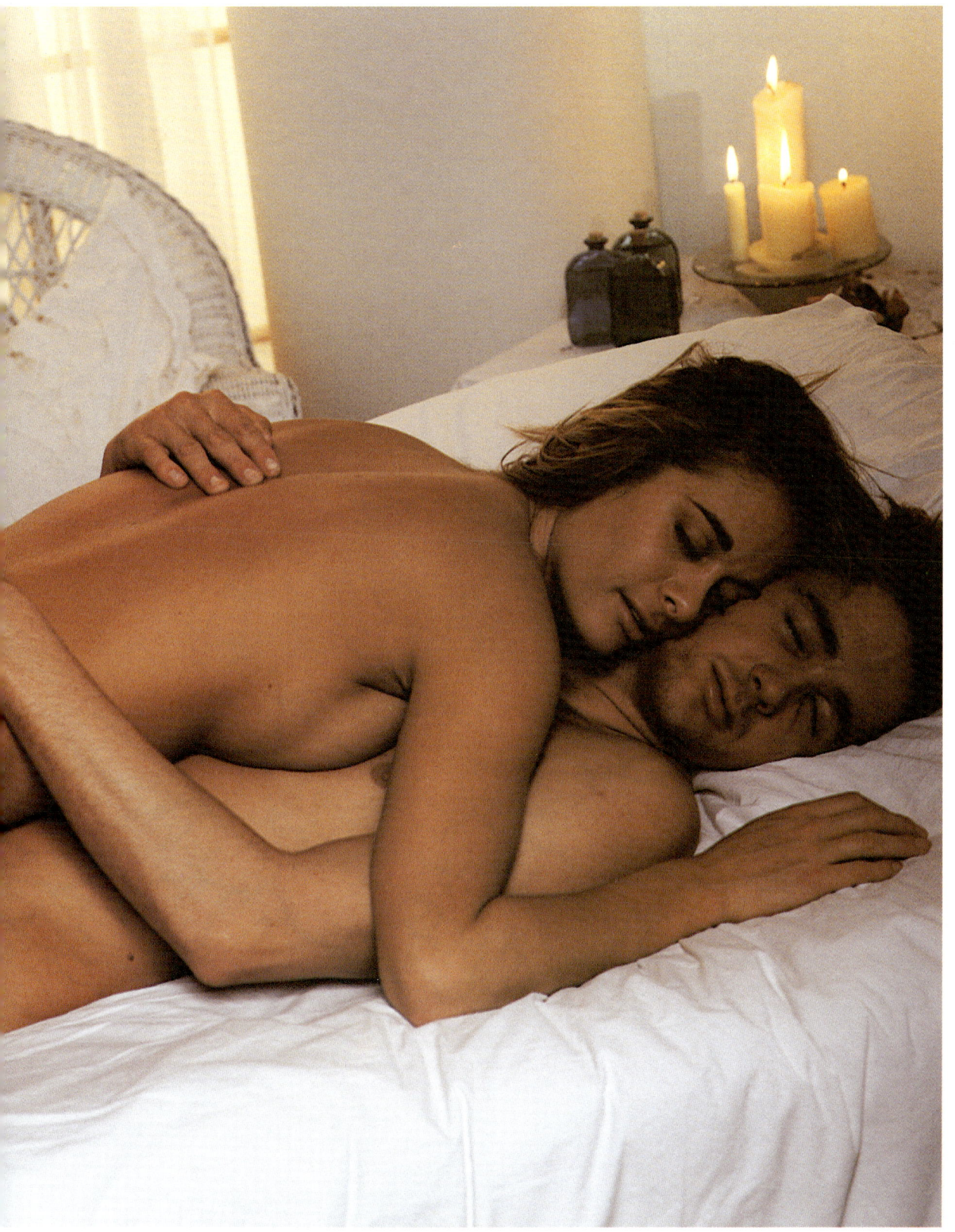

MASSAGE ALS MEDIUM DER LIEBE

Wenn Sie beide die in den vorangehenden Kapiteln dargestellten Massagesequenzen nachvollzogen haben, werden Sie wissen, zu welcher Entspanntheit und Lebendigkeit das Geben und Erhalten einer Massage verhelfen kann. Auch der enge Zusammenhang zwischen Berührung, Haut und Gefühlen wird sich Ihnen erschlossen haben. Bereits die Sprache beweist, daß wir über ein instinktives Verständnis verfügen, wie diese drei Aspekte unseres Körpers und Seins miteinander verwoben sind. So etwa fordern wir jemanden auf, die prächtige Qualität eines Seidenstoffs zu »fühlen«. Oder wir sind »berührt«, wenn etwas unsere innersten Gefühle »anrührt«. Ausdrücke wie »eine dünne Haut haben« oder »das geht unter die Haut« benutzen eine konkrete Vorstellung, um eine emotionale Reaktion auszudrücken.

Sie werden inzwischen entdeckt haben, wie Massage und liebevolles Berühren Sie dazu befähigen, die physischen und psychischen Schranken von Körper und Geist zu überwinden, um mit dem Wesen der geliebten Person in intimen Kontakt zu treten. In diesem Sinne verfügt Massage über eine beinahe transzendentale Qualität. Sie gleicht dem Liebesspiel und verfügt über eine eigenständige orgastische Energie. Wenn Sie von nun an Sex als eine heilige Handlung, Berührung als Medium der Liebe und Ihrer beider Körper als heilige Stätten betrachten, dann stellen Massage und Liebesspiel eine perfekte Kombination dar, um Ihrer Intimität eine tiefere Dimension zu verleihen. Lassen Sie Massage und Berührung weiterhin als Teil des Liebesspiels fungieren, vor allem als spirituellen Aspekt eines liebevollen Geschlechtsakts.

Die nachfolgenden Sequenzen sollen lediglich Anregungen geben, die Sie beide vielleicht ausprobieren möchten. Sie können, auch in abgewandelter Form, darauf zurückgreifen.

ÜBUNG ZUR SCHÄRFUNG DES BERÜHRUNGSBEWUSSTSEINS

Falls Sie nicht die Zeit haben, Ihrem Partner eine Ganzkörpermassage zu geben, jedoch im Rahmen des Vorspiels eine körperlich intime Stimmung und Schärfung der Sinne anstreben, erhöht diese Übung quasi spielerisch die Empfindsamkeit.

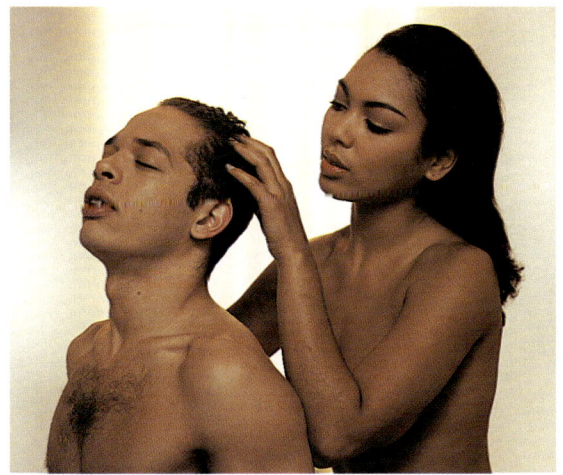

Selbst eine kurze Massage wie etwa die des Kopfes leitet eine körperliche Verbundenheit ein, die für gegenseitige sexuelle Aufgeschlossenheit unverzichtbar ist.

Der Schlüssel für den ersten Teil der Übung liegt in der Einführung überraschender Berührungskontakte, um die taktilen Vorahnungen des Partners zu intensivieren. Indem er mit geschlossenen oder mit einem Seidenschal verhüllten Augen dasitzt, wird Ihr Partner nicht in der Lage sein zu ahnen, aus welcher Richtung die Berührung kommt und wo sich die Hand auf dem Körper niederlassen wird. Der dominierende Gesichtssinn wird somit auf das Nervensystem der Haut übertragen, in die eine erwartungsvolle Lebendigkeit einkehrt. Das Wo und Wie Ihrer Berührungen ist jeweils verschieden, doch Ihre Hände sollten sich stets mit der Leichtigkeit eines zu Boden schwebenden Blattes auf den Körper hinabsenken. Verlagern Sie Ihre ganze Aufmerksamkeit in Ihre Hände und die entsprechende Körperregion.

Schließen Sie die Augen, und lauschen Sie mit den Händen der inneren Musik des Körpers: dem Schlagen des Herzens, dem Pochen des Pulses und dem Rhythmus des Atmens. Bewegen Sie sich leise um Ihren Partner herum, und ziehen Sie sich nach jedem Kontakt eine Zeitlang zurück, um die Vorfreude zu erhöhen.

1. Wenn Sie hinter Ihrer Partnerin stehen, können Sie eine Hand sanft auf ihre Stirn und die andere auf ihre Herzregion legen. Ziehen Sie die Hände nach einigen Augenblicken des Verweilens ebenso

1

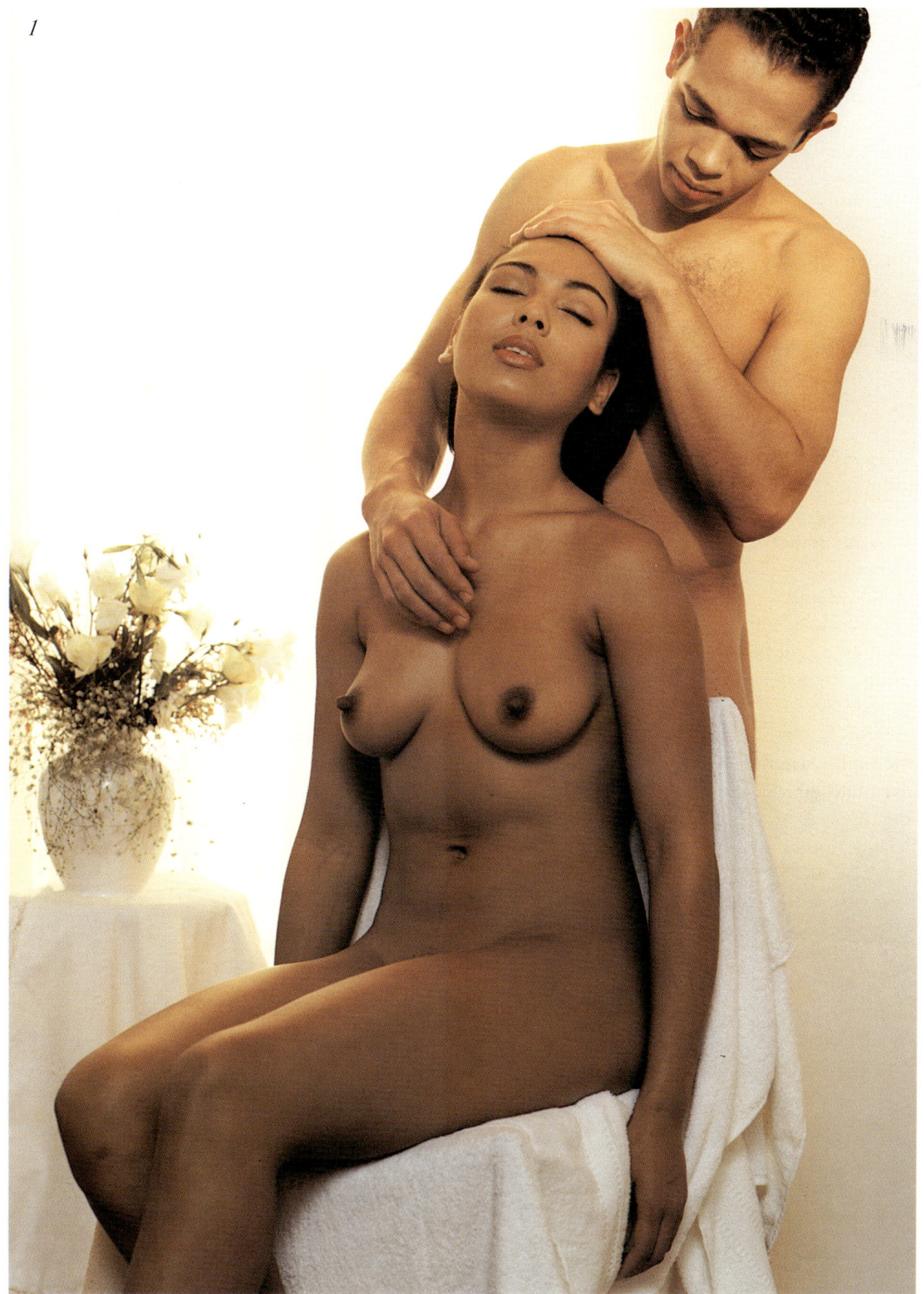

vorsichtig wieder zurück, und lassen Sie sie auf einer anderen Körperpartie wie etwa den Schultern ruhen. Stellen Sie sich lautlos seitlich Ihrer Partnerin auf, und schmiegen Sie eine Hand um ihren Nacken, während die andere Hand auf dem Bauch ruht. Stellen Sie sich vor sie und legen Ihre Hände sanft auf ihre Brüste, Schenkel, Knie oder Füße.

2. Fahren Sie damit fort, ihr durchs Haar zu streichen, das Gesicht zu liebkosen, den Atem über ihre Brustwarzen strömen zu lassen oder mit Ihren Fingerspitzen die Innenschenkel entlangzufahren.

3. Nun lassen Sie mehr Intuition in Ihre Berührungen einfließen, so daß Ihre Hände ohne Anweisungen durch das Gehirn selbständig agieren.

4

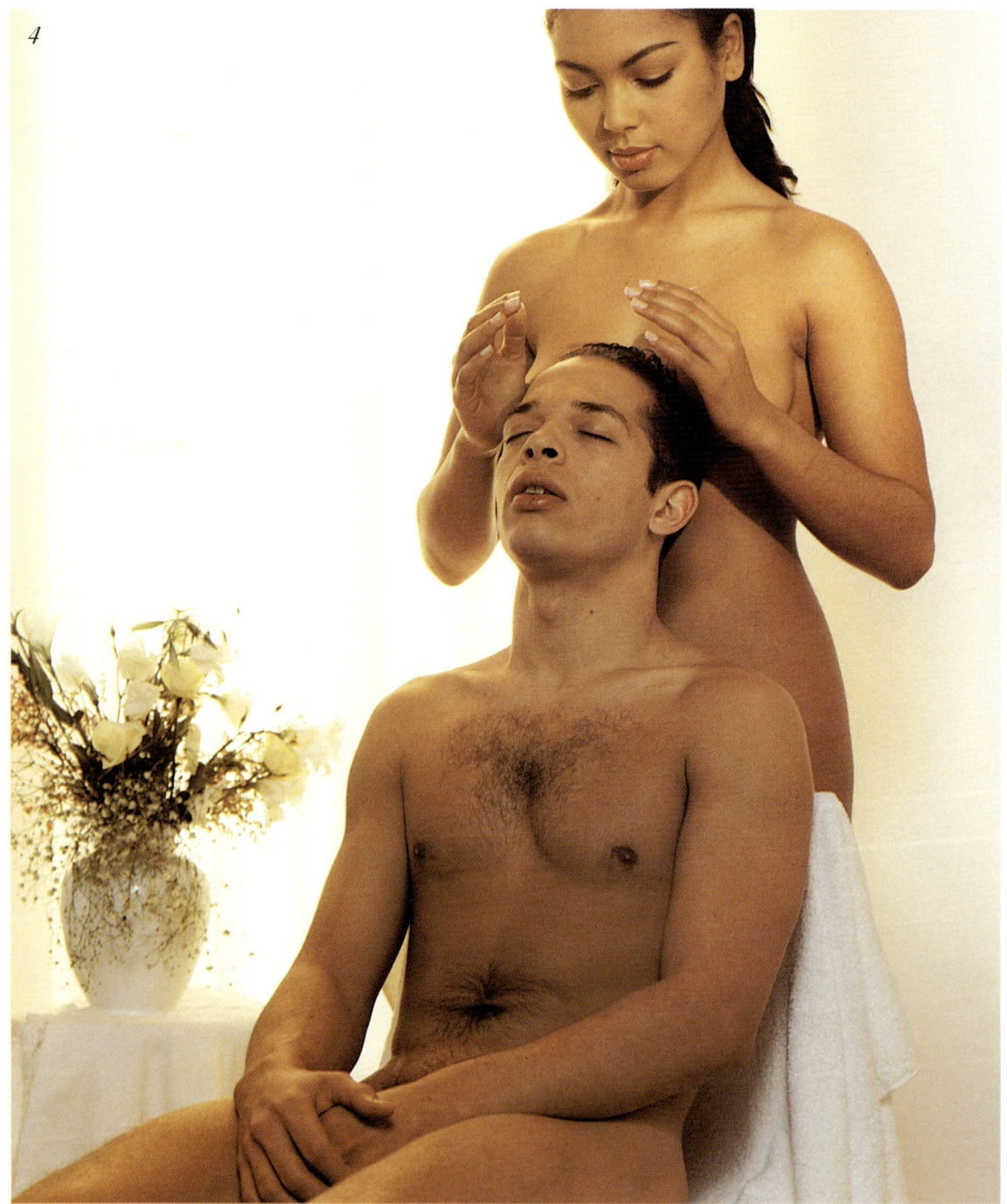

Wenn Sie sich dafür öffnen, den angeborenen Reaktionen Ihrer Hände zu vertrauen, werden Sie überrascht feststellen, daß sie einen eigenständigen Sinn für Bewegung und Fühlen haben.

4. Die Vorstellung von einem den menschlichen Körper umgebenden Energiefeld wird unter Spiritualisten, Heilern und Mystikern bereits seit langem akzeptiert. Je empfänglicher Ihre Hände durch die Massage für die ganze Person werden, umso wahrscheinlicher werden sie auch ein subtiles Gefühl für die dem Körper entströmenden Energien entwickeln. Erkunden Sie diese Möglichkeiten gemeinsam mit Ihrem Partner. Konzentrieren Sie sich auf wichtige Energiezentren wie Unterleib, Solarplexus, Herz, Rückgrat und Scheitel. Trotz der Entfernung Ihrer Hände werden sie ein tiefes Gefühl der Verbundenheit empfinden, und auch Ihr Partner wird sich der Präsenz und Vitalität Ihrer Hände bewußt sein. Ziehen Sie die Hände stets langsam aus dem »Energiefeld« heraus, bevor Sie sich einem anderen Bereich zuwenden.

BINDUNG DURCH BLICKKONTAKT, ATMUNG UND BERÜHRUNG

Unter unserer äußeren Schale, die wir der Umwelt präsentieren, steckt in uns allen ein verletzlicher Kern, den wir jedoch vor unseren Mitmenschen zu verbergen suchen, weil er uns fragil und kindlich erscheint. Im Rahmen echter partnerschaftlicher Intimität können wir es jedoch wagen, unsere innersten Gefühle zu äußern.

Die folgende Übung greift auf Blickkontakt, Atmung und ruhige, sanfte Berührungen zurück, um Ihnen beim Liebesspiel eine emotionale Bindung und einen Gefühlsaustausch zu ermöglichen. Als Frau sollten Sie, auf Ihrem Partner sitzend, die Beckenbewegungen und Anspannung der Scheidenmuskulatur so dosieren, daß die Erektion Ihres Partners erhalten bleibt. Vermeiden Sie jedoch eine Überreizung.

1. Einander tief in die Augen zu schauen, bedeutet die Bereitschaft, Einblick in die innere Wahrheit zu gewähren. Umfassen Sie sich gegenseitig, doch so, daß Sie größtmöglichen Blickkontakt wahren. Vermeiden Sie einen starren Blick; verleihen Sie ihm vielmehr etwas Aufgeschlossenes, so als wollten Sie Ihrem Partner gestatten, in die Geheimnisse Ihrer

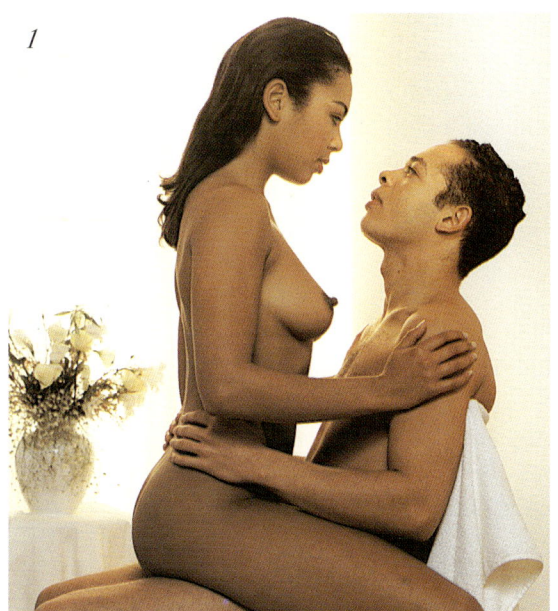

Seele Einblick zu nehmen. Lassen Sie Ihre Gedanken und Gefühle kommen und gehen, und machen Sie sich durch kontrolliertes Atmen von möglichen aufkommenden Spannungen frei. Begegnen Sie entstehenden Anspannungen von Gesicht und Körper rechtzeitig. Schauen Sie einander so lange in die Augen, bis alle Schranken überwunden sind.

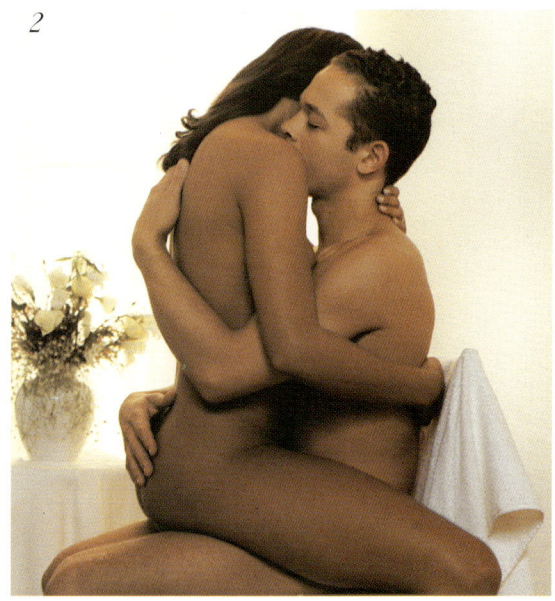

2. Halten Sie einander mit geschlossenen Augen umarmt, und spüren Sie dem Berührungskontakt, den Ihnen diese Stellung gewährt, bis ins letzte Detail nach. Stimmen Sie sich auf Ihre Atmung ein, und erleben Sie, wie sie in stetem Auf und Ab Ihren Körper durchströmt. Konzentrieren Sie sich nun auf die Atmung Ihres Partners, und achten Sie darauf, wie sich dessen Brust und Bauch beim Einatmen Ihrem Körper annähern und beim Ausatmen wieder zurückziehen. Beginnen Sie damit, Ihrer beider Atmung allmählich zu synchronisieren, indem Sie durch die Nase einatmen und die Luft bis tief in den Unterleib hinabströmen lassen. Stellen Sie sich beim Ausatmen vor, die Luft würde, ausgehend von den Genitalien, Ihren Körper durchwandern. Atmen Sie gemeinsam, bis Sie beide das Gefühl haben, ein Körper und ein Atemfluß zu sein. Mit der Zeit werden Sie das Gefühl einer prickelnden Wärme im Genitalbereich empfinden.

3

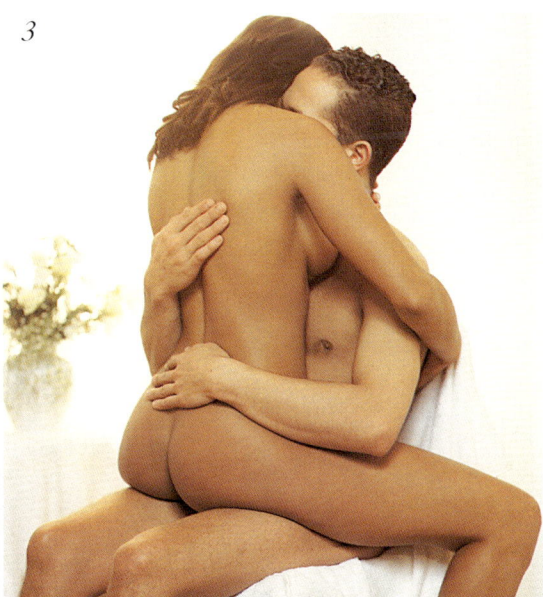

3. Als Mann befinden Sie sich nun in einer Stellung, die eine Reihe zärtlicher Verweilgriffe ermöglicht, um die freiwerdende sexuelle Energie entlang der Wirbelsäule nach oben zu leiten. Während Sie sich auf Ihre Hände konzentrieren, leitet Ihre Partnerin ihren Atmen zu Ihren Händen. Legen Sie die linke Hand ganz unten auf der Wirbelsäule über das Kreuzbein und die rechte Hand etwas darüber. Nach kurzem Verweilen legen Sie die rechte Hand auf das Zentrum der Wirbelsäule hinter dem Solarplexus. Nun legen Sie die Linke auf den herznächsten Teil der Wirbelsäule und lassen die Hand bis zum Nacken hinaufgleiten. Abschließend legen Sie Ihre Hand zärtlich auf den Scheitel Ihrer Partnerin.

DIE KUNDALINI-MASSAGE

Die Kundalini-Übungen sind Teil des Tantra-Yoga und erfordern meist einen Tantra-Lehrer und oft jahrelange Vorbereitungen. Da sie zu einer spirituellen Lebensweise gehören, bedürfen die Lernenden in jeder Phase der energieumformenden Meditationen entsprechender Anleitung.

Die nachstehend vorgeschlagene Sequenz trägt den Namen Kundalini-Massage, weil sie während des Liebesspiels zum Abbau von Verspannungen des Rückgrats verhilft und es geschmeidiger und fähiger macht, die Wellen der Lust durch das gesamte Nervensystem strömen zu lassen. Beginnen Sie damit, in freier Abwandlung der voranstehenden Übung Ihre emotionale und körperliche Aufgeschlossenheit für einander zu erhöhen. Blickkontakt, Atmung und Berührung werden dazu beitragen, etwaige emotionale Schranken zu überwinden und aufkommende sexuelle Energien in jede Körperzelle einströmen zu lassen.

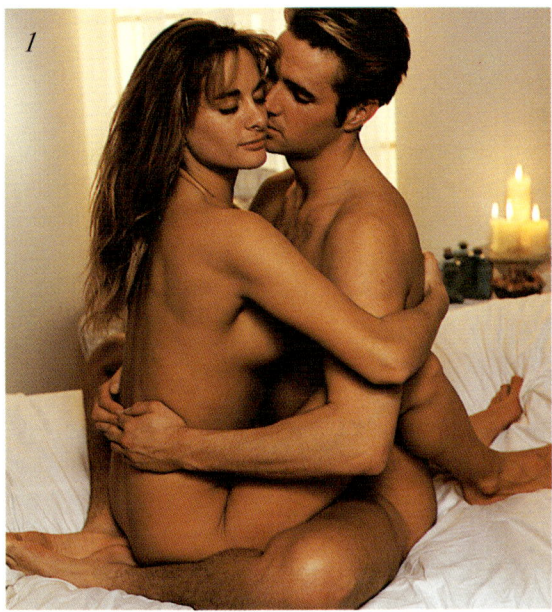

1. Falls Sie auf dem Bett oder dem Boden sitzend miteinander verkehren wollen, sollte die Frau ihre Beine um das Becken des Partners legen oder sich mit den Füßen auf festem Grund abstützen. Beginnen Sie mit sanften, wiegenden Bewegungen. Beide Partner können sich gleichzeitig oder abwechselnd das Rückgrat massieren, indem sie sich entlang der Wirbelränder mit kreisenden Bewegungen der Fingerspitzen, die sich auf jeweils eine be-

2

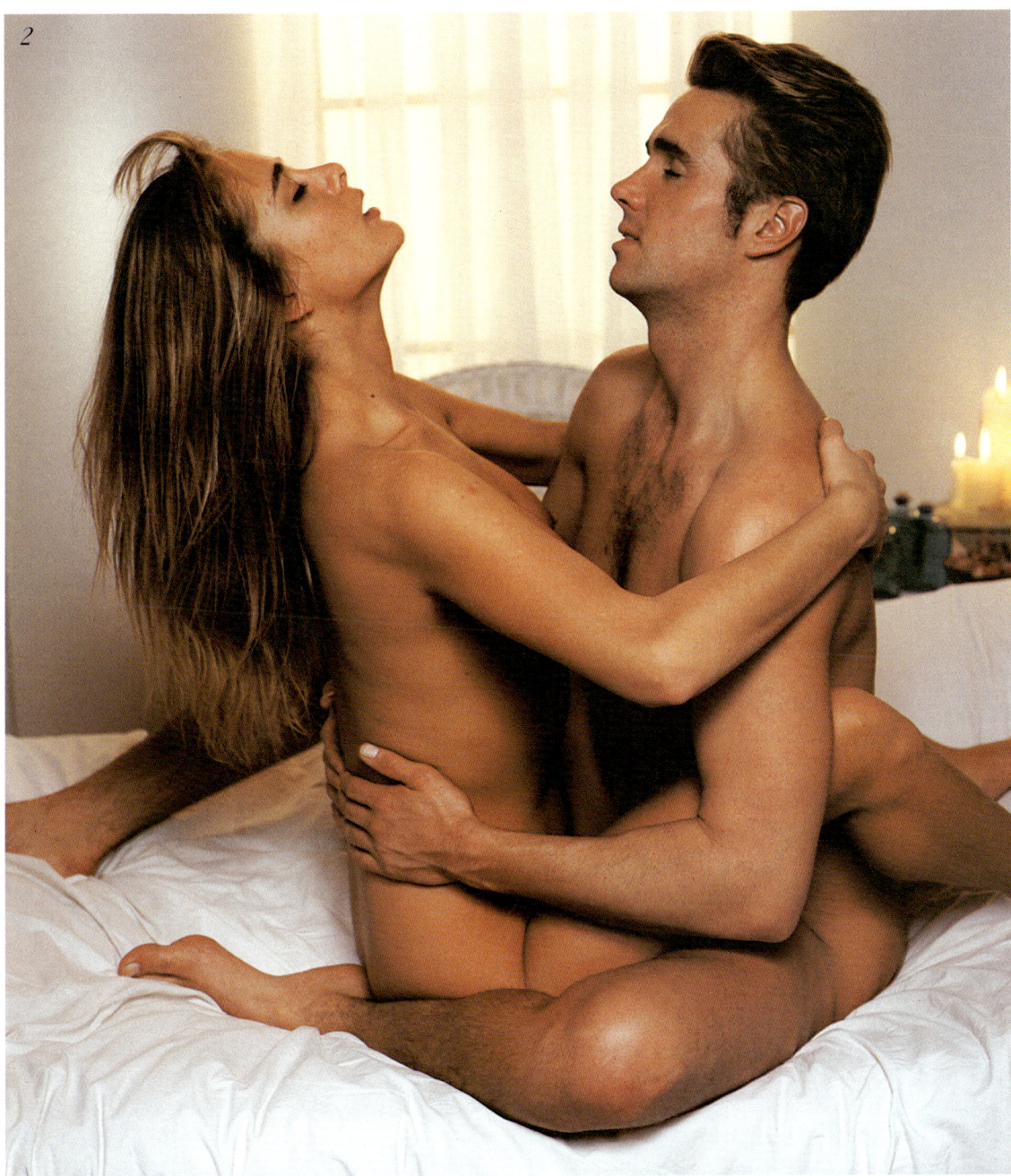

stimmte Stelle konzentrieren, vom Kreuzbein bis zum Haaransatz hocharbeiten. Achten Sie besonders auf eventuell verspannt und unnachgiebig bleibende Zonen, während Ihr Partner seinen Atem dorthinzuleiten versucht. Lassen Sie Ihre Hände im Anschluß an die Rückenmassage über die Kopfhaut und nach oben durchs Haar gleiten.

2. Geben Sie sich den Freuden der Lust hin, wenn der Rückenbereich gelockert ist und die sexuelle

Energie ihrem Höhepunkt zustrebt. Denken Sie daran, daß durch das gemeinsame Atmen, Sichbewegen und Massieren während des Liebesspiels starke Empfindungen und Gefühle ausgelöst werden können. Sie werden feststellen, daß Sie plötzlich bestimmte Geräusche von sich geben und in Gelächter oder gar Tränen ausbrechen. Wenn Sie Ihre Reaktionen ungefiltert nach außen dringen lassen, werden Sie sich herrlich befreit fühlen.

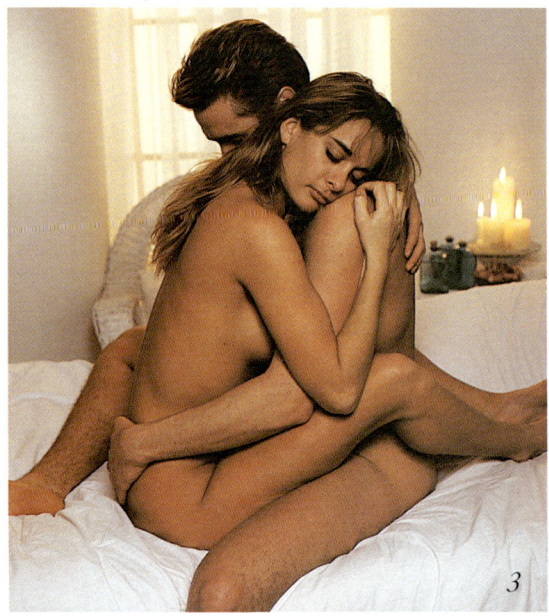

3

3. Falls Sie sich spontan auf einen gemeinsamen Orgasmus zu bewegen, so lassen Sie es geschehen. Falls Sie Ihr Liebesspiel jedoch verlängern und in eine neue Dimension überführen wollen, lassen Sie die Welle der orgastischen Energie zunächst abflauen, um darauf einen neuen Gipfel zu erreichen. Achten Sie in beiden Fällen darauf, daß der körperliche und emotionale Kontakt gewahrt bleibt. Verweilen Sie aneinandergeschmiegt, und nehmen Sie Atmung und Herzschlag des Partners in sich auf.

ENTSPANNENDE STELLUNGEN

Wenn Sie während des Liebesspiels locker bleiben, werden Ihre Körper mühelos von einer in die nächste Position übergehen. Die in diesem Zustand bestehende Leichtigkeit der Bewegungen ermöglicht dem Körper so etwas wie ein Gefühl der Schwerelosigkeit. Auch die Gliedmaßen vermögen sich mit natürlicher Grazie zu entfalten. Ein Wechseln der Stellungen verleiht dem Liebesspiel Abwechslung und Würze und läßt beide Partner mal eine aktive, mal eine passive Rolle einnehmen. Einige Stellungen unterstützen die Verzögerung des Orgasmus, während andere durch gezieltes Stimulieren der Geschlechtsorgane das Gegenteil bewirken. Entscheidend ist, daß zwischen beiden Partnern Einigkeit herrscht, nachdem sie sich vergewissert haben, daß der andere sich in der jeweiligen Stellung wohlfühlt.

Die hier abgebildeten Stellungen sollen Sie dazu anregen, Massage und liebevolle Berührung weiterhin als Aspekt der sexuellen Erfahrungswelt zu handhaben. Da sie einen größtmöglichen Körperkontakt ermöglichen, bleiben Sie auf das Vergnügen der Ganzkörpererregung konzentriert, anstatt sich allein für die genitale Stimulation zu entscheiden oder sich ausschließlich mit den offenkundigsten erogenen Zonen wie etwa Mund oder Brüsten zu befassen.

Massieren während des Liebesspiels bedeutet spontanes Berühren und zärtliches Liebkosen, ganz nach Lust und Laune. Sie können auch eine Flasche oder Schale mit ätherischen Ölen bereithalten, um in ruhigeren, eher passiven Phasen einige der bereits erlernten Streichbewegungen durchzuführen. Lassen Sie Ihre Hände auf Körper und Gesicht ruhen, die Wirbelsäule hinaufstreichen, Pobacken und Schenkel durchkneten, Brustkorb, Brüste und Arme massieren und reibend über den Bauch gleiten. Diese Bewegungen werden den vorhandenen Sinnesfreuden das I-Tüpfelchen aufsetzen.

1. Falls Sie die Massagesequenzen nachvollzogen haben, werden Sie bereits wissen, mit welcher Sinnlichkeit die Pobacken ausgestattet sind. Die Rundungen des Pos lassen sich in den meisten Stellungen gut erreichen, streicheln und durchkneten. Abwechselndes Liebkosen und leichtes Kneifen steigert die Leidenschaft. In dieser nicht alltäglichen Stellung hockt sie sich mit abgewandtem Gesicht auf ihren Partner. Obgleich hier die Intimität des natürlichen Blickkontakts fehlt, können dies erregende Momente sein, da der Po für beide Geschlechter außer einer erogenen Zone auch ein optisches Stimulans darstellt. Steigern Sie die Empfindlichkeit dieser Zone durch Überstreichen und Kneten der Gesäßmuskeln, während Sie Ihre Bewegungen aufeinander abstimmen.

2. Ein Vorteil der während der Penetration eingenommenen Reitstellung mit Gesicht zum Partner besteht für die Frau darin, daß sie Tiefe und Geschwindigkeit des Eindringens zu kontrollieren

---

Der Po zählt zu den wichtigsten erogenen Zonen. Sanftes Kneten der Muskeln steigert die Erregung in dieser nicht alltäglichen Stellung.

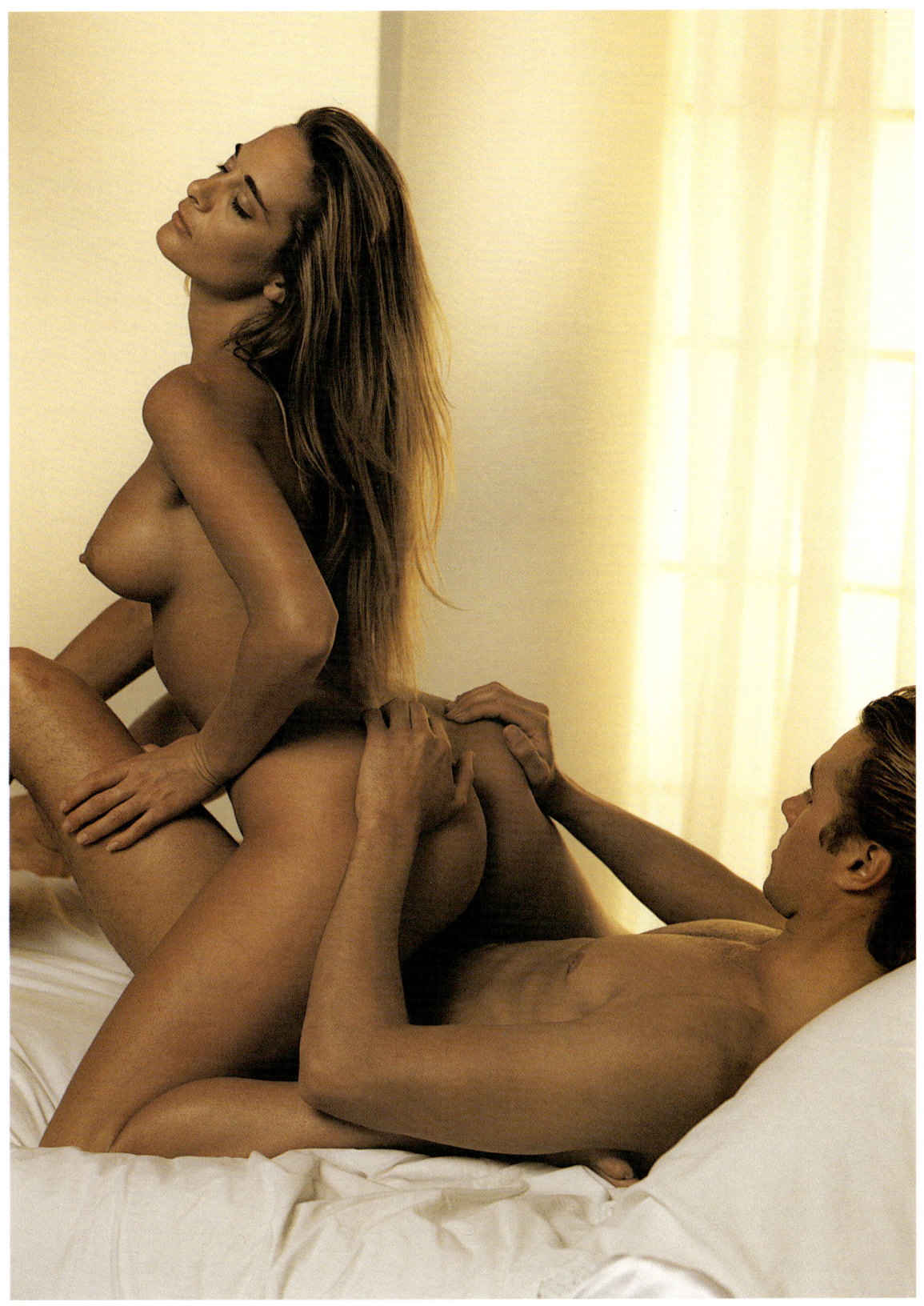

vermag. Männer schätzen eine solche Verschnauf-
pause und genießen es, sich entspannt zurückzu-
lehnen. Wer als Frau auf Touren gekommen ist,
kann die Beckenbewegungen herabdosieren, so
daß Erektion und Vereinigung erhalten bleiben.

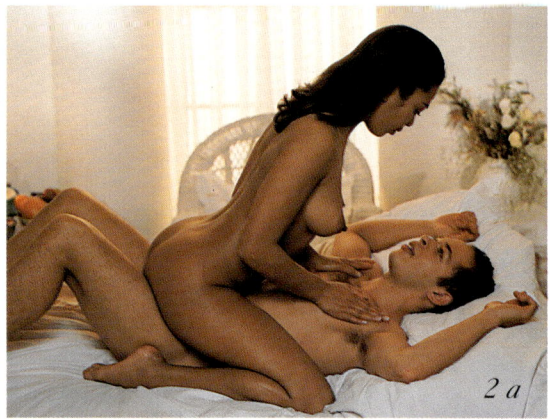

2 a. Diese Stellung ermöglicht ein bequemes Massieren des Schulterbereichs. Erwärmen Sie ein wenig Öl zwischen Ihren Händen, und verteilen Sie es
liebevoll auf Brust, Schultern und Oberarmen. Lassen Sie die Hände über das Brustbein gleiten, über

den Brustmuskeln druckvoll ausfächern, weiter
über die Oberarme streichen, seitlich am Brustkorb
entlangfahren und einschwenkend zum Ausgangspunkt zurückkehren. Wiederholen Sie diese Sequenz mehrmals, um den Brustraum Ihres Partners
zu beleben.

3. Greifen Sie auf einige sinngemäß angewandte
Sequenzen aus der Gesichtsmassage zurück, und
ergänzen Sie diese durch liebevolle Berührungen,
die Ihnen aus dem Herzen sprechen.

4. Falls Ihnen beiden, an diesem Punkt angelangt,
der Sinn nach einer Verschärfung der Gangart steht,
so lassen Sie den Dingen ihren Lauf, doch achten
Sie darauf, rechtzeitig zu verlangsamen, bevor Sie
die Kontrolle verlieren, wenn Sie Ihrer Partnerin
das Kompliment einer Massage erwidern möchten.

5. In dieser Stellung ist Ihre Partnerin perfekt in
der Lage, die volle Schönheit ihres Körpers vor Ihnen auszubreiten. Würdigen Sie dies in Form liebevoller Berührungen, und zeichnen Sie mit leicht
eingeölten Händen und kreisenden oder fächerförmigen Bewegungen die sanften Rundungen des
Bauches nach.

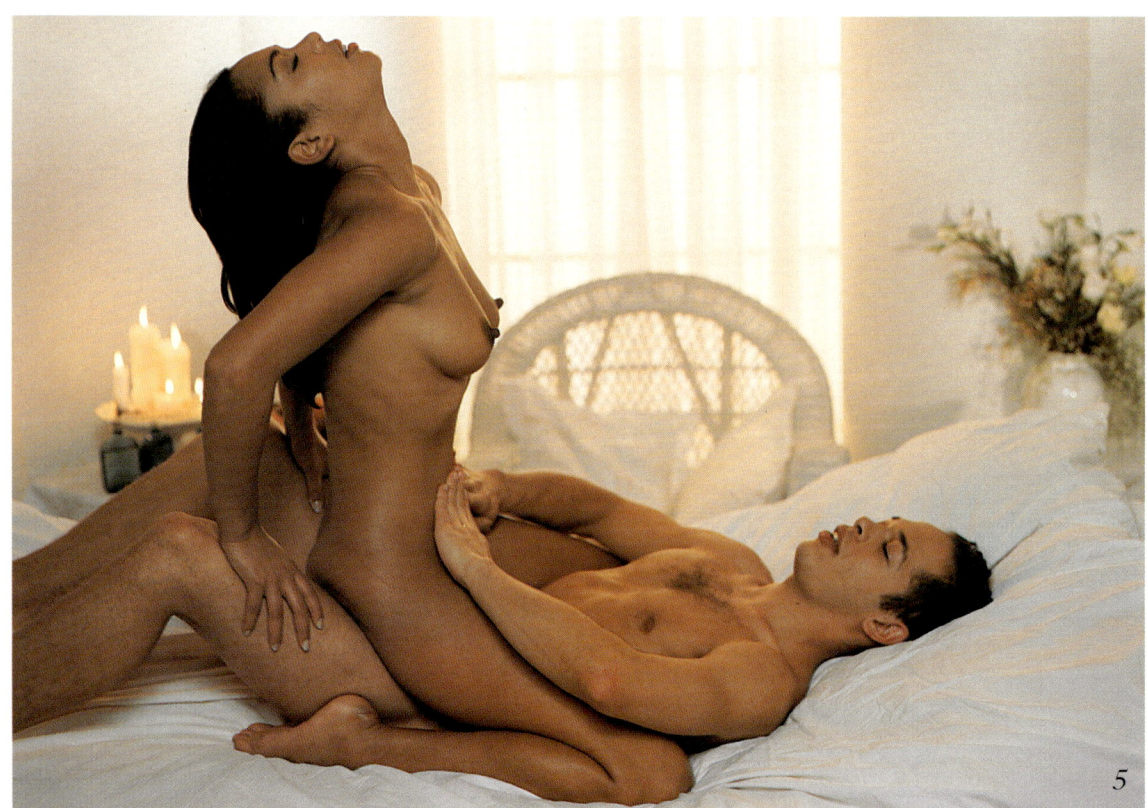

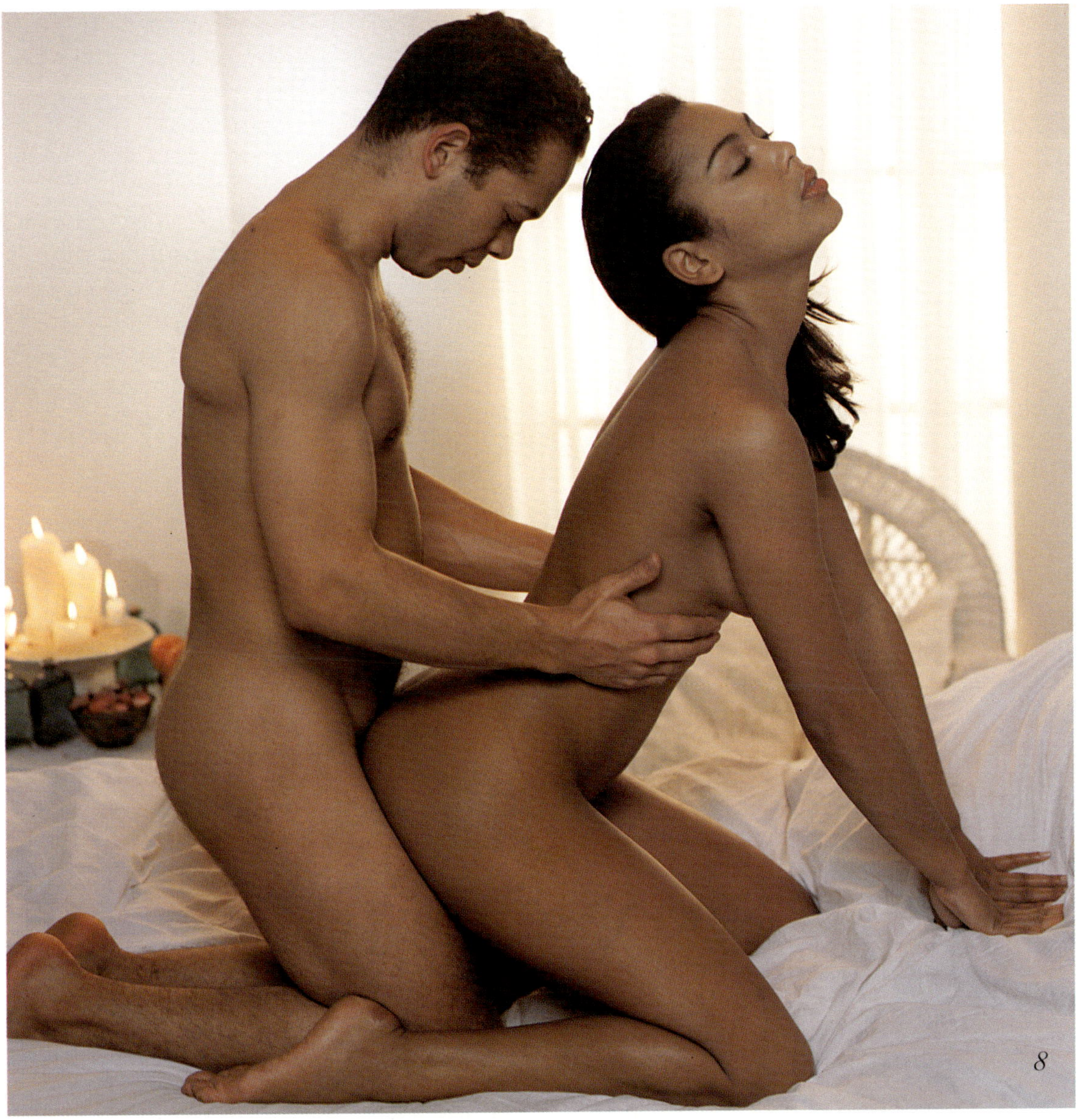

8

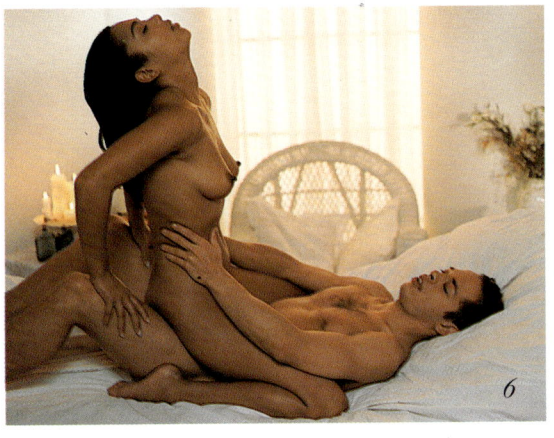

6

6. Zeichnen Sie mit den Händen mehrmals den Verlauf der Flanken und die Rundungen von Hüften und Taille nach.

7. Lassen Sie die Hände die Schenkel hinabgleiten und innen bis zur Leistengegend wieder hinauf, dann um das gesamte Becken kreisen.

8. Das in dieser Position erfolgende Eindringen des Penis in die Vagina kann beiden Partnern große Erregung bescheren und ermöglicht es dem Mann gleichzeitig, Brüste, Bauch, Schamregion und Klitoris seiner Partnerin zu verwöhnen. Erweisen Sie Ihrer Partnerin mit sanften, fließenden Bewegungen Ihrer Hände eine Ehrung.

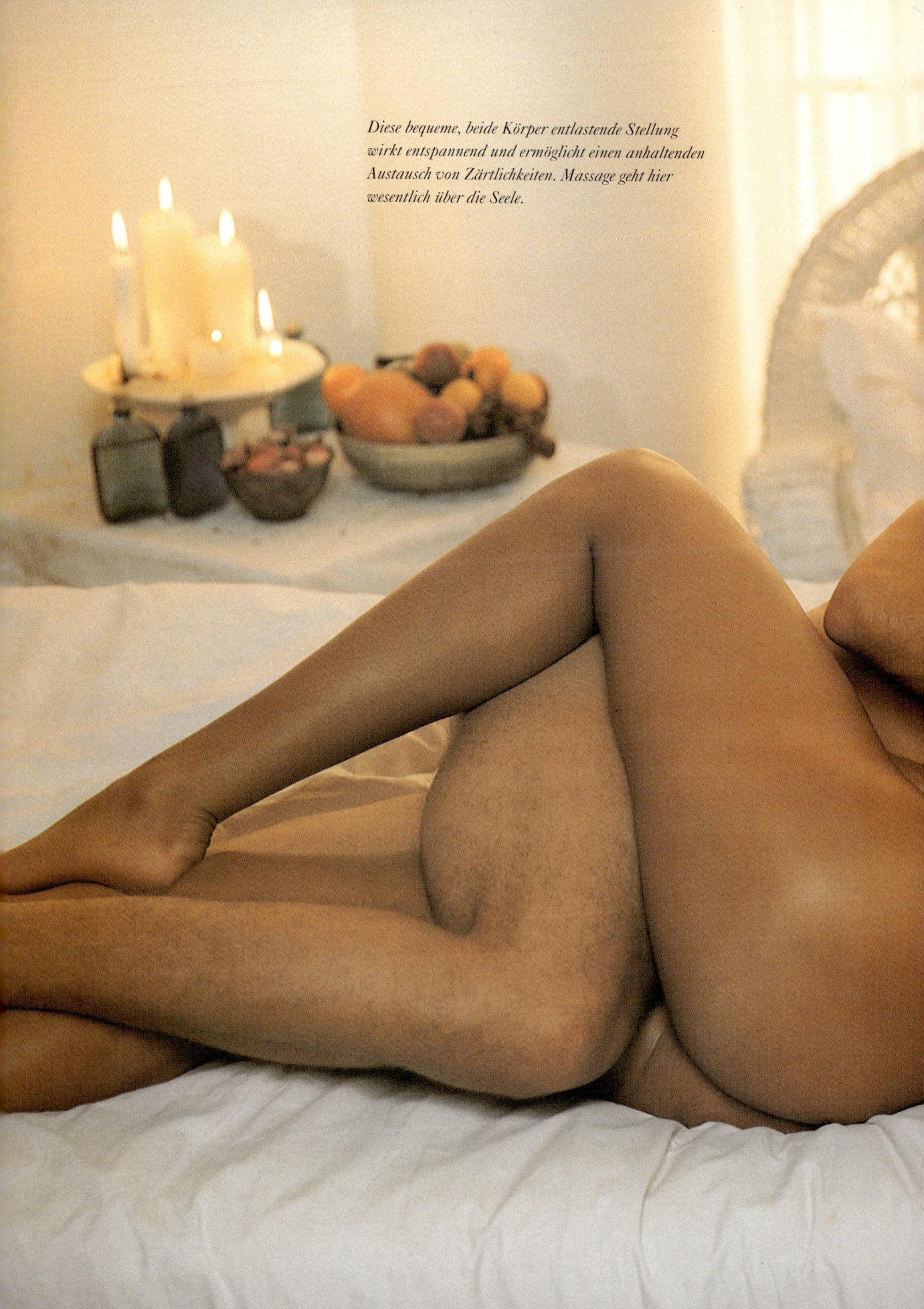

*Diese bequeme, beide Körper entlastende Stellung
wirkt entspannend und ermöglicht einen anhaltenden
Austausch von Zärtlichkeiten. Massage geht hier
wesentlich über die Seele.*

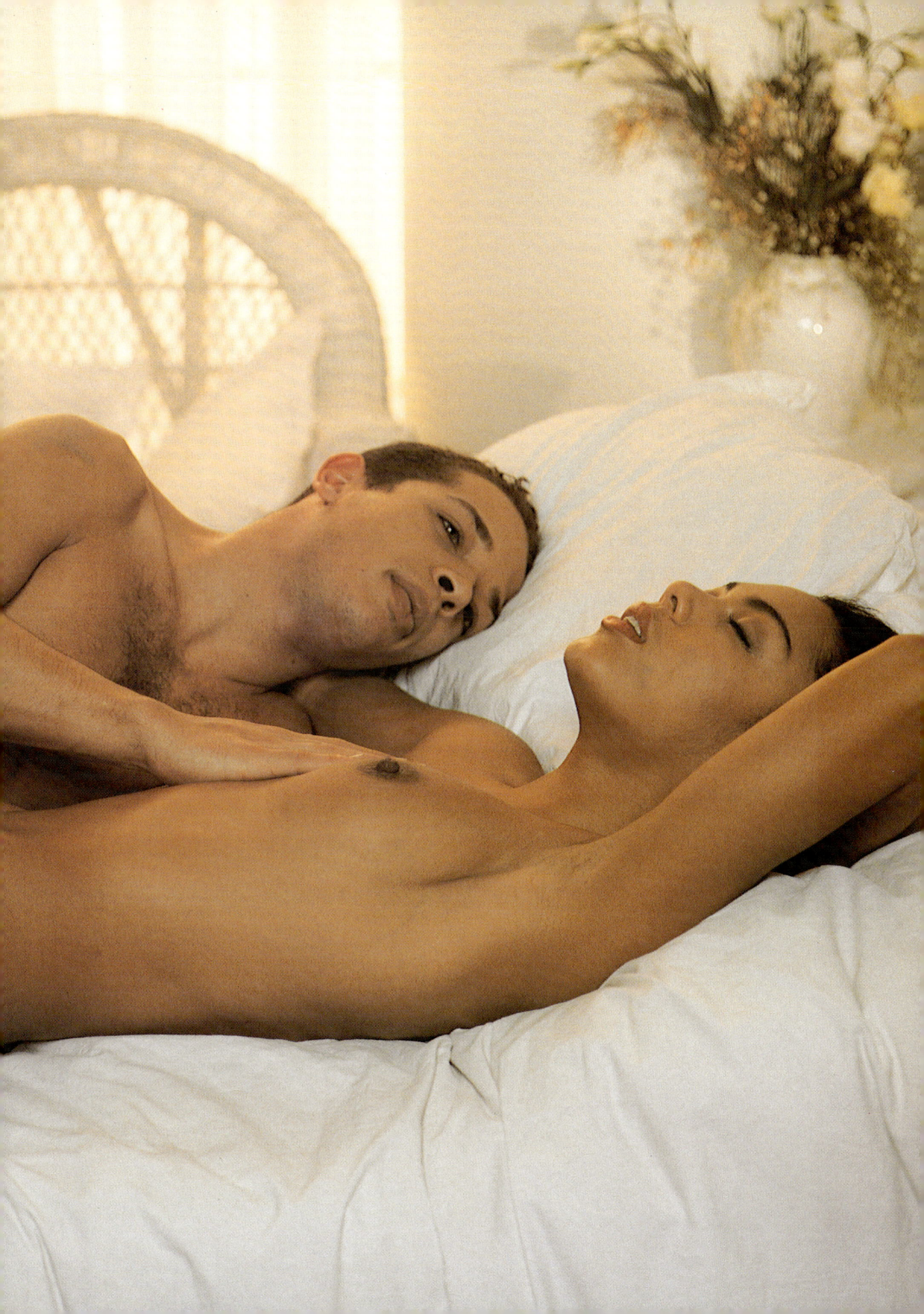

9. Bei Bestehen einer ganz auf Zärtlichkeit ausgerichteten Stimmung bieten die auf der vorangehenden Seite abgebildete Scherenstellung sowie die hier dargestellte Position Seite an Seite ein Höchstmaß an Entspannung, da Bauch und Rücken keinerlei Anspannungen und Belastungen ausgesetzt sind. Ein Austausch von verbalen und nonverbalen Zärtlichkeiten kann nun in aller Ruhe und Gelassenheit erfolgen. Legen Sie eine Hand auf das Herz Ihrer Partnerin. Beweisen Sie so, daß Sie diesen Moment höchster Intimität mit ihr teilen.

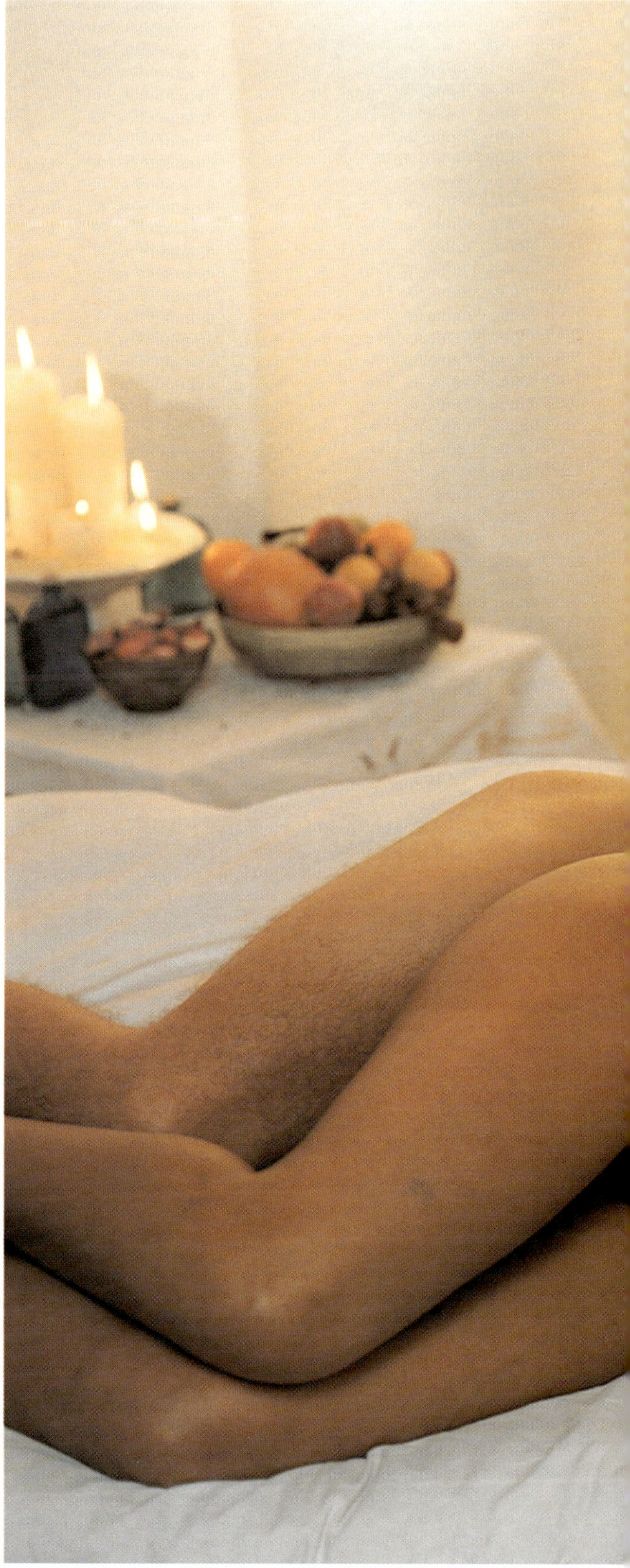

MITEINANDER VERSCHMELZEN

Während des Liebesspiels ereignen sich Momente orgastischer Wellen, die wie ein elektrischer Strom durch den Körper fahren. Mit zunehmender Entspannung und Aufgeschlossenheit können Tränen, Gelächter, Verspieltheit und Verletzlichkeit, mithin das gesamte Spektrum menschlicher Emotionen, auftreten. Augenblicke des stillen Verweilens werden Sie, während Sie ganz in der sexuellen Vereinigung aufgehen, in einen Zustand totaler Verwirrtheit stürzen. Liegen Sie schweigend beieinander, und versuchen Sie, zu einem Körper zu verschmelzen. Reduzieren Sie Ihre Bewegungen auch hier auf das für den Erhalt der Penetration erforderliche Maß. Beide Körper können in den unterschiedlichsten Stellungen miteinander verschmelzen: Bauch zu Rücken, Bauch an Bauch oder in Seitenlage.

Sanft und harmonisch atmend, verschmelzen beide Partner zu einem Körper. Lassen Sie sich während der Massage in neue Welten entführen.

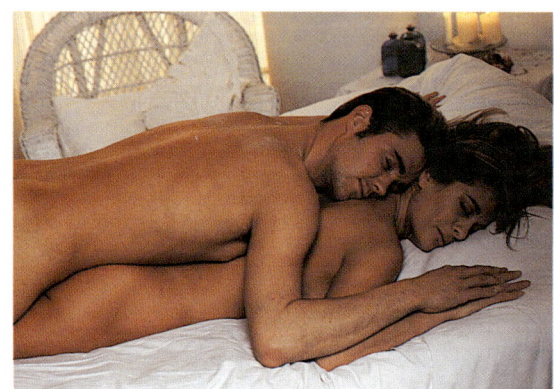

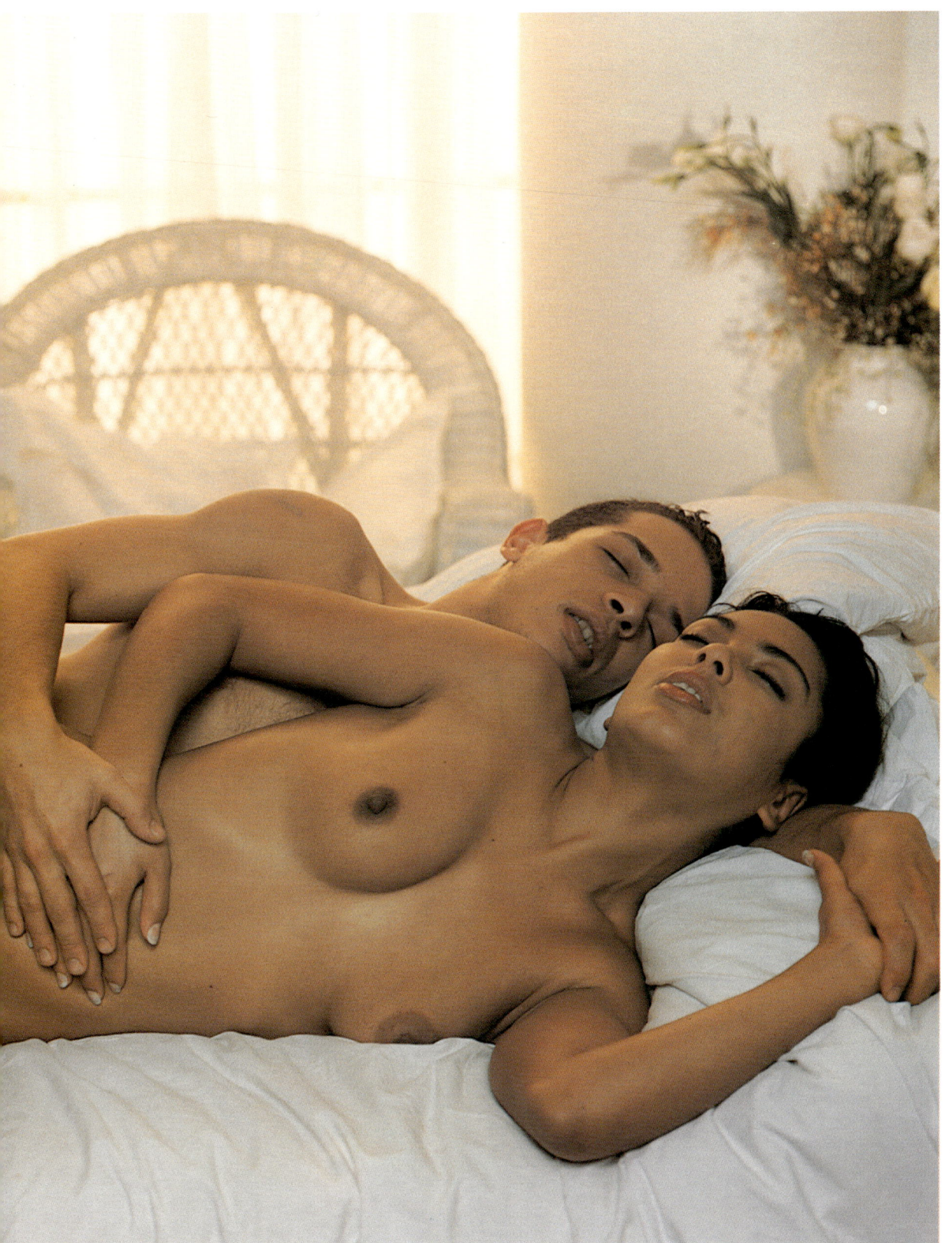

REGISTER

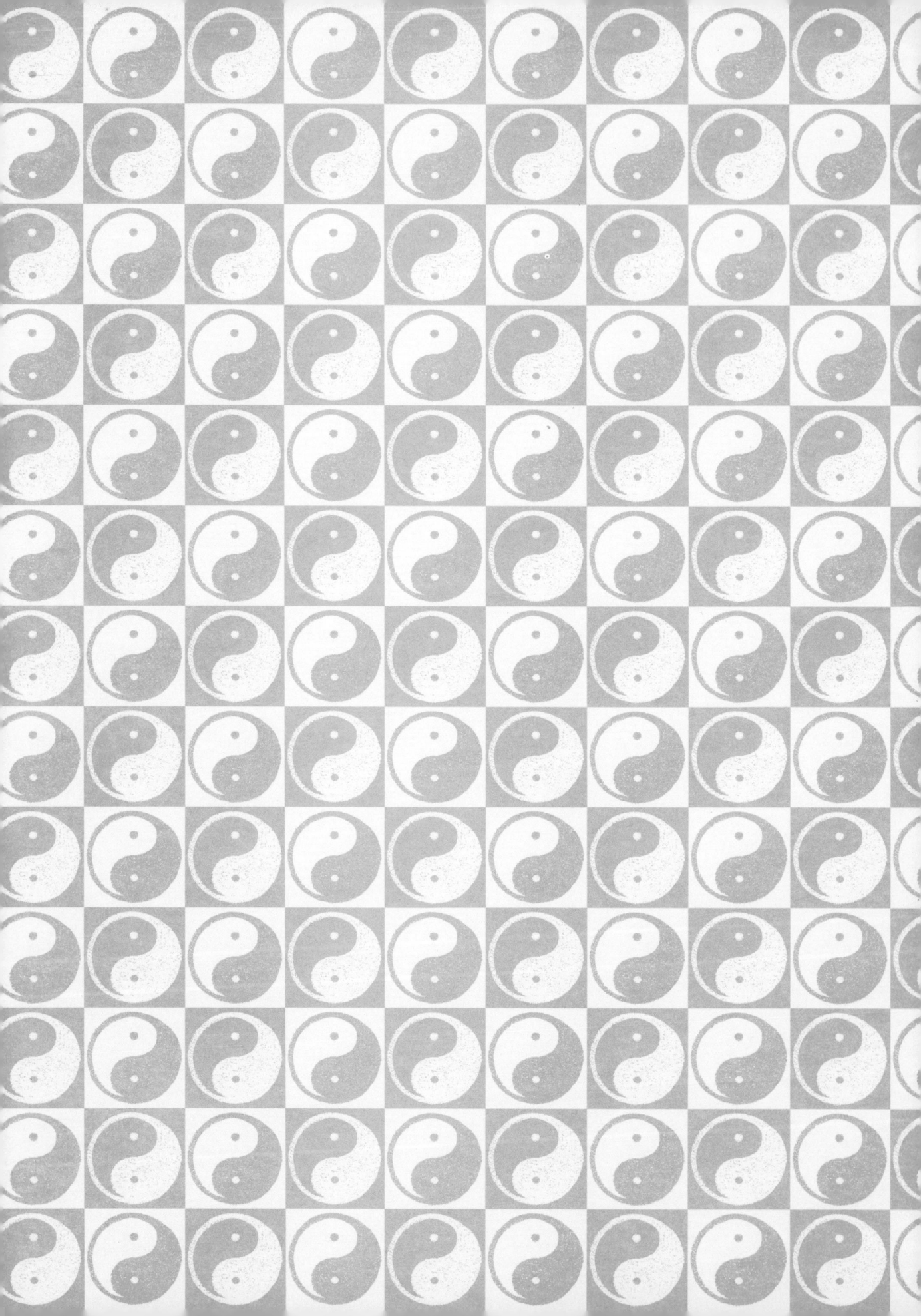